AF549720

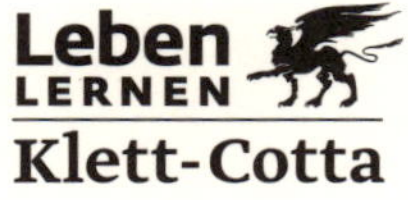
Leben
LERNEN
Klett-Cotta

Zu diesem Buch

Psychische und psychosomatische Belastungen entstehen nie zufällig. Im hypnosystemischen Verständnis – und weit darüber hinaus – sind Störungen suboptimale Versuche von Problemlösungen. Doch wie gelingt es dann, unerwünschte Symptome wieder zum Verschwinden zu bringen? Stefan Hammel entfaltet mit dem »Therapeutischen Modellieren« hier seinen ideen- und variantenreichen Ansatz, der sich in der Praxis bereits bewährt hat. Dies geschieht in Form einer Arbeit mit Stühlen, die jeweils Repräsentanzen der Lebensmöglichkeiten darstellen. Belastendes oder Symptome werden herausgesetzt, Ressourcen und Befreiendes hereingeholt und durch hypnotherapeutische Interventionen verstärkt. Dieses kreative Vorgehen ist bei einer großen Bandbreite an Störungen und besonders auch bei chronifizierten, schwer durchschaubaren inneren Konflikten geeignet, gute Lösungen herbeizuführen.

Die Reihe »Leben Lernen« stellt auf wissenschaftlicher Grundlage Ansätze und Erfahrungen moderner Psychotherapien und Beratungsformen vor; sie wendet sich an die Fachleute aus den helfenden Berufen, an psychologisch Interessierte und an alle nach Lösung ihrer Probleme Suchenden.

Alle Bücher aus der Reihe ›Leben Lernen‹ finden Sie unter:
www.klett-cotta.de/lebenlernen

Stefan Hammel

Lebensmöglichkeiten entdecken

Veränderung durch Therapeutisches Modellieren

Klett-Cotta

Leben Lernen 308

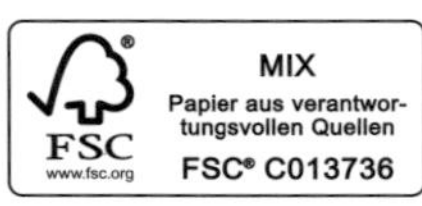

Klett-Cotta
www.klett-cotta.de

Printed in Germany
Umschlag: Jutta Herden, Stuttgart
unter Verwendung eines Fotos von © Ricardo Gomez Angel on Unsplash
Gesetzt aus der Documenta von Kösel Media GmbH, Krugzell
Gedruckt und gebunden von Kösel, Krugzell
ISBN 978-3-608-89254-3

Bibliografische Information der Deutschen Nationalbibliothek
Die Deutsche Nationalbibliothek verzeichnet diese Publikation in der Deutschen Nationalbibliografie; detaillierte bibliografische Daten sind im Internet über <http://dnb.d-nb.de> abrufbar

Inhalt

KAPITEL 1

Wer kann ich sein, wer will ich sein? Lebensmöglichkeiten entdecken

Dieses Buch illustriert eine psychotherapeutische Methode, die für die Arbeit mit Einzelnen, Paaren, Familien oder Teams geeignet ist. Ich verwende sie in allen Bereichen der Therapie: bei Klienten mit traumatischen, depressiven oder auch psychotischen Symptomen, in der Arbeit mit Tinnitus oder Allergien, zur Schmerzreduktion sowie zur Rauchentwöhnung. Sie dient der Verbesserung der seelischen und körperlichen Gesundheit im weiten Sinne und erweist sich ebenso als hilfreich bei Fragen der Selbstentwicklung.

Das Therapeutische Modellieren hat eine einfache und klare Grundstruktur. Es lässt sich gut erlernen, vielfältig variieren und individuell und situativ anpassen. Es verknüpft einen hohen Grad an Standardisierung (also Lehr- und Lernbarkeit) mit einer hohen Individualisierung (also Anpassungsfähigkeit) der Therapie. Die Verbindung von »Handwerk« und »Kunst« und die große Flexibilität des Vorgehens führten mich zu dem Begriff »Therapeutisches Modellieren«. »Modelliert« wird das Erleben des Klienten, der nach Veränderung sucht. »Töpfer« ist nicht der Therapeut, sondern das Unbewusste des Klienten, das bessere Lebensmöglichkeiten entdeckt und dabei das, was sich bewährt hat, behält. Der Therapeut ist ein kundiger Anleiter, der dem »Töpfer« Impulse gibt, um das Leben des Klienten so weiterzuentwickeln, wie er es sich wünscht, und manchmal besser, als dieser zu wünschen wagte.

Unterschieden werden zwei Gruppen personifizierter Lebensmöglichkeiten, beschrieben als »Leute«, die der Klient in seiner Fantasie oder in seiner erlebten Realität sein kann. Aus dem Klienten herausprojiziert und auf andere Stühle gesetzt werden Leute, die mit der belastenden Ausgangssituation und mit dem Problemerleben des Klienten assoziiert sind.

Belastende, gefährdende oder die Entwicklung hemmende Leute werden aus dem Klienten herausprojiziert: Der, der Schmerzen hat, kommt auf einen Stuhl, der Traumatisierte auf einen anderen, woandershin der Skeptiker und so weiter. Die daraus folgende Entlastung wird beschrieben, verstärkt und gefestigt.

Auch der umgekehrte Weg wird eingeschlagen: Leute, die zu den Zielen des Klienten passen, werden in den Raum und dann auch ins real und physisch erlebte Sein des Klienten hereingeholt, Leute, die er sein könnte, denen es besser geht.

So wird derjenige, der den Wunschzustand erreicht hat, auf einen Stuhl gesetzt und beschrieben: Wie atmet er, wie sitzt er, wie schaut er …? Dann setzt sich der Klient auf den beschriebenen Ressourcenstuhl und erlebt, wie es ist, als der, dem es so geht, zu leben. Das Erleben wird wieder beschrieben und gefestigt. Dann werden auf neuen Stühlen weitere Ziele verfolgt und erreicht.

Neben dem Heraussetzen oder Hereinholen von Leuten, als die der Klient sich erleben kann, gibt es noch einen dritten Weg:

Belastende Gestalten, ohne deren Agieren der Klient besser lebt, werden in leidensfreie Leute verwandelt und reintegriert, oder der Klient schickt sie mit dem Hinweis, dass er sie ruft, falls sie gebraucht werden, in den Dauerurlaub.

Im Zentrum der Aufmerksamkeit stehen also das Ausblenden leidvoller und ungewünschter Aspekte des Erlebens, das Einblenden hilfreicher Möglichkeiten und die Identifikation mit ihnen sowie die imaginative Transformation von leidvollen Optionen des Erlebens in hilfreiche Möglichkeiten.

Ich habe dieses Verfahren bisher nur ansatzweise beschrieben[1]. Wissenschaftliche Studien zu seiner Wirksamkeit gibt es dementsprechend noch nicht. Immer wieder habe ich auf Kongressen und in Seminaren Sitzungen durchgeführt. Die Rückmeldungen waren überaus positiv, und die Beobachtungen der Probanden und der Zuschauer decken sich weitgehend mit den meinen. Einige dieser Sitzungen sind filmisch dokumentiert[2]. Daneben gibt es Videoaufnahmen von einer kompletten Therapie[3] sowie einer neuntägigen und einer zwölftägigen Ausbildungsreihe, jeweils mit zahlreichen Demonstrationen des Vorgehens[4].

1.1 Nutzung realer und imaginärer Räume

Für das Therapeutische Modellieren verwende ich unterschiedliche Stühle, auf die ich im Verlauf der Sitzung personifizierte Lebensmöglichkeiten platziere. Mit Stichworten und Symbolen notiere ich, welche der unsichtbaren Personen wo im Raum sitzt.

In meinem Praxisraum befinden sich ein Sofa und sechs Sessel. Wirklich benötigt werden so viele Plätze aber nicht: Oft nehme ich Stehplätze oder sage dem Klienten: »Stellen Sie sich vor, die Wände öffnen sich, wir haben beliebig viel Platz, und da versammeln sich Ihre Vorfahren der letzten zwölf Generationen.«

Ein Kollege in einer psychiatrischen Ambulanz verwendet seinen Zeigefinger, um Patienten mit Panikattacken zur Ruhe zu verhelfen: »Ich sehe, wie schlimm es Ihnen geht. Jetzt stellen Sie mal die Frau mit der Angst *da rüber,* die, die so schnell atmet, *dahin* und die Ver-

1 Fallbeispiele und Einzelinterventionen dazu finden sich bei Hammel 2009 a, S. 127 f., Hammel 2011, S. 148 f., 262 ff., Hammel 2014 a, 174 ff., S. 292, 295 f., Hammel 2016 a, 51, 54, 58, 71 f., 86 f., 89, 91, 98, 112, Hammel 2016 b, S. 121 f., Hammel 2017 a, S. 60 f., 68 ff., 74, 80 ff., 103, 111, 127 f., 132 f., 142 ff., Hammel et al. 2018, S. 98 ff., bei Domanski 2014, S. 38 ff.

2 Hammel 2013, Hammel 2014 b, Hammel 2015 b (2. und 4. Seminar), Hammel 2017 d, Hammel 2017 e, Hammel 2019, Audioaufnahme Hammel 2018.

3 Hammel 2017 c.

4 Hammel 2016 d, Hammel 2017 b.

krampfte *dorthin*, Sie sind hier und atmen ruhig – so ist es gut, genau …« Wie er berichtet, kann er damit auch Patienten, die hysterisch um sich schlagen und sich nicht vom Fleck bewegen, schnell zur Ruhe und ins Gespräch bringen.

Ein anderer Kollege legt Teppichstücke auf den Boden. Seine Klienten fragt er etwa: »Auf welches Stück soll sich die Frau stellen, die Angst vor der Zukunft hat, auf das rote oder das blaue?«

Die Positionierung der Plätze zueinander ist für mich meist ohne besondere Bedeutung, außer in der Paar- und Familientherapie, wo Klienten oft von sich aus Nähe und Distanz durch die Position der Plätze ausdrücken.

Bei Paartherapien verwende ich oft Stuhlpaare, auf die sich beispielsweise das »Paar, das sich streitet«, oder »das Paar, dem es besser geht, als Sie es bisher für möglich hielten«, setzt. Für spezifische Themen jeweils eines Partners (etwa Traumata, die sich auf die Beziehung auswirken) werden weitere Plätze benötigt.

Gelegentlich bitte ich wenig hilfreiche Leute, den Therapieraum zu verlassen, etwa um spazieren zu gehen oder um Urlaub zu machen. Dabei lege ich Wert darauf, dass dies in Wertschätzung geschieht und keine Form der Diskriminierung darstellt.

Da die unsichtbaren Personen als Lebensoptionen und nicht als Anteile des Klienten betrachtet werden, können sie am Ende der Stunde auch als »Geister aus der Flasche« erlöst in das Reich der Möglichkeiten zurückkehren, dem sie entstammten, und die sich in Luft auflösen, unter der Vereinbarung, dass der Klient sie wieder rufen kann, sollte er sie benötigen.

In ähnlicher Weise können Menschen auf einer Zeitreise hundert Jahre später im Himmel sein, dort tausend Jahre etwas lernen, verändert zurückkehren, um dem Klienten nun in wohltuend neuer Weise zu begegnen.

Der Klient kann am Ende der Stunde einen identischen Zwilling oder Klon (eine personale Kopie) von sich, dem es so gut geht wie ihm, in Zukunftsräume schicken, damit dieser die Person, die der Klient dann sein wird, bei den ersten Vorzeichen davon, dass dies nötig wäre, mit seinem Wohlergehen von jetzt füllt.

Ebenso kann er einen solchen Klon in seine Vergangenheit schicken, um sein Wohlbefinden von jetzt in die bewussten und unbewussten Erinnerungsräume zu bringen, in denen es hilfreich und wohltuend sein kann, etwa in Zeiten von Einsamkeit, Konflikten oder akuter Traumatisierung.

Gelegentlich führe ich Sitzungen via Skype oder Telefon durch. Prinzipiell ist es zwar hilfreich, die räumlichen Gegebenheiten am Ort des Klienten zu kennen, aber im Grunde braucht der Therapeut nicht zu wissen, wo die Personen sitzen, solange der Klient das weiß. Der Therapeut kann dem Klienten etwa mitteilen: »Hier sitzt also die, die Angst hat. Ich nenne diesen Platz ›Platz vier‹«, und sich selbst eine entsprechende Notiz machen. An die Stelle der Beobachtung von Körperreaktionen tritt bei der Arbeit am Telefon eine umso genauere Wahrnehmung der Stimme, des Atems und der Sprechweise des Klienten.

1.2 Der therapeutische Hintergrund

»Wie heißt das, was Sie da machen? Wo haben Sie das gelernt?«, werde ich oft gefragt. »Ich nenne es ›Therapeutisches Modellieren‹«, sage ich dann, »und ich habe es von meinen Klienten gelernt.«

Eine therapeutische Methode entsteht natürlich nicht aus dem Nichts. In der Ausbildung zur Systemischen Therapie habe ich an Familienaufstellungen teilgenommen, in der Ausbildung zur Hypnotherapie und auf Kongressen ist mir die »Teilearbeit« in mehreren Varianten begegnet.

Zur Entwicklung dieses Verfahrens hat mich aber viel stärker der amerikanische Psychiater Milton H. Erickson angeregt. Lassen Sie mich erklären, wie das kam.

Erickson hatte eine Patientin, die nach einer Bruchlandung, die sie miterlebt hatte, Panikattacken bekam, wenn sie in einem Flugzeug saß. Er veranlasste sie, in Hypnose zu halluzinieren, sie befinde sich in einem Flugzeug in der Luft, und forderte sie auf, die Maschine landen zu lassen. »Wenn sie dann auf dem Boden aufsetzt, werden all

Ihre Phobien und Befürchtungen, Ihre Angst und alle Quälgeister aus Ihrem Körper raus- und in den Sitz dicht neben Ihnen reinfahren.« Nach der »Landung« sprang sie erregt auf und war wach. Von da an hielt sie – selbst Jahre später – jeden, der sich in den Angst-Sessel setzen wollte, mit allen Mitteln und notfalls mit Gewalt davon ab[5].

In einer anderen Situation sagte Erickson zu einer Patientin:

> »Während Sie auf *diesem* Stuhl hier sitzen, haben Sie Widerstände. Aber hätten Sie auch Widerstände, wenn Sie auf dem anderen Stuhl sitzen würden? Oder wären Sie voller Widerstand, wenn Sie auf einem ganz anderen Stuhl gesessen wären? Oder wären Sie auf diesem anderen Stuhl widerstandslos und hätten so Ihren Widerstand auf dem Stuhl gelassen, auf dem Sie jetzt gerade sitzen? … Sie können sich überlegen, ob Sie innerlich hier auf *diesem* Stuhl sitzen und den Widerstand dort auf dem *anderen* Stuhl lassen wollen, oder ob Sie auf *dem* Stuhl *dort* sitzen wollen, während Ihr Widerstand *hier* auf *diesem* Stuhl bleibt. Sie können auch versuchen, auf dem *anderen* Stuhl *dort* ohne Widerstand zu sitzen und dann *hierher* zu *diesem* Stuhl zurückzukommen, um entweder Ihren Widerstand mitzunehmen oder auf *diesem* oder dem *anderen* Stuhl oder *hier* oder *dort* liegen zu lassen.«[6]

Dieses Vorgehen hat mich immer wieder beschäftigt. Kann man seine Symptome einfach auf einem Stuhl lassen, sich erheben und ohne sie weiterleben? Wie könnte ein Mensch sein Leiden oder seine Skepsis auf einem Stuhl lassen, während er aufsteht und sich auf einen neuen Platz begibt? Ich probierte es aus.

Ich hatte eine Frau in Therapie, die in einigen Lebensbereichen äußerst kreativ und erfolgreich war und die sich in anderen Bereichen mit ihren Problemen quälte und der Verzweiflung nahe war. Nennen wir sie Frau Goldschmitt[7]. Ich sagte zu ihr: »Da scheint es

5 Zeig 1999, S. 93 ff.
6 Short & Weinspach 2007, S. 199.
7 Die Namen und biografischen Details der Klienten sind verändert.

zwei Frau Goldschmitts zu geben: Eine, die hier sitzt, nicht viel von sich hält und die sich selber schlechtmacht, und eine andere, die stelle ich mir neben Ihnen auf dem Sofa vor. Diese Frau Goldschmitt hat viel erreicht und wird sehr geschätzt, und sie weiß das auch.« Wir sprachen eine Weile über die beiden Frau Goldschmitts. Ich wollte wissen, wie die andere Frau Goldschmitt da sitzt, was sie denkt und fühlt und wie sie mit sich und anderen umgeht. Schließlich fragte ich: »Dürfte ich Sie bitten, sich auf den Platz neben Ihnen zu setzen, auf den Platz der anderen Frau Goldschmitt?« Die Frau war etwas verdutzt, aber sie tat es. »Hier sind Sie ja die Frau Goldschmitt, die ihren Erfolg, ihre Freunde und den Wert ihres Lebens kennt«, sagte ich. »Erzählen Sie mir noch etwas über sich und über die andere Frau Goldschmitt nebenan, die so unsicher ist.« Ich war verblüfft. Es war, als ob ich es mit einer anderen Person zu tun hätte. Vor mir saß eine starke Frau. »Bemerken Sie, wie Sie jetzt ganz anders dasitzen als die unsichere Frau Goldschmitt?«, fragte ich sie. »Und dass Ihre Stimme ganz anders klingt? Haben Sie schon bemerkt, dass Sie jetzt ganz andere Worte verwenden?« Ich beendete die Stunde mit der starken Frau Goldschmitt. »Wenn Sie der unsicheren Frau Goldschmitt begegnen sollten, möchte ich Sie bitten, Plätze zu tauschen«, sagte ich zu ihr. »Dazu stellen Sie sich die Starke einen Schritt neben sich vor, treten einen Schritt zur Seite und lassen die Unsichere am vorigen Platz.«[8]

Ericksons Vorgehen, die Phobie auf einem Stuhl zurückzulassen, entspricht dem »Subtraktionsverfahren« des Therapeutischen Modellierens. Hier wird eine belastende oder für das Therapieziel hinderliche Lebensmöglichkeit auf einem Stuhl gelassen, von dem die Klientin sich erhebt, oder die belastete Person wird auf einen anderen Stuhl gesetzt.

In einer anderen Situation hat Milton Erickson einer Frau, die in ihrer Kindheit wenig Liebe erfahren hatte, in Trance suggeriert, er selbst sei ihr (als ein Freund ihres Vaters) seit ihrer frühen Kindheit schon viele Male begegnet und habe immer wieder Liebe in ihr Leben

---

8 Vgl. Hammel 2011, S. 148 f.

gebracht. Erickson veränderte so die Erinnerungen der Frau mit der Wirkung, dass sie ihre Identität neu erlebte als eine Frau, die schon immer Liebe erfahren hatte[9]. Erickson gestaltete die Suggestion so, dass die Frau am Ende wusste, dass es sich um eine Fantasiegestalt handelte, und doch so lebte, als habe eine reale frühere Bezugsperson ihr diese Liebe geschenkt. Das ähnelt dem »Additionsverfahren« des Therapeutischen Modellierens, bei dem oftmals nie dagewesene Lebensmöglichkeiten mit dem Ich-Erleben des Klienten identifiziert werden.

Gibt es diese Methode nicht schon irgendwo? Sie erscheint mir so klar und einfach, dass sie, wenn es sie nicht gäbe, jederzeit erfunden werden müsste. Bisher habe ich jedoch keinen Therapeuten gefunden, der ungefähr das Gleiche tut.

Natürlich arbeitet eine Vielfalt von Beratungsansätzen mit projizierten Personen. Ich beschränke mich hier auf wenige Hinweise[10]. Die meisten Ansätze arbeiten so, dass Aspekte des Klienten aus ihm heraus in den Raum projiziert neu wahrgenommen oder verändert werden. Eher wenige gehen davon aus, dass das unerwünschte Erleben draußen bleiben kann. Noch seltener ist die Sicht, dass nie Dagewesenes personifiziert in den Klienten hereingeholt werden kann (Additionsverfahren, so etwa beim unten erwähnten NLP-Ansatz).

Das Vorgehen, belastende Lebensmöglichkeiten personifiziert herauszunehmen, sie zu verändern (Transformation) oder draußen zu lassen (Subtraktion) **und** stärkende Lebensmöglichkeiten hereinzuholen (Addition), habe ich nirgends gefunden.

Gestalttherapie und *Psychodrama* sind bekannt für Dialoge zwischen dem Klienten und physisch abwesenden Personen, die etwa durch ein Kissen auf einem Stuhl repräsentiert werden. In der *Systemischen* und *Hypnosystemischen Therapie* werden zuweilen innere Konflikte durch unsichtbare Personen dargestellt, die im Dialog miteinander eine Lösung finden. Sie können als Stimmen oder Figuren konkretisiert werden. Ein ähnliches Vorgehen ist unter der Bezeich-

9 Erickson & Rossi 1981b, S. 529 ff.
10 Vergleichende Literatur zu Teilekonzepten: Hesse 2003, Rießbeck 2013.

nung *»Voice Dialogue«*[11] bekannt geworden. Die *Gewaltfreie Kommunikation* nach Marshall Rosenberg führt Mediationen zwischen inneren Figuren durch, die – auf verschiedene Stühle gesetzt – einen Ambivalenzkonflikt darstellen. Friedemann Schulz von Thun hat das Konzept des *»inneren Teams«* entwickelt[12], Gunther Schmidt spricht vom *»inneren Parlament«*. Die *Ego-State-Therapie* stellt Aspekte des Erlebens als Ich-Zustände dar, die wie Personen miteinander, mit dem Klienten und dem Therapeuten interagieren[13]. Beim »New Behavior Generator« aus dem *Neurolinguistischen Programmieren* imaginiert der Klient eine reale oder fantasierte Person, die mit Blick auf ein gewünschtes Verhalten als Vorbild dienen kann, identifiziert den Klienten mit ihr und lässt ihn dieses Verhalten in sein alltägliches Leben mitnehmen[14]. Die frühesten *Familienaufstellungen* stammen wohl von Virginia Satir. Die Aufstellungen von Bert Hellinger oder Gunthard Weber nahmen zunächst Familienmitglieder oder andere reale Personen in den Blick. Später wurden von unterschiedlichen Aufstellern auch Größen wie »Gott«, homöopathische Mittel, Werte oder Bedürfnisse aufgestellt[15] oder Handlungsoptionen wie bei Matthias Varga von Kibéds *Tetralemma*[16]. Ein Vorgehen aus dem tibetischen Buddhismus, in dem Belastungen im Umgang mit sich selbst und anderen personifiziert und in befreiende Erfahrungen transformiert werden, ist unter dem Titel *»Den Dämonen Nahrung geben«* bekannt geworden[17]. *Religionsgeschichtlich* gesehen bildet das Austreiben von Dämonen eine Parallele zum Subtraktionsverfahren des Therapeutischen Modellierens, die Identifikation mit Gottheiten oder Heiligen eine Parallele zum Additionsverfahren und die Verwandlung (Umkehr, Erlösung, Erleuchtung)

---

11 Stone & Stone 1989, Stone & Stone 1997.

12 Schulz von Thun 1998, Schulz von Thun & Stegemann 2004.

13 Zum Teilekonzept der Ego-State-Therapie vgl. Fritzsche 2013, S. 18 ff.

14 Bandler & Grinder 1984, S. 241 f.

15 Vgl. Hellinger 1994, Weber 1997. Zur weiteren Entwicklung der Aufstellungsarbeit vgl. Weber et al. 2005.

16 Varga von Kibéd, Sparrer 2000.

17 Allione 2009.

durch die Begegnung mit ihnen eine Parallele zum Transformationsverfahren[18].

1.3 Bekanntes und Neues

Aus meiner Sicht handelt es sich beim Therapeutischen Modellieren um eine wache Form von Hypnotherapie. Dabei leitet sich das Subtraktionsverfahren aus der hypnotherapeutischen Arbeit mit dissoziativen Phänomenen ab, das Additionsverfahren schließt sich dem Gebrauch von Assoziation in der Arbeit mit Hypnose an, und das Transformationsverfahren greift das Prinzip von Folgen und Führen (Pacing und Leading) sowie den Einsatz von Geschichten in der Hypnotherapie auf. Die Sprache ist suggestiv und implikationsreich. Mehrebenenkommunikation spielt eine wesentliche Rolle: verbal durch Anspielungen, Mehrdeutigkeit, Metaphorik sowie bewusst vage Formulierungen und nonverbal durch Mimik, Gestik, Modulation der Stimme, der Sprechweise und des Atems. Potenziell alles, was der Klient absichtlich oder unwillkürlich in die Therapie einbringt, wird für das Erreichen der Therapieziele utilisiert, ebenso die Einrichtung des Raumes und zufällige Ereignisse während der Therapiestunde.

Eine Gemeinsamkeit mit der Familienaufstellung oder der Ego-State-Therapie besteht darin, dass herausprojizierte Personen ein Eigenleben zu führen scheinen: Begibt sich der Klient auf eine Position, auf der sich eine dieser unsichtbaren Personen befindet, scheint

18 »In einem hypnotherapeutischen Deutungsrahmen kann man Besessenheit als das Vorherrschen von leidvollen, unwillkürlichen Prozessen verstehen, und es ergeben sich frappierende Parallelen zwischen den Exorzismen Jesu und der Arbeit mit ungeliebten Seinsweisen von Stefan Hammel im Therapeutischen Modellieren … Der Hauptunterschied … besteht neben dem Weltbild in der Form der Kommunikation: Jesus befiehlt autoritativ mit göttlicher Vollmacht, während im Therapeutischen Modellieren eingeladen wird, die ungeliebten Seinsweisen auf einen anderen Stuhl zu setzen … Insofern könnte man bei Hammel von einer milden Form des Exorzismus sprechen.« Domanski 2014, S. 54. Zur historischen Abgrenzung von Exorzismus und Psychotherapie vgl. Peter 2000 und Peter 2005.

er zu fühlen, was diese fühlt, er reagiert unwillkürlich. Sein ganzes Erleben scheint sich dem dieser Person anzugleichen. Daneben sehe ich zahlreiche Unterschiede:

Das wichtigste Mittel beim Therapeutischen Modellieren ist nicht der Dialog zwischen den unsichtbaren und sichtbaren Personen, sondern der Abbau und Neuaufbau eines Netzwerks von körperlichem und seelischem Erleben. Dabei wird nicht zwischen psychologischen (sozialen) und körperlichen (medizinischen) Anwendungen unterschieden.

Ziel der Arbeit ist nicht, das Erleben der belasteten Leute zu erkunden. Ziel ist es, das Gute, was sie eigentlich erreichen wollen, anderweitig umzusetzen und das Leiden, was sie dafür bisher in Kauf nahmen, unnötig zu machen.

Das Therapeutische Modellieren legt sich nicht auf eine Sicht der Wirklichkeit fest. Es arbeitet, je nach Bedarf, abwechselnd mit verschiedenen Wirklichkeitskonstrukten. Die Unterscheidung zwischen Vergangenheit, Gegenwart und Zukunft wird über Bord geworfen, sobald sie der Therapie nicht mehr nützlich ist, und wieder etabliert, sobald dies der Therapie nützt. Gleiches gilt für die Unterscheidung zwischen Innen- und Außenwelt, also auch zwischen inneren Bildern von Bezugspersonen (Introjekten) und »realen« (physisch-biologischen) Personen. Und auch, ob die unsichtbaren Personen höchst real oder höchst irreal sind, wandelt sich je nach den augenblicklichen Erfordernissen.

Die unsichtbaren Personen werden beim Therapeutischen Modellieren als Lebensmöglichkeiten gesehen, als »Leute, die ich sein kann«. Sie werden nicht als Teile einer Gesamtpersönlichkeit aufgefasst. Vielmehr werden sie als beliebig teilbar, kombinierbar, formbar, verwandelbar oder neu zu erfinden behandelt. »Leute, die ich sein kann« sind vorübergehende Wegbegleiter. Man kann sie bei voller Wertschätzung als aktiv gelebte Möglichkeit abwählen, indem man eine andere Lebensmöglichkeit realisiert.

Manche Methoden (etwa die Ego-State-Therapie) arbeiten mit Ich-Zuständen **innerhalb von Personen**, das Therapeutische Modellieren externalisiert solche Zustände und arbeitet **außerhalb von**

Personen mit ihnen. Der Klient erlebt es so, dass ein großer Teil der Veränderung zunächst außerhalb von ihm selbst stattfindet. Für die Arbeit mit Traumata heißt das, dass sie in einem gesicherten Rahmen stattfindet, da der Klient sich nicht selbst mit dem traumatischen Erleben identifiziert. An den traumatischen Erfahrungen wird – wie er es empfindet – mit einer anderen Person gearbeitet, die sich auf einem anderen Stuhl befindet als dem, auf welchem er sitzt.

1.4 Möglichkeiten statt Anteile

Unsere Identität entwickelt sich suggestiv: kollektiv-suggestiv, familiär-suggestiv und autosuggestiv. Wir werden zu denen, für die wir uns halten, und wir halten uns oft für die, für die uns unsere Eltern, Angehörigen und Kulturgenossen gehalten haben. Wenn wir beginnen, uns für einen anderen Menschen zu halten, als wir das früher dachten, beginnen wir, zu diesem anderen Menschen zu werden. Der Weg einer solchen Veränderung ist voller Chancen, will aber mit Weisheit und Bedacht gegangen werden.

Der Geist hat keine Teile, es hat aber Auswirkungen, wenn man ihn unterteilt, zuweilen gute, zuweilen weniger gute. Für mich ist das Therapeutische Modellieren keine »Teilearbeit«[19].

Spricht man von »Teilen«, »Anteilen« oder Ähnlichem, klingt das, als ob es sich um vorhandene, feststehende Strukturen handle, die sich voneinander abgrenzen ließen. Nach meiner Beobachtung sind

19 Kritik am »Teile«-Begriff äußert auch Woltemade Hartman, ein führender Vertreter der Ego-State-Therapie. Er spricht von »Seiten« oder »Aspekten« der Persönlichkeit (persönliches Gespräch in Luxemburg am 26. 2. 2014). Diese Differenzierung finde ich hilfreich. Die mir bekannten Ego-State-Konzepte gehen davon aus, dass diese personhaften »Seiten« lebenslang erhalten bleiben, dass sie nicht erfunden, sondern vorgefunden werden, dass der Therapeut keine Personen einführen soll, die nicht bereits da sind, und keine Personen wegschicken oder auflösen soll. Beim Therapeutischen Modellieren werden unsichtbare Personen, ähnlich wie bei der Ego-State-Therapie, äußerst respektvoll behandelt, es werden aber im Einvernehmen mit dem Klienten neue Personen entdeckt und erfunden, vorhandene geteilt, verbunden und verändert und nicht mehr benötigte wertschätzend in den Urlaub geschickt.

jedoch beliebige Aufteilungen und Kombinationen von »Anteilen« des Geistes möglich und potenziell wertvoll.

Wer von »Persönlichkeitsanteilen« spricht, konstruiert und schafft eine Realität, die sofort zu wirken beginnt. Es entsteht der Eindruck, als könnten diese Aspekte des Erlebens nicht abgewählt werden, ohne dass dem Organismus etwas fehlte. Darum sind geistige Größen, die als »Anteile« eines Organismus verstanden werden, anders als »Optionen«, kaum aufzulösen. Spreche ich von »Lebensmöglichkeiten« oder »Optionen«, sind die Implikationen andere: Wenn jemand sich entscheidet, in Paris zu wohnen, wertet er damit London und Berlin nicht ab – mit seiner Wahl entscheidet er sich nur dafür, die Möglichkeit, dort zu wohnen, nicht umzusetzen. Und wenn sich jemand entscheidet, einen Partner zu heiraten, heißt das nicht, dass die anderen denkbaren Partner schlecht wären. Es heißt wahrscheinlich nur, dass er diesen Partner für sich als eine gute Wahl ansieht. Ebenso ist es mit »Optionen«.

Was ein Mensch nie erlebt hat, scheint kein »Teil von ihm« zu sein. Es scheint nicht in ihm angelegt und daher nicht möglich zu sein. Beim Therapeutischen Modellieren wird davon ausgegangen, dass sich der Mensch in eine Person verwandeln kann, die er nie war, und dies stabilisieren kann, wenn es für ihn wünschenswert ist.

In der Paartherapie arbeite ich mit »Paarsofas« und dem »Wir« des Paares. Ist das Subjekt der Therapie kein Individuum, scheint es mir besser, von Organisations*möglichkeiten* eines Systems als von »Teilen« zu sprechen.

»Lebensmöglichkeiten« bieten die Chance, mit Noch-nie-Dagewesenem, mit erfundenen und neu kombinierten Identitätsmöglichkeiten zu spielen, also etwa mit »demjenigen, der du wärest, wenn … und der du dann auch bist«.

So werden auch Teile, Empfindungen, Reaktionen und Funktionen des Körpers fokussiert und bei Bedarf externalisiert und visualisiert.

Das Therapeutische Modellieren beruht auf Phänomenen, die auch von der Teile- und Aufstellungsarbeit her bekannt sind, die aber **anders genutzt** werden.

Wie bereits beschrieben, wird in meinem Ansatz Belastendes aus dem Klienten herausgesetzt und dort belassen, wenn es dem Klienten so besser geht.

Befreiendes wird in ihn hereingeholt. Es wird mit seinem Hier-Erleben, Jetzt-Erleben, Ich-Erleben und Wirklichkeits-Erleben identifiziert und in ihm belassen, wenn es ihm damit besser geht.

Herausgesetzte, belastende Möglichkeiten werden suggestiv in entlastende umgewandelt und dann, wenn der Klient dies gutheißt, wieder in sein Ich-Erleben hineingenommen.

Das neu erreichte Identitäts- und Wirklichkeitserleben wird stabilisiert, indem dafür gesorgt wird, dass der Klient diesem Erleben mehr vertraut als dem bisherigen.

Dem Therapeutischen Modellieren liegt die Sicht zugrunde: Alles Handeln und Erleben von Menschen (des Körpers, der Psyche, einer Gruppe, eines Systems) zielt auf den Schutz und die Befriedigung ihrer Bedürfnisse. Manchmal passen automatisierte Strategien der Bedürfnisbefriedigung aber nicht mehr zur aktuellen Situation.

Daher ist es nicht angemessen, aus dem Klienten herausgesetzte Leute (etwa denjenigen, der sich gewalttätig, suizidal, süchtig oder depressiv verhält) in irgendeiner Weise zu diskriminieren oder zu dulden, dass der Klient dies tut. Die Erfahrung zeigt: Je mehr Liebe, Respekt und Wertschätzung man ihnen entgegenbringt, desto besser verläuft die Therapie. Die therapeutische Arbeit beruht auf dem Verständnis, dass alle Figuren, die während einer Sitzung auftauchen, gute Absichten haben; lediglich verfolgen einige von ihnen dafür ungeeignete Umsetzungsstrategien.

1.5 Vorteile des Therapeutischen Modellierens

Es ist vielseitig. Es ist bei somatischen, psychischen und sozialen Problemstellungen mit einer oder mit mehreren Personen einsetzbar. Ich verwende es beispielsweise in der Arbeit mit Allergien, Depression, Magersucht, Migräne, Krebs, Partnerschaftsproblemen, Phobien, Psychosen, Schlafstörungen, Sucht, Suizidalität, Stottern, Tinnitus,

Trauer, Trauma, Verspannungen und Zwangsproblemen. Dazu finden sich später zahlreiche Beispiele.

Es hilft bei unübersichtlichen und unerklärlichen Situationen. Es kann verwendet werden, wenn weder der Klient noch der Therapeut die Ursache der Belastungen erkennen.

Es ist in Notfallsituationen nützlich. In akuten Krisen erreicht man bei Anwendung mit knappen, imperativischen Sätzen sehr schnell eine nachhaltige Entlastung. (»Sie bleiben hier! Setzen Sie die Frau, die Angst hat und zittert, dahin! Gucken Sie da rüber! Die ist dort! Sie sind hier!«)

Neben der therapeutischen Anwendung kann es auch zur Ursachenforschung eingesetzt werden. Oft hilft die Methode, die Ursachen eines Problems zu erkennen, »das Problem hinter dem Problem« zu identifizieren oder Teilprobleme voneinander zu unterscheiden. Das genaue Kennenlernen solcher Zusammenhänge zwischen biografischen Belastungen und daraus resultierenden Symptomen bzw. eskalierenden systemischen Interaktionen führt zu einer kontinuierlichen Erweiterung der Kompetenz.

Es kann zur Selbsttherapie verwendet werden. Die Methode kann zur Arbeit mit sich selbst wie auch zur Unterstützung nahestehender Personen in einer kritischen Situation eingesetzt werden. Natürlich ist es oft effektiver, einen Therapeuten in Anspruch zu nehmen, und erst recht ersetzt das Vorgehen nicht den Arzt! Dennoch ist es überraschend, wie wirksam diese Methode die Selbstheilung und Selbstorganisation von Körper und Psyche aktiviert.

Es ist risikoarm. Dass diese Methode recht sicher und normalerweise nebenwirkungsfrei ist, beruht vor allem darauf, dass das Feedback des Unbewussten fortlaufend genutzt wird und man jederzeit einen oder mehrere Schritte zurückgehen kann. Es ist wichtig, sich und andere nicht zu drängen, sich auf negativ assoziierte Plätze zu setzen.

Das Vorgehen umgeht mögliche Retraumatisierungen, weil traumatische Erinnerungen niemals so bearbeitet werden, dass der Klient sich mit ihnen identifiziert, sie also mit allen Gefühlen noch einmal erleben würde. Stattdessen wird das belastende Erleben personifiziert auf einen anderen Stuhl gesetzt. Dort kann es in Ruhe bearbeitet werden. Der Klient betrachtet die Arbeit mit der traumatisierten Person auf dem leeren Stuhl von außen. Er beobachtet und kommentiert, wie sich sein Alter Ego während der Therapie entwickelt, und berät den Therapeuten darin, wie jenem zu helfen ist.

Es ist leidensarm. Alle Aspekte der Persönlichkeit, die möglicherweise leiden könnten, werden ja als außerhalb der Person platziert erlebt. Arbeitet der Therapeut mit einer Seite der Person, die traumatisiert wurde oder körperliche Schmerzen hat, arbeitet er mit einer unsichtbaren Person, die auf einem anderen Stuhl sitzt. Für den Klienten geschieht die Arbeit außerhalb von ihm und ist daher weitgehend frei von Leid. Das Unbewusste des Klienten setzt die Vorschläge, die gemacht werden, dennoch um, sodass die Therapie vorangeht.

Es ist nachhaltig. Wie dauerhaft die erreichten Ergebnisse sind, hängt vor allem davon ab, ob alle belasteten Leute, die Einwände haben könnten, wahrgenommen, in ihren Bedürfnissen befriedigt und gegebenenfalls in hilfreiche Leute verwandelt wurden. Ein Ziel ist es deshalb, dass der Klient am Ende der Sitzung keine Skepsis mehr erlebt oder sich jedenfalls von skeptischen inneren Stimmen nicht mehr beeindrucken lässt. Leute, die Einwände haben, setzt man heraus und arbeitet wertschätzend mit ihnen weiter.

Es ist schnell. Ein Kriterium »guter« Therapie ist, dass sie zügig vorangeht. Dahinter steht das Ziel, die Arbeit für viele Menschen bezahlbar und verfügbar zu machen, um Wartezeiten und Leidenszeiten zu verkürzen. Macht die Therapie von der ersten Stunde an schnelle Fortschritte, führt das regelmäßig dazu, dass Klienten hohe Erwartungen bezüglich der Wirksamkeit des Vorgehens haben, was die Therapie weiter beschleunigt.

Es ist weise. Dem Klienten werden Lösungsrichtungen vorgeschlagen, die er zum Teil auch bewusst nachvollziehen kann, das »Wie«, also der Lösungsweg, wird aber dem Unbewussten überlassen. Ob sein Unbewusstes die vorgeschlagene Ausrichtung für ihn zufriedenstellend umsetzt, wird an seinen unwillkürlichen Reaktionen abgelesen, an seinen Körperreaktionen sowie an den Emotionen und den im Sinne seines Ziels veränderten inneren Reaktionen, von denen er berichtet.

KAPITEL 2

Grundlagen

Das Therapeutische Modellieren beruht auf den Haltungen und Methoden der Erickson'schen Hypnotherapie, der Systemischen Therapie und des Therapeutischen Erzählens[20]. Ich möchte hier auf einige Grundlagen dieser Arbeit, so wie ich sie verstehe, hinweisen.

2.1 Probleme trennen, Lösungen verbinden

Mein Grundsatz »Probleme trennen, Lösungen verbinden«[21] bildet eine Grundlage des Verfahrens.

»Probleme trennen«, das heißt für die therapeutische Arbeit,

1. ein Problem, das als *eines* präsentiert wird, in sich zu trennen, es in separate Teilaspekte zu gliedern,
2. Probleme, die als mehrere präsentiert werden, noch stärker voneinander zu unterscheiden,
3. Probleme vom Ich-Erleben zu trennen, indem man sie als Probleme in der Vergangenheit, woanders als in mir oder irreal, als bloße Möglichkeit darstellt,
4. Probleme, solange sie als überwältigend groß erlebt werden, deutlich von Ressourcen (hilfreichen Denk- und Handlungsoptionen) zu unterscheiden.

20 Vgl. Hammel 2009 a.
21 Hammel 2014 a, S. 39 f., S. 42 f.

»Lösungen verbinden« heißt in der therapeutischen Arbeit,

1. Lösungs- und Ressourcenerleben zu stärken, das heißt, es als plausibel und relevant darzustellen,
2. mehrere Ressourcen assoziativ zu verknüpfen,
3. Ressourcen mit dem Ich-Erleben zu identifizieren,
4. so verstärkte Ressourcen mit dem Problemerleben zu verbinden, das zergliedert ist.

Beim Therapeutischen Modellieren geschieht all das meist in personifizierter Form. Das Problemerleben wird personifiziert und aus dem Klienten herausgesetzt. Das Ressourcen- oder Lösungserleben wird in personifizierter Form in den Therapieraum hineingesetzt und anschließend mit dem Ich-Erleben des Klienten identifiziert. Und zuweilen wird das Problemerleben, mit Ressourcen versehen, in ein Lösungserleben verwandelt.

2.2 Von belasteten und hilfreichen Leuten

Herausgesetzt werden also personifizierte Lebensmöglichkeiten, die der Klient als belastend empfindet oder von denen man vermuten kann, dass sie dem, was er sich wünscht, im Wege stehen (»Subtraktionsverfahren«). Nennen wir sie die »belasteten Leute«. Sicherlich wollen sie irgendetwas Gutes für den Klienten, aber ihre Umsetzungsstrategie ist nebenwirkungsreich, energieraubend, möglicherweise gar nicht funktional und sogar kontraproduktiv. Herausprojiziert wird etwa »die Frau Meier, die damals traumatisiert wurde«, »die, die Sie sind, wenn Sie depressiv sind«, »die, die eben ganz stockend gesprochen hat« oder »die, die Rückenschmerzen hat«. Herausgesetzt werden also diejenigen, die (ohne böse Absicht, aber aus einem Missverständnis oder besonderen Schutzbedürfnis heraus) zum Problemerleben beitragen.

In den Therapieraum geholt und mit dem Klienten identifiziert werden Lebensmöglichkeiten, die für ihn wünschenswert sind, gleich, ob er glaubt, so leben zu können (»Additionsverfahren«). Ich nenne sie die »hilfreichen Leute«. Eine hilfreiche Person könnte diejenige sein, »die Sie sind, wenn Sie Ihr Ziel erreicht haben«, »die Frau Meier ohne Rückenschmerzen«, »die, der es besser geht, als Sie es bisher für möglich gehalten haben«, oder auch »die, die Sie wären, wenn die schlimmen Dinge nie passiert wären, und die Sie, sobald Ihr Unbewusstes Ihnen dieses Erleben schenkt, auch anfangen, zu sein«. In den Raum und letztlich in den Klienten hereingeholt werden die, die so leben, wie es dem Ziel des Klienten entspricht oder die einen Beitrag dazu leisten, dorthin zu kommen. Hereingeholt werden personifizierte Lebensmöglichkeiten, mit denen es dem Klienten besser geht als zu Beginn der Therapie.

Einmal belastet, immer belastet? So ist das beim Therapeutischen Modellieren nicht: Aus dem belasteten Vater, der aus dem Kopf einer Klientin herausgenommen und auf einen Stuhl gesetzt wurde, könnte »alles, was Sie als destruktiv erlebt haben«, in Form eines Materials entnommen und zum Recycling auf den Wertstoffhof gebracht werden. Ein mögliches Ergebnis wäre, dass »Sie auf dem Stuhl den bereinigten Vater aus Ihrem Kopf betrachten können – der womöglich schon hilfreich ist« (»Transformationsverfahren«).

Manchmal gibt es auch hilfreiche Leute wie die liebevolle Großmutter des Klienten oder ein Engel. Sie sind kein Zukunftsentwurf seiner Persönlichkeit, können aber den belasteten Leuten helfen, weniger belastet und geradezu hilfreich zu sein.

Belastete Personen sind keine schlechteren Leute als hilfreiche. Es sind vermutlich aber solche Leute, die …

- beim Klienten nicht allzu beliebt sind,
- Symptome und Problemerleben mit sich bringen,
- früher einmal viel gelitten haben,
- gute Absichten mit ungeeigneten Strategien verfolgen.

Gerade deswegen – aber auch, weil sie vom Klienten meist als Teil von sich selbst empfunden werden – verdienen belastete Leute Liebe, Wertschätzung und Respekt.

Natürlich kann beispielsweise »Ihr inneres Bild von Ihrem Vater« eine eher belastete, eine eher hilfreiche Person oder eben ein Mischwesen aus beiden sein. Es kann hilfreich sein, bei inneren Bildern realer Personen das hinderliche vom hilfreichen Erleben zu trennen, um eine eindeutig kraftvolle Ressource zu erhalten.

Wichtig ist, dass die belasteten Leute nicht einfach »böse« und die hilfreichen Leute nicht schlechthin »gut« sind. Lediglich verkörpern die Belasteten stärker das leidvolle Ausgangserleben und die Hilfreichen mehr das ersehnte Zielerleben.

2.3 Die drei Grundbewegungen

Es gibt also beim Therapeutischen Modellieren drei Grundbewegungen:

1. Das Heraussetzen leidvoller (oder das Erreichen der Therapieziele komplizierender) Lebensmöglichkeiten (»belastete Leute«) aus dem Klienten – das »Subtraktionsverfahren«,
2. das Hereinholen wohltuender Lebensmöglichkeiten (»hilfreiche Leute«), erst in den Raum und dann in den Klienten – das »Additionsverfahren«, und
3. das Verwandeln belastender in hilfreiche Lebensmöglichkeiten oder auch von etwas hilfreichen Lebensmöglichkeiten in sehr hilfreiche – das »Transformationsverfahren«.

Diese drei Grundbewegungen werde ich in den folgenden Abschnitten erläutern.

Belastete Leute heraussetzen

Eine Gebrauchsanweisung zum Heraussetzen belasteter Leute (»Subtraktionsverfahren«) liest sich so:

1. Einen Überblick gewinnen:
   Nach der Begrüßung erfragt der Therapeut verschiedene Aspekte des Problems und des Leidens daran.

2. Das Problemerleben herausnehmen:
   Der Therapeut lädt den Klienten ein, eher einschränkende Lebensweisen auf einen anderen Stuhl zu setzen, etwa:
   - den, der Sie sind, wenn Sie Angst haben,
   - den, der mit den Fingern und Füßen wackelt,
   - die, die *bisher* Kopfschmerzen hatte,
   - die sich *noch* nicht vorstellen kann, dass es ihr bald besser geht, und *wie gut* das dann ist,
   - die, die *damals* als Kind so sehr gelitten hat,
   - die, die *manchmal* suizidal *war*.

3. Das neue Erleben wahrnehmen und stabilisieren:
   Der Therapeut schaut und spricht so, als ob er sehen könnte, wie diese Personen aus dem Klienten heraus auf den jeweils anderen Platz gehen. Er …
   - beschreibt, welche Veränderungen er am Klienten wahrnimmt, nachdem die Person draußen ist,
   - erfragt, welche Veränderungen der Klient wahrnimmt, nachdem die Person draußen ist,
   - fragt, wie es dem Klienten damit geht,
   - fragt, was *vielleicht noch* an Restsymptomatik besteht, was man heraussetzen könnte.

Hilfreiche Leute hereinholen

Eine Gebrauchsanweisung dafür, wie man hilfreiche Leute herbeiruft, sie wahrnimmt und mit dem Ich-Erleben der Klienten verschmilzt (»Additionsverfahren«), könnte so aussehen:

1. Einen Überblick gewinnen:
   Nach einer Begrüßungsphase erfragt der Therapeut die Ziele und Wünsche des Klienten, die für realistisch gehaltenen und auch die

darüber hinausgehenden. Sie besprechen, was der Auftrag an den Therapeuten ist und was sein Beitrag sein kann.

2. Eine vorläufige Zielperson konstruieren:
Der Therapeut setzt denjenigen auf einen Stuhl, …
- dem es in dieser Hinsicht besser geht, als es dem Klienten bisher je gegangen ist,
- dem es besser geht, als der Klient es bisher für möglich hält,
- dessen Unbewusstes alles für ihn so geordnet hat, wie er es braucht, damit es ihm gut geht,
- dessen Inneres alles so verändert hat, dass das bisherige Problemerleben unnötig wird,
- der all dieses Gute gefühlt seit Langem erlebt und weiß, dass er es behalten wird.

Der Therapeut schaut und spricht so, als ob er sehen könnte, wie der andere da drüben aussieht.

3. Die Zielperson realisieren und stabilisieren:
Der Therapeut
- fördert die Erwartung, dass der Klient dies auf dem neuen Platz erleben wird,
- bittet den Klienten, sich dorthin zu setzen,
- erfragt, was dort anders ist,
- teilt positive Beobachtungen mit,
- äußert positive Erwartungen, kündigt an, dass das Gute bleibt,
- zerstreut etwaige Zweifel (setzt zum Beispiel Einwände personifiziert aus dem Klienten heraus).

4. Die Zielperson durch Kontrastieren stärken:
Der Therapeut vertieft die Unterscheidung des Klienten von der Person, die er auf dem vorigen Stuhl war, mit Hinweisen wie:
- Ist es angenehm, dass Sie die von hier und nicht die von da sind?
- Sie können zu der Person da drüben sagen: Das ist dein Problem, nicht meins …

- Schauen Sie mal, wie die da drüben guckt, die ist nicht glücklich, oder?
- Der dort helfen wir nachher. Gut, dass es Ihnen schon mal besser geht.
- Sie können beschließen, die dort hat mit Ihnen gar nichts zu tun …
- Wollen Sie noch einmal da sitzen, wo die dort sitzt? (Widerstand provozieren, ohne den Klienten letztlich aber dorthin zu setzen.)

Formulierungen wie »die da drüben« könnten unbeabsichtigt abwertend klingen. Dagegen haben sie den Vorzug, dass sie den Klienten in kompakter, zeitsparender Weise mehrfach vom Problemerleben dissoziieren: »Der« impliziert, dass die Person mit dem Problem jemand anderes ist als ich (personale Dissoziation), »da« impliziert, dass sich diese Person woanders befindet als ich (räumliche Dissoziation), und »drüben« verdoppelt und intensiviert das dissoziative »da«. Die nicht intendierte Abwertung gleiche ich, wenn nötig, nonverbal aus, etwa durch eine freundlich zugewandte Mimik und Gestik und eine leichte, warme Art zu sprechen.

Belastete Leute hilfreich machen

Nun kann ich mit belasteten Leuten auch so umgehen, dass sie sich in hilfreiche Personen verwandeln. Bei genauem Hinsehen handelt es sich bei diesem Vorgehen (dem »Transformationsverfahren«) um eine sublimierte Form des Additions- und Subtraktionsverfahrens, angewandt auf die unsichtbaren Leute statt unmittelbar auf den physisch anwesenden Klienten. Es gibt mehrere Varianten:

- Zu belasteten Leuten werden hilfreiche geschickt mit dem Auftrag, Ressourcen auf sie zu übertragen.
- Belastete Leute werden auf Reisen (Himmelsreise, Urlaub) geschickt, um sich mit Ressourcen aufzufüllen.
- Relativ belastete Leute werden in eine belastete und eine hilfreiche Person unterteilt und auf zwei Plätze gesetzt. Die hilfreiche

Person kann in den Klienten zurückkehren, die belastete draußen bleiben.

- Relativ hilfreiche Leute werden in eine belastete und eine hilfreiche Person unterteilt. Dabei wird die hilfreiche Person noch hilfreicher. Die belastete braucht vom Klienten nicht in Anspruch genommen zu werden.

Um Information in die Unsichtbaren herein- und aus ihnen hinauszubringen, kann Material entnommen oder hinzugefügt werden, das die Belastung oder Entlastung verkörpert (recycelbare Wertstoffe oder Care-Pakete).

Eine Kurzanleitung, wie man belastete Leute in hilfreiche Leute verwandeln kann, könnte so aussehen:

1. Übertragen von Information durch einen Gesandten:

Der Therapeut schickt eine hilfreiche Person auf den Platz einer bisher belasteten mit der Bitte, diese mit dem Wohlbefinden der hilfreichen Person aufzufüllen. Die belastete Person wird also mit dem Lebensgefühl und den Erlebens- und Reaktionsmustern der hilfreichen Person neu »eingefärbt«.

Der Therapeut kann auch den Klienten selbst bitten, mit dem gefundenen positiven Erleben auf den Platz des Belasteten zu gehen und jenem eine Kopie von sich zu geben mit der Wirkung, dass der Belastete sich dem neuen Erleben des Klienten angleicht.

2. Herausnehmen von belastendem Material:

Der Therapeut bittet den Klienten, sich vorzustellen, wie alles belastende Material aus der belasteten Person herausgenommen und vor ihr auf den Boden gelegt wird. Der Therapeut lädt ihn ein, dieses Material zu beschreiben und es in einem inneren Trickfilm in ein anderes, angenehmeres Material zu verwandeln. Der Klient beschreibt, wie der Belastete nun zunehmend erleichtert aussieht.

Alternativ kann der Klient eine hilfreiche Person zu dem Belasteten schicken, die das Material sammelt und es an einen Ort bringt, wo es keinen Schaden anrichtet.

3. Himmelsreise:
Der Therapeut bittet den Klienten, sich vorzustellen, der Belastete sei in einer jenseitigen Welt jahrtausendelang der Liebe und Weisheit aller heiligen Menschen ausgesetzt gewesen, sodass er reichlich Gelegenheit gefunden habe, zu reifen, zu heilen, Gutes zu lernen und sich in vieler guter Weise weiterzuentwickeln. Da in der ewigen Welt »tausend Jahre wie ein Tag«[22] sind, kann der Veränderte nun schon gereift zurückgekehrt sein. Der Klient beschreibt nun, wie sich die herausgesetzte Person auf der Reise verändert hat und was das für sein Verhältnis zu ihm heißt.

4. Urlaub:
Der Therapeut bittet den Klienten, belastete Leute in Urlaub zu schicken. Sie sollen es sich dort gut gehen lassen und, wenn sie gebraucht werden sollten, erholt zurückkehren.

5. Nachschulung:
Belastete Leute werden gebeten, den Klienten zukünftig weiter auf ihre Art zu beschützen, allerdings nur noch genau in der Situation, in der sie als Schutzstrategie entstanden sind. Dafür sollen sie andere Situationen, die dieser bei oberflächlicher Betrachtung ähneln, aus dem Programm nehmen, um Energie für ihr Kerngeschäft (Schutz vor der Ursprungssituation) zu sparen[23].

6. Neubeauftragung:
Belastete Leute werden mit einer neuen Aufgabe betraut, die sie statt der bisherigen ausführen sollen, und etwa das Immunsystem bei seiner Arbeit unterstützen.

7. Metaphorische Transformation:
Der Klient wird gebeten, sich vorzustellen, eine belastete Person (oder er selbst) sei ein verfallenes Schloss oder ein von einer Katas-

22 Die Bibel, Ps. 90,4 (vgl. 2. Petr. 3,8).
23 Vgl. Hammel 2011, S. 175 ff.

trophe heimgesuchtes Dorf, das nun restauriert werde. Es wird besprochen, wie nach und nach alle benötigten Handwerker kommen, bis das Schloss in seinem ursprünglichen Glanz erstrahlt. Dann werden sie gebeten, sich so zu entwickeln, wie es diesem Bild entspricht. Der Klient wird eingeladen, zu beschreiben, wie sich die betreffende Person verändert, während sie das tut[24].

2.4 Suggestive Sprache

Die Sprache des Therapeutischen Modellierens ist suggestiv und folgt Grundsätzen aus der Hypnotherapie. Sie zielt darauf, das Erleben des Klienten im Sinne seiner Wünsche, Ziele, Neigungen und Abneigungen zu verändern.

Immer wieder werden Grüße an das Unbewusste gesendet. Der Klient wird sinngemäß gebeten: »Richten Sie Ihrem Gehirn doch bitte aus …«, gefolgt von einer Anweisung, was künftig als unterschieden, verknüpft oder verändert erlebt werden soll. Nach meiner Erfahrung wird der Inhalt solcher Grüße so gründlich umgesetzt, als würden die Worte in einer tiefen hypnotischen Trance gesprochen[25].

Auch mit Signalworten werden Probleme vom Ich-Erleben des Klienten, voneinander und von erlebten Lösungen (Werten, Erwünschtem, Ressourcen) getrennt.

Ausdrücke wie »Schmerz« oder »Depression« können den Klienten dazu verleiten, das angesprochene Erleben innerlich zu simulieren und es damit zu reaktivieren. Um das zu vermeiden, werden solchen Begriffen Worte vorangestellt wie:

- »früher«, »bisherig«, »damalig« (oder indem die Vergangenheitsform benutzt wird) – das ist eine Dissoziation in die Vergangenheit …
- »da«, »dortig« – das ist eine Dissoziation in den Raum …

24 Vgl. Hammel 2009 a, S. 63 f., Hammel 2014 a, S. 151 ff., Hammel 2016 b, S. 59 ff.
25 Zur Struktur und Wirkungsweise solcher Grüße vgl. Hammel 2017 a.

- »etwaig«, »eventuell«, »vorstellbar« (oder im Konjunktiv: »würde«, »wäre«, »hätte«) – das ist eine Dissoziation in die Unwahrscheinlichkeit oder Irrealität …

Eine solche Trennung vom Problemerleben kann auch gefördert werden, wenn …

- die dritte statt der zweiten Person verwendet wird, also nicht »Sie haben Schmerzen«, sondern »Ihr Körper«, »Ihre Seele«, »ein Teil von Ihnen« oder »Ihr Gehirn erzeugt das« – eine Dissoziation in die dritte Person …
- abstrakte statt konkrete Problembegriffe gewählt werden, also »Symptomatik« oder »Nervenreize« statt »Schmerzen« – eine Dissoziation in die Abstraktion …
- das Problem von seinem Gegenteil her definiert wird, also etwa »Unannehmlichkeiten« statt »Schmerzen« – eine Dissoziation ins Gegenteil …
- nicht vom Problem, sondern vom Denken oder Reden über das Problem gesprochen wird: »sogenannt«, »jemand könnte sagen«, »ich dachte früher« – eine Dissoziation auf die Ebene der Zitate und Meinungen …

Diese Formulierungen können beliebig kombiniert werden: »Wenn Sie sich vorstellen, der, der da sitzt, hätte noch die früheren Missempfindungen Ihres Nervensystems …«

Hereinzuholende hilfreiche Leute werden oft erst als irreal (und in der dritten Person) eingeführt, um an das Erleben des Gegenübers anzuknüpfen, da sie eben nicht seiner bisher erlebten Wirklichkeit entsprechen. Nach und nach wird dann aber von ihnen als realen Personen gesprochen (im Indikativ, das heißt, die betreffende Person »wäre« nicht so, sie »ist« so). Sobald ein Klient auf dem Platz einer hilfreichen Gestalt sitzt, rede ich von dieser in der zweiten Person als »Sie«. Entsprechend rede ich im Indikativ und in der Gegenwart von ihr als jemand, der soundso »ist«. Räumlich identifiziere ich sie mit dem Erleben des Klienten als »hier«. Wenn ich nun von dem Platz spreche, auf dem der Klient gerade eben noch saß, sage ich »der da«. Ich unterscheide also die Person, als die der Klient gerade eben auf dem vorigen Stuhl saß, von seinem jetzigen Ich-Erleben. Ich spreche in der Vergangenheit und Irrealität (»war« und »wäre«) von der Person, die »dort« sitzt, die er eben noch war. Damit helfe ich dem Klienten, sich sofort von dem weniger erwünschten Zustand, den er eben noch erlebt hat, zu unterscheiden. Grundsätzlich kann man sagen:

Wenn ich etwas, was der Klient für irreal hält (etwa einen Wunschzustand), in dessen so erlebte »Realität« holen möchte, werde ich zunächst im Konjunktiv (»**wäre**«, »**würde**«, »**hätte**«) darüber sprechen und dann in den Indikativ (»**ist**«, »**wird**«, »**hat**«) hinüberwechseln. Möchte ich etwas, was der Klient für Realität hält, in die sogenannte »Irrealität« bringen, spreche ich darüber zuerst im Indikativ (»**ist**«) und wechsle dann in den Konjunktiv (»**wäre**«).

Entsprechend wechsle ich beim Erwünschten von der Zukunft zur Gegenwart: »Wenn der, der Sie **sein werden**, wenn es Ihnen gut geht, dort **sitzt**, wie **sieht** er aus?« – Beim eher Unerwünschten wechsle ich von der Gegenwart zur Vergangenheit: »Da **sitzt** der, dem es geht wie Ihnen, als es Ihnen schlecht **ging**.«

Beim Erwünschten wechsle ich von der dritten Person zur zweiten: »Dort sitzt **der**, dem es richtig gut geht. Setzen Sie sich einmal dorthin. Wie geht es **Ihnen** hier?« – Beim Unerwünschten wechsle ich von der zweiten Person zur dritten: »Sehen **Sie**: Dort sitzt der, dem es richtig gut geht. Setzen Sie sich einmal dorthin. Schauen Sie mal **den** auf dem Platz an, wo Sie eben saßen …«

Beim Erwünschten wechsle ich von »dort« zu »hier«: »**Dort** sitzt der, dem es gut geht. Setzen Sie sich einmal dorthin. Wie geht es Ihnen **hier**?« – Beim Unerwünschten wechsle ich von »hier« zu »dort«: »**Hier** können Sie sich noch gar nicht so vorstellen, wie es ist, wenn es Ihnen gut geht. Setzen Sie sich mal dorthin … Ah, ich sehe, Ihnen geht es hier viel besser als dem von **dort**, der sich noch nicht vorstellen konnte, wie es hier ist.«[26]

26 Mehr zu diesen Vorgehensweisen (einschließlich des Gebrauchs von Metaphern, Mimik, Gestik, Sprechweise und Atem) in Hammel 2014 a.

2.5 Ziel- und Auftragsklärung

Zu Beginn einer systemischen Therapiestunde wird üblicherweise besprochen, welche Ziele die Klienten für die Sitzung und darüber hinaus verfolgen und was der Therapeut zu deren Erreichen beitragen kann. Meist heißt es, die Ziele sollten positiv formuliert sein, nicht zu klein und nicht zu groß. Das Ziel zu erreichen sollte in der Macht des Klienten und in der Zukunft liegen, und es sollte überprüfbar sein, ob es erreicht wurde. Beim Therapeutischen Modellieren wird mit diesen Regeln bewusst flexibel umgegangen.

Dass positiv formulierte Ziele günstig sind, um eine erwünschte Veränderung zu erreichen, ist unbestritten. Wer am Bahnhof ein Ticket »Hauptsache weg von hier« kaufen will, muss sich auf eine umständliche Diskussion mit dem Verkaufspersonal einstellen. Wer stattdessen einen Fahrschein nach Berlin oder Hamburg löst, hat es leichter. Ähnlich wird das Unbewusste positiv formulierte Ziele (»hin zu etwas«) leichter umsetzen als negativ formulierte (»weg von etwas«). Allerdings erweist sich die Klärung des »wohin« in der Beratung oft als aufwändig.

Wir brauchen allerdings mit den Klienten im ersten Schritt nur zu klären, was sie »nicht mehr« tun und erleben wollen. Anschließend können wir sie mit dem Subtraktionsverfahrens erleben lassen, wer sie sind, wenn die Belastungen, um die es geht, personifiziert aus ihnen herausgetreten sind. Dieser Zustand lässt sich stabilisieren, indem alle skeptischen Personen ebenfalls aus ihnen gestellt werden. Fragen wir die Klienten nun nach ihren Zielen, fällt es ihnen leicht, diese in positiver Form vorzutragen. Schienen sie vorher nur imstande zu sagen, von wo sie »weg«wollen, formulieren sie nun mühelos, »wohin« sie kommen möchten.

Beim Erfragen positiver Ziele vermeide ich »zu große« Visionen nicht. Ich frage: »Wenn wir das aus Ihrer Sicht Bestmögliche und noch Besseres erreichen würden – was wäre dann nachher anders, als es bisher meistens war?« Die Frage nach den bestmöglichen Ergebnissen führt zu Bildern vom guten Leben, die zu einer Atmosphäre der Hoffnung beitragen. Ist das Gute erst einmal visioniert, lässt es sich anschließend leichter erreichen – oder etwas anderes, was in dieselbe Richtung geht.

Ein Problem bei der Frage nach dem »Bestmöglichen« ist, dass die Antwort darauf eine starke Autosuggestion enthält, besser gehe es nicht mehr. Daher frage ich zu Beginn einer Therapie eher: »Was wäre *aus Ihrer momentanen Sicht* das Bestmögliche, was wir heute erreichen können?« Die Formulierung »aus Ihrer momentanen Sicht« enthält die Implikation, dass in der Therapie mehr erreicht werden kann, als der Klient für möglich hält. Indem der Klient auf diese Frage antwortet, gibt er seinem Unbewussten die Suggestion, dass später weitere Ziele, die über das »momentan Bestmögliche« hinausgehen, ins Auge gefasst werden können.

In der hypnosystemischen Einzelarbeit sind die Ziele oft nicht mit der Frage verbunden: »Was möchte ich tun?«, sondern: »Was möchte ich erleben?« – Also eher: »Was möchte ich, dass mein Unbewusstes für mich tut?« Entsprechend verwandelt sich in der Arbeit mit Paaren, Familien und Gruppen die Frage: »Wie wollen wir uns untereinander anders verhalten als bisher?« in: »Was soll unwillkürlich anders zwischen uns ablaufen als bisher?«

Als Adressat der Therapie wird nicht vorrangig das bewusste Denken und Handeln des Klienten gesehen, sondern sein unwillkürliches Erleben, das das bewusste Denken und Handeln im Voraus bestimmt.

Die Identität des Klienten wird als Resultat dessen verstanden, wie er wahrnimmt und deutet, dass andere ihn behandeln. Was er davon unwillkürlich als relevant anerkennt oder nicht zurückweist, arrangiert sich zu der Person, als die er sich erlebt und verhält. Dabei wird die Weise, wie er selbst Menschen in seiner Umgebung sieht (oder neu zu sehen lernt), zu einem Angebot an diese, wie sie sich selbst sehen können. Weisen sie das Angebot, wer sie in seinen Augen sind, nicht zurück, wird es Teil ihrer Selbstsicht und ihres Verhaltens.

Wenn sich die Bezugspersonen des Klienten von ihm in hilfreicher Weise anders wahrgenommen fühlen, ist dies nicht nur ein Beitrag zu einem veränderten Identitätserleben bei ihnen, sondern auch zu einem hilfreich veränderten (wertschätzenden, kooperativen) Verhalten dem Klienten gegenüber, das dazu beitragen kann, dass er sich ihnen gegenüber wiederum vermehrt kooperativ und wertschätzend verhalten kann. Im Ergebnis erlebt sich der Klient zuweilen gar nicht selbst als verändert, sondern deutet seine Welt oftmals so, dass die anderen sich verändert haben.

So betrachtet, brauchen wir Ziele gar nicht so zu formulieren, dass sie zu hundert Prozent im Bereich der Handlungsmöglichkeiten liegen, sondern nur so, dass der Klient »die Menschen in seinem Kopf« bzw. seine Beziehung zu ihnen verändert und dann schaut, wie sich die »realen« Menschen und seine Beziehung zu den Menschen im »real« erlebten Leben verändern.

Beim Therapeutischen Modellieren wird auch mit Familienmitgliedern und anderen »Leuten in deinem Kopf« gearbeitet. Denn erstens begegnen wir den imaginierten anderen viel öfter als den physischen. Zeitlich betrachtet tragen die imaginierten Menschen mehr zum Problemerleben bei als die physischen Originale. Zweitens gilt die Regel: Wenn wir unsere Beziehung zu den Menschen im Kopf verändern, dann verändert sich auch die Beziehung zu den physisch realen Menschen um uns und mit der Beziehung auch das wechselseitige Verhalten.

Ein Therapieziel kann also sein, innere Filme zu entwickeln, in dem sich die realen Personen unseres Lebens fiktiv anders verhalten, sodass sie uns nicht mehr stören – zumindest in Abwesenheit der Originale und vielleicht auch, wenn diese anwesend sind.

Meist wird davon ausgegangen, Ziele einer systemischen Beratung könnten nur in der Zukunft liegen. Beim Therapeutischen Modellieren behandeln wir die sogenannte Vergangenheit als Erinnerung, die sogenannte Zukunft als Erwartung und die sogenannte Gegenwart als Wahrnehmung und Deutung[27]. All unsere Erfahrung von Vergangenheit, Gegenwart und Zukunft findet in der Gegenwart statt. Unsere spätere Erinnerung schafft Ressourcen für unsere frühere Erinnerung, und auch unsere aktuelle Wahrnehmung und Erwar-

27 Augustinus, 2009.

tung können für unsere Erinnerung, die wir Vergangenheit nennen, genutzt werden.

2.6 Anamnese

Beim Therapeutischen Modellieren sind Anamnese und Therapie keine aufeinanderfolgenden Phasen. Sie geschehen gleichzeitig. Ich möchte das gerne veranschaulichen.

Stellen wir uns vor, ein Mensch mit depressiven Symptomen käme in die Therapie und würde davon berichten, dass er sich und die Welt als leer, gefühllos und bedeutungslos erlebt. Der Therapeut könnte ihn dazu einladen, im Subtraktionsverfahren »den, für den alles leer, gefühllos, bedeutungslos ist«, aufstehen zu lassen und auf einem anderen Stuhl Platz zu nehmen. Der Therapeut könnte den Klienten bitten, diese Person äußerlich zu beschreiben. Der Klient sagt vielleicht, die Person habe unbewegliche Gesichtszüge, sei in sich verkrümmt, starr, sitze vornübergebeugt, atme flach und angespannt und schaue auf den Boden.

Währenddessen verändert sich der physisch anwesende Klient: Er wird beweglicher, sein Gesichtsausdruck wirkt traurig, er wischt sich mit dem Finger unter dem Auge und unter der Nase, seine Stimme klingt näselnd, man hört ein feuchtes Räuspern. Offenbar hat das Starre der Depression etwas Trauriges verborgen, was dahinter liegt und – das wäre eine Überlegung zur Anamnese – vielleicht auch zeitlich der Depression vorauslief. Der Therapeut kann nachfragen: »Seit wann gibt es diese depressive Tendenz in Ihrem Leben? Was war damals noch, in dieser Zeit bzw. in diesem Alter?« Vielleicht erzählt der Klient von einem schweren Verlust in seiner Kindheit, von einer Zurückweisung oder einem Trauma.

Womöglich tritt der Ausdruck von Traurigkeit in der Mimik, der Gestik und der Stimme des Klienten nun noch stärker hervor.

Der Therapeut kann den Klienten nun fragen: »Stellen wir uns einmal vor, es gäbe da einen in Ihnen, der traurig ist – vielleicht trauert er um etwas oder jemanden, oder er ist traurig über etwas, was ihm passiert ist oder was gerade nicht passiert ist –, und der könnte aus Ihnen heraustreten und sich zum Beispiel dorthin setzen – schauen Sie sich den einmal an!« Der Klient schaut auf den bezeichneten Platz hinüber. Er sieht nicht mehr traurig aus, wirkt eher still und zurückhaltend, räuspert sich leise, atmet flach.

»Wie geht es Ihnen, wenn Sie den dort drüben betrachten?« könnte der Therapeut fragen. »Der kann einem leidtun. Der ist in Gefahr. Der macht mir Angst.« – »Woran erinnert Sie diese Angst?« – »Als ich zwölf war, haben sich meine Eltern getrennt. Ich durfte meinen Vater nicht mehr sehen. Meine Mutter habe ich gehasst. Ich wollte mich umbringen.« Das Gesicht des Klienten könnte einen trotzig-wütenden Ausdruck annehmen. Im Rahmen der Anamnese der depressiven Symptome könnte man die Idee entwickeln, hinter der Depression befinde sich die Trauer aus der Zeit, als sich die Eltern des Mannes getrennt hatten, hinter der Traurigkeit der Trauer befinde sich Angst, dahinter Wut und das Bedürfnis nach Widerstand. Wut wiederum lässt auf ein Erleben von Ohnmacht schließen, aus dem sich der Klient zu befreien versuchte – und es vielleicht letztlich in nicht befriedigender Weise vermochte, sodass er suizidale Ideen entwickelt hatte.

Der Therapeut könnte fortfahren: »Angenommen, wir würden den, der damals suizidal war, aus Ihnen herausstellen, vielleicht hierhin, und einen Wütenden dorthin, und aus dem Wütenden dort können wir einen Ohnmächtigen herausziehen, der kann daneben stehen, und dann könnten wir einen, der versucht, die Emotionen herunterzudrücken, aus Ihnen herausstellen, wenn das eine Rolle spielen sollte, beispielsweise dahin … wie fühlt sich das an?«

Der Klient antwortet dann vielleicht: »Irgendwie ruhiger, freier. Ich kann jetzt besser durchatmen. Ich sehe jetzt wieder klarer. So wie jetzt ist es besser.«

Was ist hier Anamnese, was Therapie? Die Interventionen, die dem Klienten und dem Therapeuten helfen, ein Modell des Problems zu entwickeln, die also der Anamnese dienen, sind gleichzeitig die Therapie. Im weiteren Sitzungsverlauf können die Reaktionen des Klienten auf »therapeutisch« gemeinte Interventionen wiederum der Anamnese dienen, also der Gewinnung von Informationen darüber, wie der Klient (oder sein Unbewusstes) sein Problem konstruiert.

2.7 Möglicher Ablauf einer Therapie

Die Fallbeispiele in diesem Buch illustrieren, wie jede Therapie anders verläuft. Sich an Schemata zu orientieren, ist für den Lernenden dennoch zunächst hilfreich – wenn man im Blick behält, dass mit zunehmender Erfahrung das freie Improvisieren an Raum gewinnen sollte.

Wenn ich versuche, hier ein Muster einer Therapie zu geben, dient das einer groben Orientierung, als möglicher Ausgangspunkt, um von da das Vorgehen zu verfeinern, variieren und individualisieren.

1. Problem- und Zielerleben werden erfragt
2. Problemaspekte werden personifiziert herausgesetzt (Subtraktion)
3. Das Erleben ohne Problem wird erfragt, beschrieben, stabilisiert
4. Zielaspekte werden personifiziert in den Raum geholt (Addition)
5. Das Lösungserleben wird außerhalb des Klienten beschrieben
6. Der Klient wird in die Lösungsperson gesetzt
7. Lösungserleben im Klienten wird erfragt, beschrieben, stabilisiert
8. Das Erleben wird durch weitere Addition/Subtraktion optimiert
9. Hilfreiches Erleben wird übertragen (Transformation)
10. Zweifel werden destabilisiert, positive Erwartung stabilisiert

Der Ablauf einer Stunde könnte auch so strukturiert sein:

1. Wahrnehmen, Unterscheiden und Aussondern einer Person, der es besonders schlecht geht:
   Stellen Sie sich einmal vor, die, die Sie sind, wenn es Ihnen so schlecht geht, könnte aus Ihnen heraustreten, während Sie hier

sitzen, und sich dort hinsetzen … Wie schaut sie? Wie sind ihre Bewegungen? Wie atmet sie?

2. Bestätigen und Vertiefen der Unterscheidung:
Wollten Sie mit ihr tauschen? Nein, natürlich nicht! Besser, die, der es so schlecht geht, sitzt da, und Sie sind hier.
3. Wahrnehmen einer Person, der es besonders gut geht:
Angenommen, aus der Welt der Möglichkeiten käme die, der es erstaunlich gut geht, besser, als Sie es bisher für möglich hielten – was für eine Haltung hat sie? Wie schaut sie? Wie sind ihre Bewegungen? Wie atmet sie?
4. Erzeugen einer Erwartungshaltung:
Möchten Sie sich einmal auf ihren Platz setzen und probieren, wie das ist? Lassen Sie sich überraschen; ich vermute, sehr anders! Und, wie ist es hier? Merken Sie's?
5. Identifizieren mit der hereingeholten Person, der es besonders gut geht, und unterscheiden von der, der es so geht wie zu Beginn:
Sie nehmen gleich eine andere Haltung ein. Sie schauen ganz anders und lächeln zum ersten Mal. Wie ist das für Sie? Wie fühlt sich das an als die, der es gut geht?
6. Vertiefen der Unterscheidung von der unsichtbaren Person, der es so geht wie zu Therapiebeginn:
Oh, ich glaube, jetzt hat noch einmal die von vorhin gesprochen, der es noch nicht so gut ging wie Ihnen. So ginge es Ihnen, wenn Sie dort wären. Aber jetzt sind Sie hier. Möchten Sie gern tauschen oder lieber hier bleiben?
7. Vertiefung der Unterscheidung von der herausgesetzten Person, der es am schlechtesten geht:
Möchten Sie den Platz von der Person testen, der es so schlecht ging? Wenn Sie sie sehen, was empfinden Sie? Ja, die ist bemitleidenswert. Gut, dass Sie das hinter sich haben.
8. Versetzen belasteter Leute in die dritte Person und in die Vergangenheit:
Mir war gerade so, als habe eben jemand gesagt, Ihnen »geht's immer so schlecht«. Haben Sie es auch gehört? Ich glaube, da hat die dort geredet, der es so schlecht ging.

9. Versetzen belasteter Leute in die Irrealität:
   Hier sieht man, dass es Ihnen besser geht. Sie auf dem Platz dort würde nicht so lächeln. Sie würde auch völlig anders klingen, und Sie sitzen hier auch ganz anders.
10. Nach Bedarf weitere Stufen der Unterscheidung vom bisherigen Erleben und Identifikation mit Neuem:
    Wenn es Ihnen recht ist, setzen wir auf einen vierten Platz die, die Sie sind, wenn es Ihnen noch viel besser geht. Vielleicht ist das eine, die Sie sich bisher noch nicht vorstellen konnten? Möchten Sie probieren, wie es da ist?
11. Vertiefung der Identifikation mit der hereingeholten Person, der es gut geht, und Blick in die Zukunft:
    Wie schaut denn diejenige dort drüben, der es so gut geht? Wie atmet sie? Wie sitzt sie da?
12. Blick in die Zukunft:
    Was kann sie alles unternehmen, was die bisherigen eher nicht tun würden? Wann hat sie wohl Lust anzufangen?
13. Verknüpfung des guten Erlebens mit erinnerten und erwarteten kritischen Situationen, zum Beispiel mit ...
    - der schlimmsten vorstellbaren Situation,
    - der letzten kritischen Situation,
    - allen bekannten Auslösern,
    - unbewussten Problemen oder Auslösern,
    - ähnlich strukturierten Problemen (Transfer),
    - der bisher schlimmsten kritischen Situation,
    - der traumatisierenden Auslösesituation,
    - Belastungen in den ersten Lebensjahren.

Wenn Sie mit genau diesem Lebensgefühl an die nächste Situation denken, die bisher belastend gewesen wäre, wie ist das? Wenn Sie **so** an das Auslöseereignis denken, was ist jetzt anders? Wenn Sie mit diesem Gefühl die letzte (schlimmste) Belastungssituation wie einen Film ablaufen lassen, was ist dann anders als bisher?

14. Vervollständigen der Unterscheidung von den herausgesetzten Leuten:
    Was machen wir denn nun mit den anderen Leuten, also etwa mit der, der es ganz schlecht ging, und der, der es so ging wie Ihnen vorhin? Mitnehmen, hierlassen, in Urlaub schicken? Sie könnten sie ja rufen, wenn Sie sie brauchen sollten.
15. Bestätigung der Unterscheidung durch die Klientin:
    Ist es recht, wenn die vom Anfangsplatz, der es so geht, wie es Ihnen vorhin ging, sich um die andere kümmert, der es ganz schlecht geht, während Sie schon mal gehen?
16. Festigen des Ergebnisses durch Provokation:
    Was machen Sie denn, wenn die beiden Sie nicht mehr finden? Vermissen Sie sie dann nicht? Oh, Sie möchten sie nicht wiedersehen? Sind die zwei dann nicht traurig?
17. Wertschätzendes Verabschieden herausgesetzter Leute:
    Die beiden haben sich viel Mühe für Sie gemacht, am besten, wir verabschieden sie sehr wertschätzend in den Ruhestand. Falls Sie doch mal ihren Rat wünschen, können Sie sie jederzeit fragen.
18. Rückfallprophylaxe:
    Es kann vorkommen, dass man sich mal zufällig trifft, wie wenn Sie einen früheren Kollegen treffen. Dann grüßt man sich, redet kurz und geht weiter … Wäre das okay?

Weitere Möglichkeiten, wie Therapiestunden dramaturgisch gestaltet werden können, werden in den Kapiteln 5 und 7 veranschaulicht.

2.8 Möglichkeiten der Selbsttherapie

Will man das Therapeutische Modellieren zur Selbsttherapie nutzen, empfiehlt sich oft das Subtraktionsverfahren. Es erfordert keinen Platzwechsel (der sich nicht immer in den Alltag integrieren lässt) und ermöglicht am besten, den Überblick zu behalten.

Wenn jemand auf einem Zahnarztstuhl angespannt auf das Eintreffen des Zahnarztes wartet, könnte er zunächst den, der Schmerzen haben kann, auf den Behandlungsstuhl im benachbarten Zimmer setzen. Danach könnte man den, der Angst hat, ans Fenster stellen, und dem, der sich gelähmt, unsicher oder hilflos fühlt, einen Platz daneben zuweisen. Die Rest-Anspannung, die er noch an sich wahrnimmt, könnte er damit beschäftigen, in der Praxis umherzulaufen, die Pflanzen zu gießen und zu pflegen.

Den, der im Nachbarraum Schmerzen haben kann, könnte er in drei Personen aufteilen, in den, der sich an Schmerzen erinnert, den, der sie erwartet, und den, der – wenn es Zeit ist – aktuell Schmerzen wahrnimmt[28].

Den Letzteren könnte er wiederum in eine nur körperlich und eine nur seelisch vorhandene Person aufteilen, die sich an verschiedenen Stellen im Raum aufhalten[29].

Wer nachts erwacht ist und Schwierigkeiten hat wieder einzuschlafen, könnte denjenigen, der wach bleiben möchte, auf einen Nachtspaziergang schicken.

Denjenigen, der so zwanghaft versucht einzuschlafen, dass er damit versehentlich das Einschlafen behindert, könnte er auf einen Stuhl setzen und ihn in zwei Personen aufgliedern: In den, der eine gute Absicht hat, und den, der eine ungeeignete Strategie verfolgt.

Den Ersten kann er bitten, mit einer anderen, geeigneten Strategie zu ihm zurückzukehren, den Zweiten, sich auf seinem Stuhl so ausschließlich auf sein Bemühen zu konzentrieren, dass er dabei alles

---

28 Das Konzept, den aktuellen Schmerz von der Schmerzerinnerung und der Schmerzerwartung zu unterscheiden, gebrauchte Milton Erickson bei einem sterbenden Patienten, der zyklisch wiederkehrende Schmerzen hatte. Short & Weinspach 2007, S. 128 f.

29 Erickson gebrauchte diese Unterscheidung, wenn er zu Patienten sagte: »Es gibt eine organische Basis für Ihren Schmerz. Und diesbezüglich kann ich nichts für Sie tun. Aber es gibt auch eine psychologische Komponente, und das ist ein Bereich, in dem wir miteinander arbeiten können.« Short & Weinspach 2007, S. 116.

andere vergisst und so absorbiert ist, dass er das Einschlafen des Wachliegenden nicht mehr behindert[30].

Jemand, der als Sportschütze ein gutes Ergebnis erzielen möchte, könnte den aus sich herausstellen, der Angst vor den Kommentaren der Zuschauer hat.

Danach könnte er den herausstellen, der so ehrgeizig ist, dass sich das ungünstig auf seine Muskeln auswirken kann.

Nun könnte er den herausstellen, der befürchtet, ein früheres Missgeschick könnte sich wiederholen.

Danach könnte er den herausnehmen, der von einer privaten Situation belastet und abgelenkt sein könnte.

Anschließend könnte der Schütze ein wenig zur Seite treten und dicht neben sich denjenigen stellen, dem im Moment des Schießens alles egal ist und dessen Finger sich im rechten Augenblick wie von selbst bewegt, wobei er das Gefühl hat, als ob nicht er, sondern es schießt. Er könnte sich dessen Körperhaltung, Atem und Gesichtsausdruck anschauen, sich hinstellen, wo dieser steht – und schießen.

Eine Seminarteilnehmerin, die als Trainerin für Reitsport sowie im Heiltherapeutischen Reiten ausgebildet ist, erzählt von einer Frau, die sich nach jahrzehntelanger Pause sehnlich wünschte, wieder zu reiten und vor allem auch zu galoppieren, zugleich aber große Angst davor hatte. Die Trainerin berichtet über ihre Reitschülerin:

> »Sie reitet Schritt und Trab nach einigen Stunden sehr sicher und möchte nun auch galoppieren, was ich ihr auch zutraue. Als

30 Eine Leserin des Manuskripts schrieb: »Ich habe derjenigen, die abends nicht einschlafen kann, einen Platz gegeben und ihr gesagt, sie kann sich dort für mich Gedanken machen. Dann bin ich gleich eingeschlafen.« Eine Seminarteilnehmerin berichtete: »Ich habe die, die nachts noch arbeiten will, in einen anderen Raum an den Schreibtisch gesetzt. Das hat aber nicht gereicht. Mein Mann sagte: ›Hol doch die herein, die im Sommer so gern auf dem Balkon liegt und ein Buch liest!‹ Das habe ich gemacht. Ich hab die zu mir geholt, und das hat geklappt!« Eine andere Leserin schrieb: »Ich habe das gleich ausprobiert. Ich habe morgens diejenige neben das Bett gesetzt, die nicht rauskommt und weiterschlafen will. Danach war das Aufstehen ganz einfach.«

ich sie auffordere, es zu tun, meint sie: ›Aber ich habe Angst. Ich weiß nicht, ob es gut geht.‹ Sie erzählt, dass sie einmal vom Pferd gefallen sei, daran müsse sie nun denken. Daraufhin nehme ich sie zur Sicherheit an die Longe. Sie habe nun immer noch Angst, wolle aber auch galoppieren.
Sie reitet im Schritt um mich herum, und ich schlage ihr vor, dass wir etwas sehr Ungewöhnliches, ein bisschen Verrücktes probieren könnten. Ich frage sie, wie die Angst, die sie vor dem Angaloppieren hat, aussieht. ›Sie guckt sehr streng, sie ist schon etwas älter, und sie schüttelt den Kopf, wenn ich an Galopp denke.‹ Ich erkläre ihr, dass sie froh sein könne, eine so gute Aufpasserin zu haben, die sie davor beschützen wolle, etwas Dummes zu unternehmen. Die Reiterin strahlt mich an und sagt, so habe sie das noch gar nicht gesehen. Als ich ihr erkläre, dass die Angst, sie beschützen wolle, im Moment aber nicht wirklich gebraucht würde, da ich ja da sei und sie außerdem auch an der Longe gehalten würde, zweifelt sie noch etwas. Ich frage, wohin in der Halle sie die Angst setzen könne. Sie überlegt eine Weile und setzt sie auf die Bande. Ich frage sie, wie die Angst sie anguckt. Sie meint, sie sehe nicht froh aus, aber irgendwie auch neugierig und interessiert. Und wie sie selbst sich nun fühle, als Reiterin ohne Angst in sich, da diese ja jetzt auf der Bande säße? ›Ja, ich kann jetzt angaloppieren‹, sagt die Reitschülerin, woraufhin sie, ohne dass ich etwas unternehme, das Pferd angaloppiert, begeistert strahlt und ruft: ›Das geht ja wirklich.‹ Sie reitet das Pferd inzwischen frei auch im Galopp und setzt ab und zu noch ›eine kleine Angst‹, wie sie es nennt, auf die Bande.«[31]

Wer gegen depressive Verstimmungen vorgehen will, kann ein- oder mehrmals am Tag folgende Übung machen:

Zunächst kann er denjenigen auf einen Stuhl setzen, der trübsinnig ist, der grübelt und in Gedanken schlecht über sich und andere

31 Nachricht von Ursula Kübler aus Müden an der Mosel am 1.3.2015.

redet. Er kann diesen Menschen anschauen und denken: »Ja, da bist du. So bist du.«

Auf einen anderen Platz kann er den setzen, der nachts wach liegt und tagsüber müde und unkonzentriert ist, kann ihn anschauen und in Gedanken bestätigen, dass er dort sitzt.

Danach kann er auf einen anderen Stuhl denjenigen setzen, der die Idee hat, nichts und niemand könne ihm helfen, und dieses Vorgehen auch nicht. Er kann ihn anschauen und sagen: »Du da drüben bist skeptisch. So ist es eben. Das darfst du sein.«

Dann kann er auf einen anderen Platz alles andere setzen, was ihn beschwert, anerkennen, dass es dort ist, und es dort sein lassen.

Wenn Trauer in ihm aufkommt, kann er sie auf einen anderen Platz setzen und etwa zu ihr sagen: »Du tust mir leid. Immerhin bist du lebendiger als die Depression. Aber ich möchte im Moment nicht zu viel von dir. Sonst erstarre ich vielleicht wieder. Das will ich nicht.«

Auf den nächsten Platz kann er denjenigen setzen, dem es besser geht, als er es für möglich hält, der es sich gut gehen lässt, egal, ob er an dessen Existenz glaubt, und sich auf dessen Platz setzen.

Bei Bedarf kann er den letzten Schritt einige Male mit einer Person wiederholen, der es jeweils noch besser geht als der vorigen.

Dann kann er sagen: »Mich von hier nehme ich mit, euch andere schicke ich in Erholungsurlaub. Wenn ich wiederkomme, sind alle Plätze leer.« Damit beendet er die selbsttherapeutische Sitzung.

Unbenommen ist, dass dieses Vorgehen nicht jedem Menschen in jedem depressiven Zustand möglich ist, ebenso, dass bei Depression eine professionelle Psychotherapie zu empfehlen ist. Dennoch kann ein Vorgehen wie dieses außerordentlich hilfreich sein, um zum Abklingen von Depression beizutragen[32].

---

32 Ich habe dieses Vorgehen in einer Zeit erprobt, als ich bemerkte, dass ich von Tag zu Tag weiter in bedrohlich depressive Zustände abrutschte. Nach etwa drei Tagen mit jeweils zwei bis drei Sitzungen dieser Art hatte sich (trotz anfänglicher Skepsis, ob das funktionieren könnte) meine Stimmung auf einem guten Niveau stabilisiert.

KAPITEL 3

Fallbeispiele

Dieses Kapitel veranschaulicht das Verfahren an einigen Fallbeispielen. Am Anfang stehen einfachere Arrangements, später erhöht sich die Komplexität der Beispiele.

Die Anordnung der Plätze spielt meist keine Rolle und wird daher nicht mitgeteilt. Im Text wird mit P1, P2, P3 etc. bezeichnet, von welchem Platz die Rede ist. Die verwendeten Symbole bedeuten:

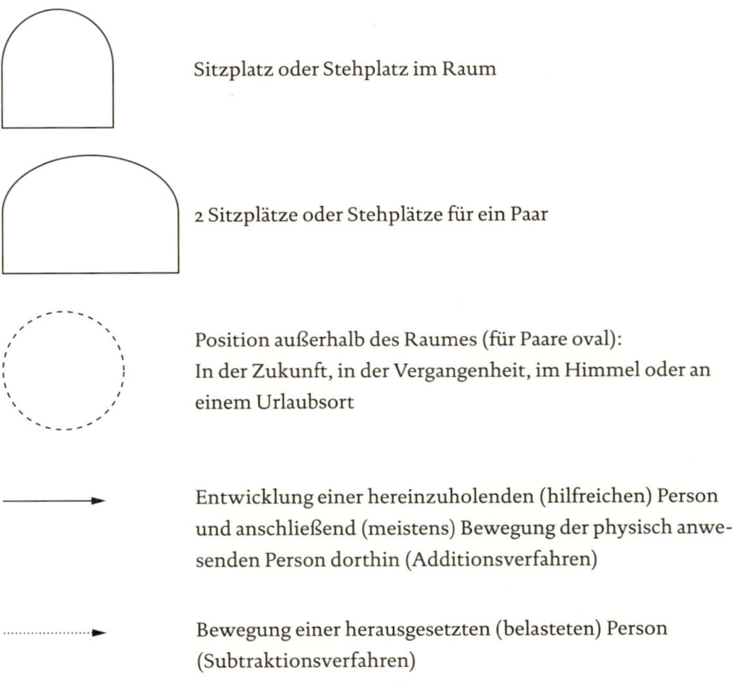

- - - - - - - →	Bewegung einer hilfreichen Person, um eine belastete Person durch Information von außen zu verändern oder Neubeauftragung der belasteten Person (Transformationsverfahren)
← - - - - - - →	Bewegung des Klienten auf einen belasteten Platz und zurück, um die Person auf dem Platz zu verändern (Transformationsverfahren) **oder** um seinen Platz durch Kontrastierung noch hilfreicher zu machen
←··················→	Aufteilung einer belasteten Person in zwei Personen, von denen eine (hilfreiche) die gute Absicht des Problems, die andere (belastete) dessen ungeeignete Strategie verkörpert

3.1 Guter Atem (Schlafapnoe)

Ein Klient mit Schlafapnoe bat um Unterstützung, um nachts frei atmen zu können. Es ergab sich der folgende Dialog:

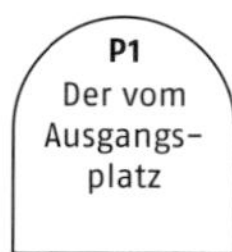

T: Worum geht es Ihnen? Was ist Ihr Anliegen?

K *(P1)*: Dass ich dauerhaft gut schlafe.

T: Was hindert Sie denn daran?

K: So wie es aussieht, meine Schlafapnoe. Ich war vor ein paar Wochen für eine Stunde vormittags im Schlaflabor. Da wurde gemessen, wie tief ich in dieser Zeit einschlafe. Der Professor hat sehr einfühlsam gemeint, dass die Art, wie schnell und wie tief ich eingeschlafen bin, zeigt, wie pathologisch meine Schlafapnoe ist.

T: *(lacht)* Gut.

K: Es gibt Tage, da scheine ich ganz gut geschlafen zu haben. Da merke ich, ich bin fit und fühle mich normal. Aber es gibt eben relativ viele Tage, wie heute auch, wo ich schon vormittags denke, eigentlich willst du wieder ins Bett gehen. Und wenn nichts Aufregendes passiert und ich nicht arbeiten muss, denke ich: Eigentlich möchtest du nur schlafen.

T: Ich merke das daran, wie Sie atmen, während Sie davon erzählen. So kurz, flach, unregelmäßig und nicht gut in Einklang mit dem Sprachfluss. Kommt das eher am Anfang, in der Mitte oder am Ende der Nacht oder querbeet?

K: Weiß ich nicht. Ich weiß nur, dass sie im Schlaflabor in einer Nacht über einhundert Atemaussetzer gemessen haben, und dann noch über einhundert Schnarch-Phasen.

T: Stellen Sie sich einmal vor, aus Ihnen heraus geht der, der einen Atem hat, geeignet, um Schlafapnoe hervorzubringen. Das betrifft den Tag-Atem und den Nacht-Atem. Wo könnte er denn sitzen?

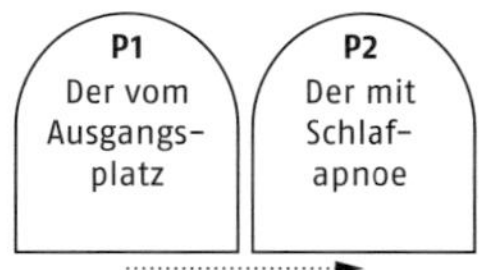

K: *(Zeigt auf einen Stuhl, P2. Bewegt die Füße nach vorn)*

T: Da geht der hin, der Schlafapnoe hat. An der Bewegung Ihrer Füße habe ich gerade gesehen, wie er rausgegangen ist. Der sitzt jetzt dort. Das ist der, der auch tags oft anders atmet, flach, unregelmäßig und kurz oder so ähnlich. Das ist jemand, dessen Atem zu Rastlosigkeit oder Angst passen könnte, zu hohen Anforderungen an sich selbst oder so etwas. Bitten Sie Ihr Unbewusstes, das Gesagte anzupassen! Da ist womöglich jemand, der auf Ereignisse tags und auf Träume nachts reagiert, die für seine Lebensweise symptomatisch sind. Sozusagen ein Atemloser. Der sitzt da drüben, und Sie sind hier. Das sind zwei Plätze. Können Sie den Unterschied wahrnehmen?

K *(P1)*: Also, ich kann den da nicht wirklich sehen, aber ich kann den Unterschied wahrnehmen.

T: Das ist gut. Ihr Unbewusstes hat irgendeinen Grund, ihn dort nicht zu sehen, aber Sie nehmen den Unterschied wahr. Wie?

K: In der Art und Weise, wie ich atme.

T: Sie merken, dass Sie anders atmen. Sie gucken auch anders. Da ist ein kleines Leuchten aufgetaucht, ein sehr schönes und besonderes. Ich höre auch die Änderung im Atmen. Und ich meine auch, dass Ihre Stimme weicher, sanfter, lebendiger geworden ist. Wären Sie neugierig, einmal dort zu sitzen, wo der mit der Apnoe sitzt? Oder sagen Sie, das spare ich mir? Beides ist in Ordnung. Aber den Kontrast festzustellen, kann auch interessant sein.

K: Also, mehr so interessehalber …

T: Gehen Sie interessehalber einmal dahin, wo der mit der Apnoe sitzt. Lassen Sie sich überraschen, da ist es nämlich ganz anders!

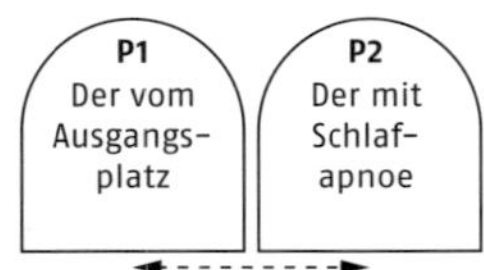

K: *(Wechselt auf P2)*

T: Fühlen Sie mal hin, wie es da ist!

K: Na ja, ich atme sehr viel flacher.

T: Ihre Stimme klingt auch anders.

K: Es ist alles ein bisschen angespannter, wie ich das auch kenne, sodass ich das Gefühl habe, ich müsste mal wieder tief atmen.

T: Ja, ich habe den Eindruck, Ihre Brustmuskulatur ist viel gespannter, der Bauch wahrscheinlich auch.

K: Ja, aber es fühlt sich eher nicht so angenehm im Bauch an.

T: Ja. Ist von der Emotionslage etwas anders?

K: Es ist alles so ein bisschen gedämpft.

T: Hmhm. Wenn Sie sich vorstellen, es ist ein normaler Arbeitstag, haben Sie Ideen, was hier anders verläuft, als es auf dem Platz drüben verlaufen würde?

K: Ja, das ist okay. Ich kriege das auch alles irgendwie hin. Muss halt gemacht werden. Aber gut ist anders.

T: Lassen Sie doch den, der Atemaussetzer hat und auch tagsüber so anders atmet, auf *diesem* Stuhl – ganz und gründlich – und gehen

Sie auf den Stuhl von vorher zurück. Und lassen Sie es sich aus dem Kontrast heraus noch besser gehen als vorher!

K: *(Geht zurück auf den Ausgangsstuhl, P1)*

T: Willkommen auf diesem Platz, noch besser als vorher! Sie sitzen völlig anders, Sie strahlen völlig anders, ich nehme einen großen Unterschied wahr! Was bemerken Sie?

K: Na, der Atem fließt sofort anders!

T: Ja, viel angenehmer! Sagen Sie doch Ihrem Nacht-Ich einen Gruß: Wann immer sich die allerersten Vorzeichen eines Atems von *dieser* Art *(P2) zeigen*, soll es Ihnen *diesen* freien Atem, *dieses* freie Lebensgefühl, *dieses* Körpergefühl, *diese* Emotionslage von hier geben, einfach so von selber. Sie können jetzt schon unsichtbare Päckchen zu den Nächten und Tagen schicken mit *dieser* Information, mit *diesem* Körpergefühl und Lebensgefühl. Sie können unsichtbare Briefträger beauftragen, die immer abzugeben, wenn sich Vorzeichen des vorigen flachen, unruhigen, stockenden, unterbrochenen Atems zeigen. Ist das okay?

K: Hmhm.

T: Wo könnte sich der hinsetzen, dem es mit den Atem bei Tag und Nacht besser geht als seit langer Zeit, vielleicht besser als jemals?

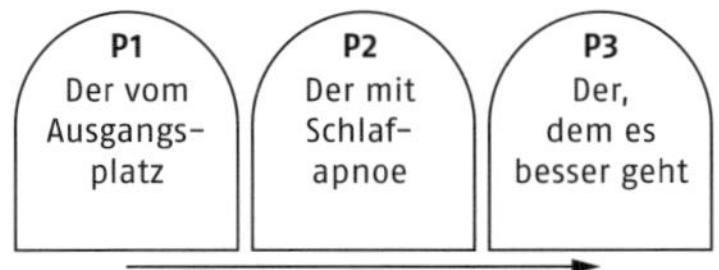

K: Da, direkt gegenüber *(P3)*.

T: Schauen Sie sich den mal an, dem es in Hinblick auf freien Atem besser geht als Ihnen seit Langem, wahrscheinlich besser als je zuvor. Ich stelle mir vor, dessen Unbewusstes hat viele Dinge entkoppelt. Erlebnisse, die Ihnen vorher Stress gemacht hatten, machen ihm keinen Stress mehr. Das ist im Atem wahrnehmbar.

K: Na, ich stelle mir vor, der sitzt dort nicht nur entspannt, sondern auch wach.

T: Der hat gut wach sein, weil er nachts gut schläft.

K: Hmhm.

T: Ja? Und noch?

K: Ja, ich denke auch, dass der eine relativ stabile gute Laune hat.

T: Strahlt er auch aus, finde ich. Woran erkennen Sie das?

K: Sehen kann ich bloß den Stuhl *(lacht).*

T: Bitten Sie doch Ihren inneren Regisseur, dass er Ihnen eine Variante von ihm *(P3)* zeigt. Woran sieht man seine gute Laune?

K: Ja, also daran, dass er dort sitzt und ein bisschen pfeift und summt. Das Schöne ist: Ich hatte das schon einmal eine Zeit lang.

T: Stellen Sie sich doch mal den vor, dem es schon einmal richtig gut ging. Was haben dessen Augen für einen Blick?

K: Na, wach, neugierig, interessiert.

T: Stellen Sie sich einmal vor, es vergehen 12 oder 15 Stunden, es ist Nacht, er schläft ein. Jetzt stellen Sie sich die Schlafversion von diesem hier vor. Schauen Sie ihn einmal an, wie er schläft.

K: Er schläft wie so ein Murmeltier. Ich schlafe ja grundsätzlich gerne. Eigentlich fühle ich mich wohl in meinem Bett.

T: Das klingt, als ob jetzt noch ein Aber kommt.

K: Jein. Also, dieses Wohlgefühl und Gerne-Schlafen wurde halt davon gestört, dass das Ergebnis dann oft nicht so war. Vor der Schiene war es noch extremer, dass ich morgens dann oft zerschlagen wach geworden bin.

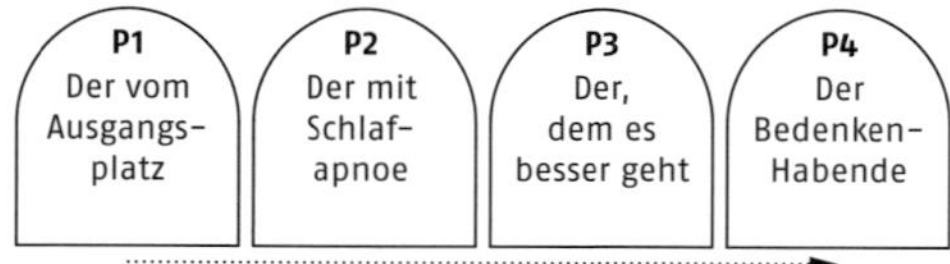

T: Wenn es Ihnen recht ist: Den »Eigentlich«-Sagenden könnten wir neben die Tür stellen *(P4).* Den, der nur *eigentlich* gerne schläft, weil er noch daran denkt, wie es war, sich zerschlagen zu fühlen, der könnte da hinübergehen. Genau. An der Lösung Ihrer Schultermuskulatur und an der Bewegung in Ihren Füßen habe ich gesehen, wie er rausgegangen ist. Der steht jetzt da hinten. Was ist bei *Ihnen (P1)* anders, wenn der draußen ist, bei dem Schlafen mit »eigentlich« und »grundsätzlich« verbunden war?

K: Schlafen ist schön *(lacht).*

T: *(lacht)* Schön gesagt! Das hier ist der, bei dem Schlafen schön ist und Wachen auch *(P3).*

K: Ja, genau, Schlafen ist schön, Wachsein ist auch schön.

T: Klasse. Der *kann* nur gewinnen. Er hat schon gewonnen. Möchten Sie sich mal dahin setzen, wo der sitzt, und sich angenehm überraschen lassen, weil es wahrscheinlich eine große Überraschung ist, wie es dem hier geht.

K: *(Wechselt den Platz, auf P3)*

T: Da ist etwas anders, etwas sehr anders. Wie ist es hier?

K: Der Stuhl ist kühler (lacht).

T: Ja. Ich sehe, dass Sie viel tiefer atmen als der da hinten *(P1).*

K: Ja, es geht irgendwie noch mehr in den Bauch rein.

T: Sie atmen ganz tief. – Wie ist das hier?

K: Ja, der freut sich schon darauf, das nächste Mal schlafen zu gehen und danach richtig wach zu sein.

T: Hmhm. Sie freuen sich schon drauf, schlafen zu gehen und wach zu sein, richtig. Gibt es noch etwas, worauf Sie sich freuen?

K: Ja, mich öfters mal dabei zu ertappen, wie ich etwas vor mich hin pfeife oder summe.

T: Ja. Wäre es okay, einen Klon von Ihnen zu dem da drüben *(P1)* zu schicken und den anzufüllen mit der ganzen Information darüber, wie man so schläft und wacht, wie Sie hier das tun?

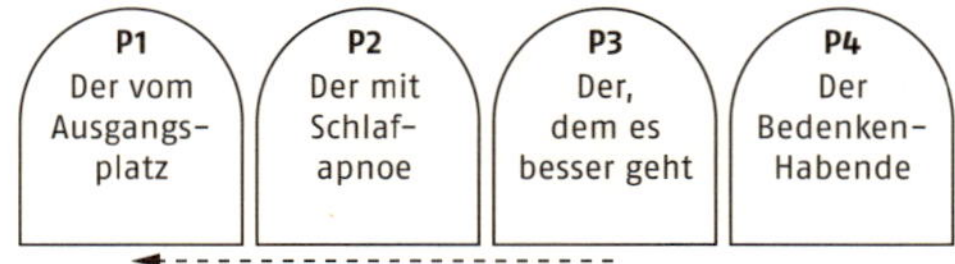

K: Ja …

T: Gucken Sie mal, wie der sich verändert, wenn er sich anfüllt mit der Information und der Fähigkeit von diesem Zwillingsbruder, bis er genauso aussieht und atmet wie Sie.

K: Wie wenn man eine Flasche füllt, von unten nach oben.

T: Der da drüben *(P2)* braucht das ja noch mehr. Könnten Sie dem auch einen Klon schicken?

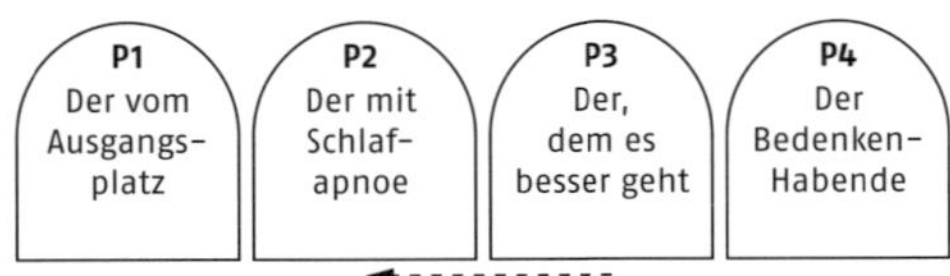

K: Ja.

T: Schauen Sie zu, wie er sich wie eine Flasche füllt, bis er ganz voll ist mit Ihrem Erleben. Und sagen Sie Ihrem Inneren einen Gruß, dass es sich völlig klar wird und ist, dass dieses Erleben von hier nicht an diesen Raum oder das Zusammensein mit mir gebunden ist, sondern überall mit Ihnen hingeht! Und dass es auch unabhängig davon ist, ob es Tag oder Nacht ist, ob es wach oder schlafend oder in irgendeinem anderen Zustand ist!

K *(lacht)*: Okay, ich richte die Grüße aus.

T: Brauchen Sie noch etwas, um sich davon zu überzeugen, dass Sie das überall und jederzeit haben?

K: Ja, es gibt noch eine Stimme in mir, die sagt, als es richtig gut war, hat das eine Zeit lang angehalten und sich dann wieder verflüchtigt.

T: Also, vor einiger Zeit hat es richtig gut funktioniert, danach ist irgendetwas passiert, und dann ist es verschwunden. Was ist denn passiert, bevor die Apnoe wiederkam? Wann kam sie wieder?

K: Also ich vermute mal, dass es damit zusammenhängt, als dann der Alltagstrott wieder losging.

T: Wie kriegt der Alltagstrott das denn hin?

K: *(Pause)* Vielleicht einfach durch das Muster, mit dem ich so durch den Tag gehe – so würde ich mir das erklären.

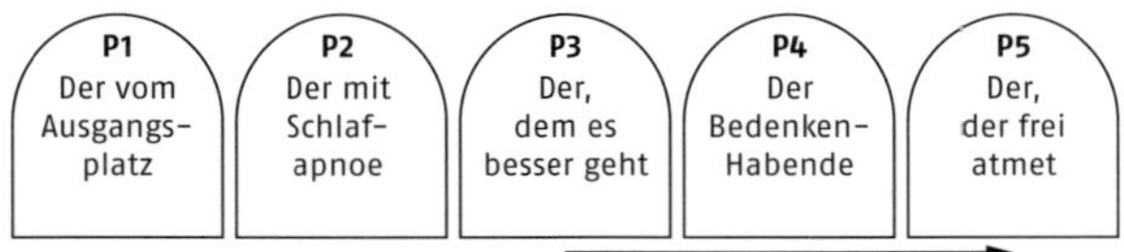

T: Wie auch immer er es hinkriegt. Auf diesem Stuhl neben Ihnen *(P5)* könnte doch der sitzen, der diesen wunderbaren freien Atem behält, vorrangig vor den Mustern, die es geschafft hatten, die Schlafapnoe wieder herzubekommen. Da sitzt der, der Ihre Werte so umsetzt, dass es mit diesem tiefen, freien Atem voll vereinbar ist. Wenn es Ihren Werten entspricht, noch etwas draufzupacken, für die Arbeit, für andere oder Ihre Familie, wird das so umgesetzt, dass der tiefe, freie Atem als Hauptkriterium dafür gilt, dass Sie gut für die anderen verfügbar sind. Nur solche Strategien, die mit dem guten, freien Atmen vereinbar sind, setzen Ihre Werte auch gut um.

K: Das ist ja auch so.

T: Das sehe ich auch so. Aber vielleicht gab es früher noch eine andere, unbewusste Priorität: »Hauptsache, dies und das passiert«, und was mit dem Atem ist, war gar nicht so im Blick. Dieser hier *(P5)* ist der, der Ihre Werte umsetzt, ausschließlich so, wie es mit gutem freiem Atem, gutem Schlaf und gutem Wachen vereinbar ist. Und der das so gestaltet, dass die vorherige Schlafapnoe nicht mehr kommt, weil die Gründe des vorherigen Wiederkommens überwunden sind. Und dessen Unbewusstes das geregelt hat, weil es die Informationen hat, die es dafür braucht. Ist das in Ordnung?

K: Hmhm.

T: Gucken Sie ihn sich einmal an, wie er da sitzt! Er weiß, dass er jetzt frei davon ist, weil sein Unbewusstes es so geregelt hat, dass es befreit ist von Mustern, die das freie Atmen behindern könnten. Die Werte, die die Muster verfolgen, werden auf eine Art weiterverfolgt, die mit freiem Atem gut zusammenpasst. Wie guckt er?

K: Am ehesten ist ein Unterschied, dass er aufrecht sitzt. Das heißt, in einer guten Balance zwischen Anspannung und Entspannung, so immer so ein bisschen hin und her, aber aufrecht.

T: Mögen Sie sich mal dorthin setzen und sich überraschen lassen, wie viel besser es hier ist?

K: *(Wechselt auf P5)*

T: Wie ist es hier?

K: Es fühlt sich irgendwie größer an.

T: Ja. Gibt es irgendwas, das Sie daran hindern könnte, Ihren freien Atem zu behalten?

K: Die Hose ist ein bisschen eng.

T: Sie müssten sich eine neue Hose kaufen oder den Knopf öffnen. Sonst etwas?

K: Nein, fühlt sich gut an.

T: Ja, was machen Sie denn, wenn Sie Ihre Schlafapnoe nicht mehr wiederfinden? Sind Sie dann nicht traurig?

K: Nein, bin ich nicht.

T: Oder vielleicht gehen Sie sie suchen? Oder vielleicht versuchen Sie verzweifelt, Gründe zu finden, warum sie wiederkommen muss? Oder vielleicht reden Sie sich ein, sie müsste doch wiederkommen, so lange, bis sie wiederkommt? Wäre das vielleicht eine Idee?

K: Von mir aus kann sie bleiben, wo der Pfeffer wächst.

T: Ach – meinen Sie, dass sie dort gut aufgehoben ist?

K: Das weiß ich nicht. Das ist mir auch relativ egal, ehrlich gesagt.

T: Sollten Sie aber dorthin reisen, wo der Pfeffer wächst, schlage ich Ihnen vor, dass Sie ihr sagen, sie könnte noch ein bisschen weiterreisen. Aber Sie können ihr auch einfach sagen: »Wenn ich dich brauche, rufe ich dich.« Denn selbst sie will etwas Gutes für Sie, nur die Strategie, die sie verfolgt, ist ungeeignet. Wenn Sie ihr aber sagen: »Wenn ich dich brauche, rufe ich dich«, dann weiß sie, dass sie Sie nicht vor mangelndem Fleiß und Pflichterfüllung oder mangelnder Vorsicht beschützen muss, vor Ängstlichkeit oder irgendetwas auf dieser Welt. Wenn Sie sie aber nicht brauchen, brauchen Sie sie auch nicht zu rufen. Gibt es noch irgendetwas, was wir zu tun hätten, damit Ihre Schlafapnoe weg ist und bleibt?

K: *(Kopfschütteln)* Da fällt mir im Moment nichts ein.

T: Das heißt für mich Nein … Dabei würde ich es gern belassen.

K: Danke schön!

Nach vier Wochen teilte der Klient mit, dass er bis auf wenige Ausnahmen gut und erholsam schlafe. Er habe eine Metapher, die ihm dabei helfe. Vor dem Schlafengehen stelle er sich vor, dass die Tagschicht in seinem Kraftwerk nach Hause gehe und die Nachtschicht übernehme. Die Nachtschicht habe das Programm für die Belüftung neu geschrieben, sodass alle Kraftwerksbereiche gut belüftet würden. Außerdem repariere die Nachtschicht alle beschädigten Teile und schmiere die überhitzten.

3.2 Der Schulterschmerz (Arthrose, Anästhesie)

Das folgende Beispiel entstammt dem privaten Umfeld. Ein Verwandter hatte, bedingt durch Arthrose, starke Schmerzen in den Schultern, die ihn in seinen alltäglichen Verrichtungen und der Fähigkeit, sich zu entspannen, stark beeinträchtigten.

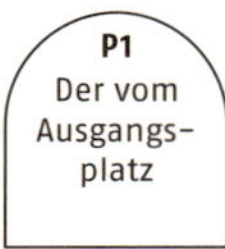

T: Deiner *linken* Schulter geht es gut?

K: *(auf P1)* Ja, meine *rechte* tut weh. Ich habe da Arthrose. Da ist die Muskulatur übersäuert. Der Körper steuert mit basischen Stoffen dagegen, dann bilden sich da Kalkablagerungen. Das ist wie kleine Klümpchen, die sich verhärten. Dadurch ist die Schulter unbeweglich geworden, und sie hat sich entzündet, und es tut weh. Es tut sehr weh, die ganze Zeit.

T: Stell dir einmal vor: Wenn der, der diese steife, entzündete Schulter hat, diese Arthrose und die Schmerzen, aus dir herausgeht, während du sitzen bleibst: Wo im Raum soll er hingehen?

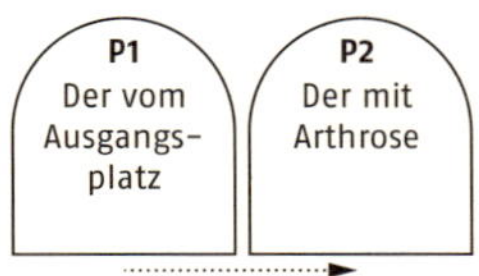

K: Der geht zum Schreibtisch und setzt sich darauf *(P2)*. So leger. Der ist ganz komisch. Der tut, als ob es ihm gut ginge.

T: Dabei geht es ihm gar nicht gut …

K: Den kann ich echt bedauern. Der ist ganz arm, und er tut so, als wäre es okay.

T: Der sitzt also da. Schau ihn dir an.

K: Der tut mir echt leid.

T: Tu alles, was zu ihm passt, dort hinüber, auch die ganze Haltung, so zu tun, als wäre es besser, als es ist, auch die Gewohnheit, andere damit zu schonen und endlos hilfsbereit zu sein, um dazuzugehören oder sich geliebt zu fühlen oder was immer der Zweck davon ist. Möchtest du dich einmal dort hinsetzen, wo er sitzt, um den Kontrast zu erleben?

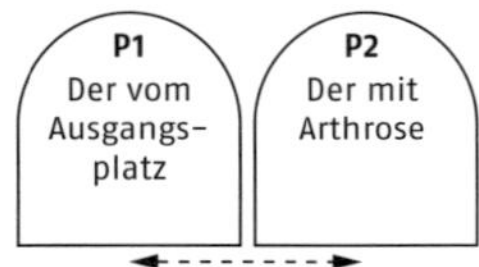

K: Hmm … ja, das kann ich ja machen *(wechselt zu P2)*.

T: Du kannst dich ja jederzeit wieder auf den vorigen Platz setzen und es dir da gehen lassen wie eben und noch besser. Ich muss dich nämlich warnen … das wird nicht angenehm sein da!

K *(geht auf P2, verzieht das Gesicht zu einer Grimasse)*: Das ist echt eklig hier!

T *(nach einer Weile)*: Lass alles hier *(P2)*, was du hier lassen willst, geh auf das Sofa *(P1)* zurück und lass es dir da noch besser gehen als vorher!

K: *(zurück auf P1, schließt die Augen, wirkt entspannt)*

T: Wenn wir jetzt noch etwas aus dir heraussetzen, was sollte das als Nächstes sein?

K: Vielleicht dann gleich noch meine Fußschmerzen!

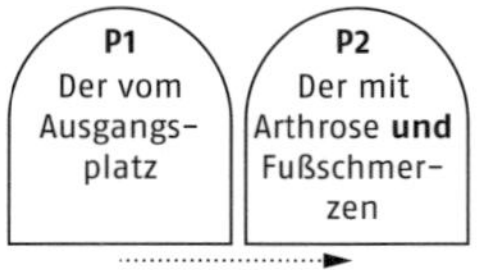

T: Gut. Lass sie da hinübergehen … Es war dein linker Fuß … ich habe gesehen, wie er sich bewegt hat, als der mit den Fußschmerzen herausgegangen ist. Der ist also jetzt auch da drüben *(P2)*. Wie ist das für dich?

K: Das ist ja echt krass! *(Schaut versonnen ins Leere und lächelt verwundert)*

T: Gibt es noch etwas, was wir heraussetzen sollten?

K *(reibt sich die Schulter)*: Da unter dem Schulterblatt ist ein Punkt, da tut es immer noch ziemlich weh.

P1
Der vom Ausgangs-platz
P2
Der mit Arthrose und Fußschmer-zen
P3
Der mit Schmerzen unterm Schulterblatt

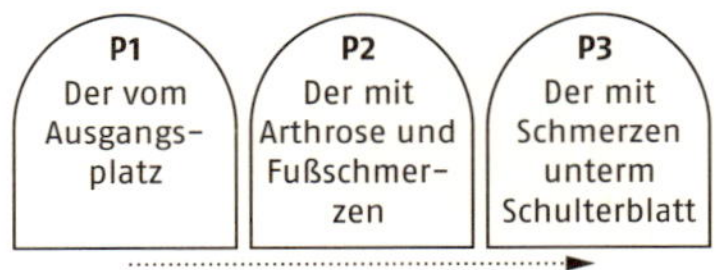

T: Wo sollen wir den mit dem Schmerz unter dem Schulterblatt hinsetzen oder -stellen? Dahin oder dorthin? Oder auf denselben Platz *(P2)*, wo der andere schon ist?

K: Ich glaube, der kriegt einen eigenen Platz. Dort *(P3)* kann er sitzen! *(Streckt den Arm aus, um auf den Platz zu zeigen)*

T: Der hat sich also dort drüben hingesetzt. Ich kann sehen, dass er da hingegangen ist, weil du deinen Arm so weit ausgestreckt hast. So hast du ihn vorher nie bewegt. Schau ihn dir dort an! Du kannst sehen, wie er da drüben leidet.

K *(atmet tief aus)*: Dem geht es gar nicht gut. Der *kann* einem leidtun.

T: Ich habe aber den Eindruck, bei dir hat sich etwas sehr verändert, seitdem er auch draußen ist *(P1)*. Du atmest viel tiefer, und dein Gesicht wirkt mir viel entspannter …

K: Ja, es ist schon viel besser … *(reibt sich am Auge)*.

T: Du siehst aus, als hättest du eine Träne in den Augen. Ist etwas traurig, ist das ein Ausdruck von Erleichterung, oder hat das etwas mit Müdigkeit zu tun?

K: Ich glaube, das ist Müdigkeit.

T: Du konntest wahrscheinlich in letzter Zeit nicht so gut schlafen, vielleicht auch wegen der Schmerzen.

K: Ja, das stimmt wohl …

T: Ich bin mir sicher, du wirst heute Nacht gut schlafen.

K: Darauf freue ich mich!

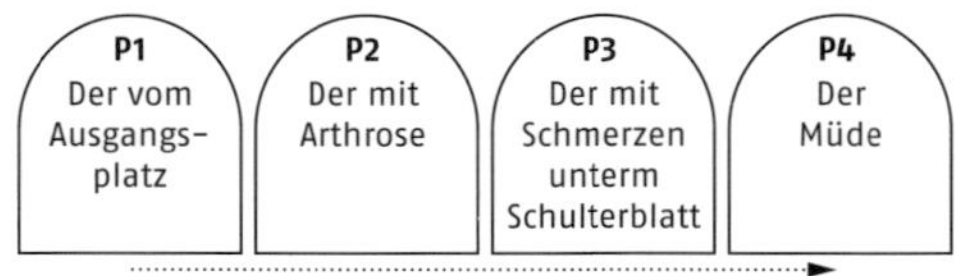

T: Sollen wir den, der bisher nicht so gut geschlafen hat, auf einen anderen Platz setzen? Wo könnte der hin?

K: Der kann in die Abstellkammer.

T: Ich finde, das hat er nicht verdient. Ich weiß nicht, ob dich mal jemand an einem dunklen Ort eingesperrt hat, vielleicht vor langer Zeit, aber ich finde, wir sollten ihn gut behandeln.

K: *(schaut betroffen)* Ja, da hast du recht. Ich denke, es ist am besten, wir schicken ihn ins Bett.

T: Dort nebenan ist ein Bett. Kann er sich da hinlegen *(P4)*?

K: Ja, ich denke, da ist es recht.

T: Stell dir einmal vor, du schickst einen Klon von dir, wie es dir hier geht, zu dem, der so komisch auf dem Schreibtisch sitzt und so tut, als wäre nichts, und du gibst dem Klon den Auftrag, es sich jederzeit so gut gehen zu lassen wie dir und noch besser, und dem auf dem Schreibtisch zu vermitteln, wie man einer wie du wird … und er geht dort hinüber und zeigt ihm das … dann kann dein innerer Regisseur dir wie in einem Film zeigen, wie es dem dort drüben immer besser geht. Das sieht man ihm *(P2)* förmlich an …

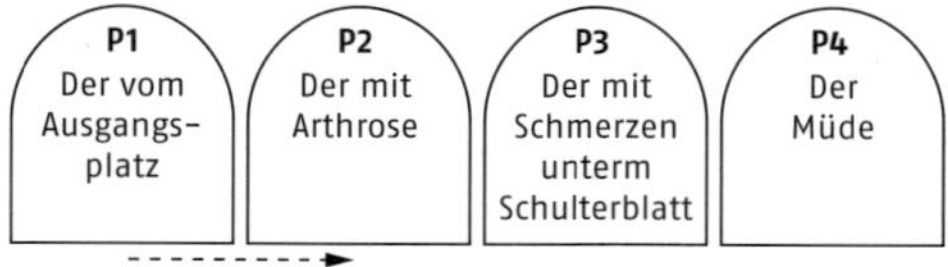

K: Ja …

T: Der Klon von dir kann ihm eine Kopie dalassen, sodass er den Rest, wenn nötig, in seiner Zeit noch tun kann, bis es ihm genauso gut geht wie dir. Und der Klon, dem es mindestens so gut und noch besser geht als dir, kann zu dem dort mit den Schulterschmerzen gehen *(P3)* und ihm die Information geben, wie man einer wird wie du. Du kannst auch dem vor deiner inneren

Kamera zuschauen, wie es ihm immer besser geht, bis es ihm geht wie dir *(P1)*. Wie ist das?

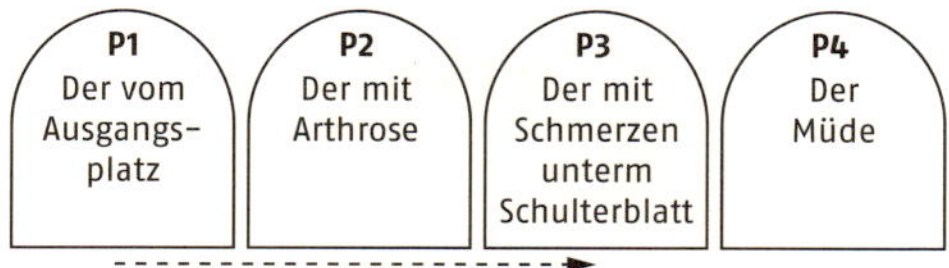

K: Das ist schön ...

T: Dann könnte der Klon noch zu dem gehen, der da im Bett liegt, und ihn in derselben Weise mit allem anfüllen, was er braucht *(P4)*. Gefällt ihm das auch?

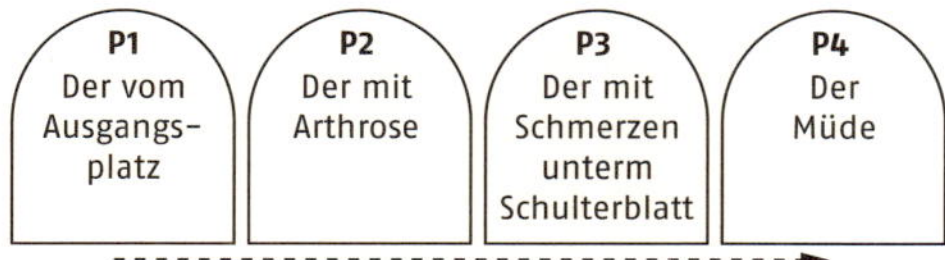

K: Das denke ich schon ...

T: Dann bitte ich dich, dasselbe noch einmal selbst als der echte Christoph[33] zu tun, damit wir noch gründlicher für die drei sorgen. Geh mal zu dem auf dem Schreibtisch, lass es dir dabei jederzeit mindestens so gut und noch besser gehen, wie es dir eben ging, und gib ihm eine Kopie davon, wie es dir geht. Es wird diesmal eine sehr angenehme Erfahrung, dort hinüberzugehen.

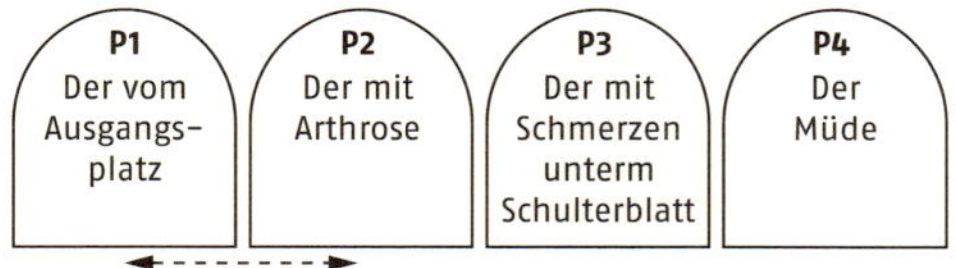

K: *(geht auf P2)*

T: Wie findet der von dort *(P2)* das, wenn du ihm eine Kopie von deinem Erleben gibst?

K: Dem gefällt das!

---

33 Namen und biografische Einzelheiten, die Rückschlüsse auf die Person zulassen könnten, sind geändert.

T: Lass ihm die Kopie zum Vervollständigen da *(P2)* und geh in der gleichen Weise auf den anderen Platz *(P3)*.

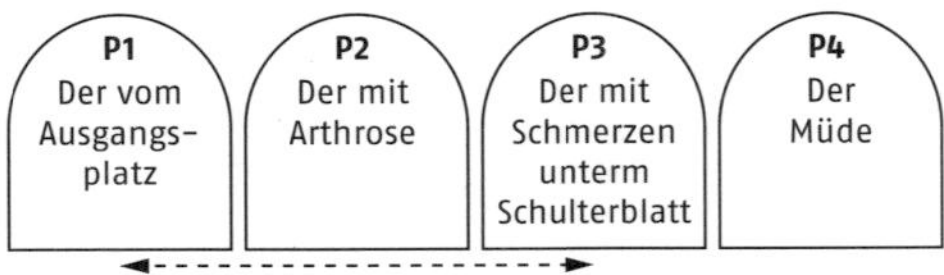

K: *(geht auf P3)*

T: Wie findet der das?

K: Dem gefällt das auch sehr gut.

T: Dann lass ihm da, was er braucht, um es sich gleich genauso gut gehen zu lassen *(P3)*. Dann geh bitte zu dem im Bett *(P4)* und gib ihm eine Kopie von deinem Erleben, damit er sich alles nimmt, was er davon brauchen kann. Gehst du zu ihm oder kommt er zu dir?

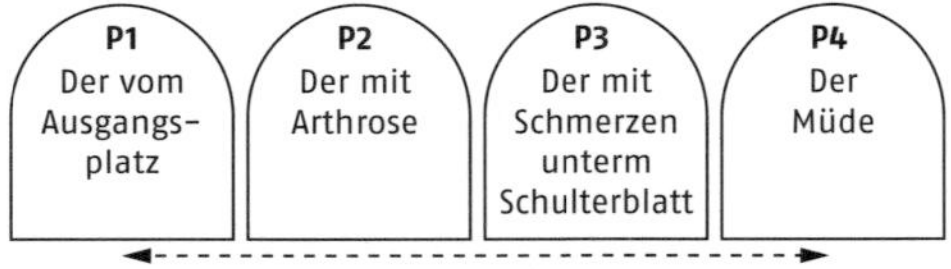

K: Ich gucke mal, ob er schläft oder auf ist … *(geht nach nebenan)*. Er ist auf.

T: Dann lass ihn *(P4)* zu dir kommen und sich bei dir holen, was er braucht. Und dann komm auf deinen Platz zurück und lass es dir hier *(P1)* noch besser gehen als vorher!

K *(schließt die Augen und atmet tief durch)*

T: Du atmest viel tiefer und freier. Wie geht es dir jetzt?

K: Etwas ist noch da, aber es ist viel besser! Das ist wirklich gut!

T: Bitte doch den von hier *(P1)*, dass er dir in der Zukunft *(P5)* immer bei den Vorzeichen davon, dass es dir weniger gut geht als ihm, einen Klon von sich schickt, der dafür sorgt, dass es dir geht wie ihm!

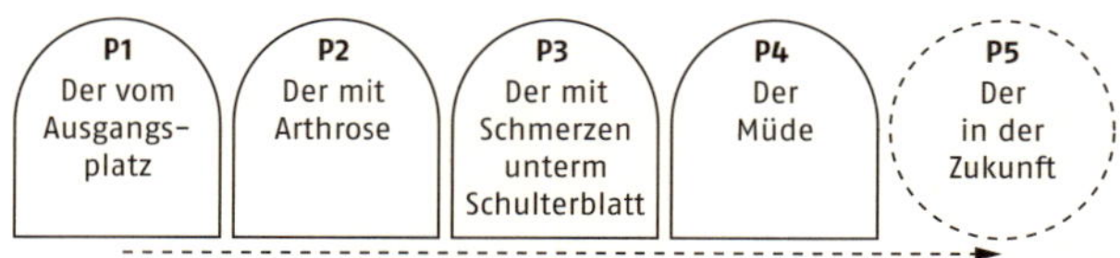

K: In Ordnung!

T: Was ist jetzt mit der Schulter?

K: Es ist immer noch etwas da.

T: Dann ist der mit den Schulterschmerzen offenbar der Meinung, er wäre für irgendetwas wichtig, würde gebraucht und müsste auf dich aufpassen. Schau dir den mit den Schmerzen mal auf diesem Stuhl *(P3)* an. Nun will er ja mit seinen Schmerzen irgendetwas Gutes, ich weiß nicht was. Aber er hat eine nebenwirkungsreiche Strategie. Lass es uns so machen, dass der, der die nebenwirkungsreiche Strategie hat und dem es schlecht geht *(P3 a)*, hier auf dem Stuhl sitzen bleibt, aber der, der einen Wert vertritt, der wichtig ist, worauf er aufpasst *(P3 b)*, kommt zu dir (P1) zurück. Er teilt sich also auf. Sag deinem Unbewussten, es soll eine andere Art finden, wie er dich beschützt. Und soweit es den auf dem anderen Stuhl *(P2)* mitbetrifft, kann er auf seine Art dasselbe machen. Wie ist das für dich?

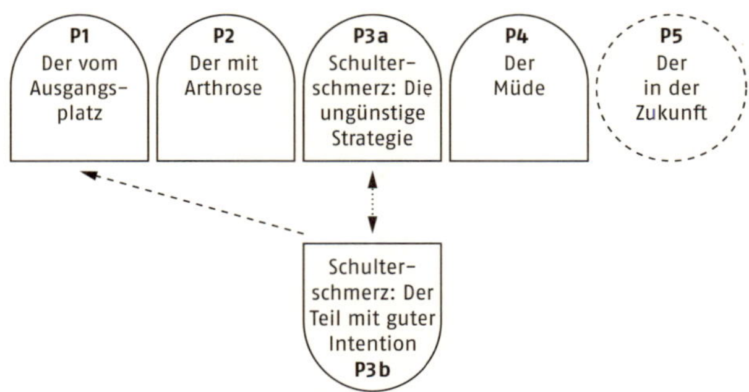

K: Ich habe es nicht verstanden, aber es geht mir besser!

T: Dein Unbewusstes hat es verstanden. Ich habe gesagt: Der da *(P3)* wollte etwas Gutes für dich, ich weiß nicht genau was. Er hat dafür eine ungünstige Strategie gefunden, die mit Leiden verbunden war. Nun kann er die gute Absicht voll und ganz umsetzen, aber das Leiden braucht nicht proportional zur guten Absicht zu sein. Und die Strategie, die Leid erzeugt hat, kann hier auf dem Stuhl *(P3 a)* bleiben, während die gute Intention *(P3 a)* jetzt zu dir zurückkommen darf und weiter gut auf dich aufpasst.

K: Ah, jetzt!

T: Lass uns gehen. Ich glaube, es ist Zeit zum Abendessen. *(Etwas später)*: Könntest du mir bitte das Brot reichen?

K: Mein rechter Arm reicht es dir völlig schmerzfrei!

Christoph teilte am nächsten Tag mit, die Schmerzen seien weitgehend weg. Nachts seien sie mehrmals wiedergekommen. Dann habe er jeweils den Schmerz auf einen Platz abseits des Bettes gesetzt, worauf dieser jedes Mal sofort nachgelassen habe.

3.3 Die Erlaubnis, Geld zu verdienen (Blockade)

Das folgende Gespräch war Teil einer Therapie von zehn Stunden und fand in einer der ersten Stunden statt.

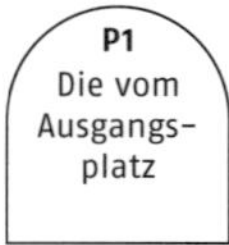

T: Ich habe verstanden, Sie möchten, dass wir etwas dafür tun, dass Sie nicht mehr das Gefühl haben, mit dem Fuß auf der Bremse zu stehen, sondern Ihr großes Potenzial nutzen.

K *(auf P1)*: Genau! Und eben auch zum Geldverdienen. Ich glaube, ich habe irgendwo so ein Programm, dass ich einen »Sklavenjob« haben muss. Ich mache unheimlich viel und helfe Menschen, aber immer alles ohne Geld. Als hätte ich ein inneres Programm, das mir sagt, dass man sozial sein muss und kein Geld verdienen darf. Ich habe schon alles Mögliche ausprobiert, um mich umzuprogrammieren und an Geld zu kommen. Aber ich habe nicht das Gefühl, dass es etwas geholfen hat.

T: Haben Sie eine Idee, wo dieses Programm herkommt?

K: Ich habe einmal ein Geldseminar gemacht, da ging es um Glaubenssätze. Da kam heraus – mein Vater der Gewerkschaftsfunktionär, der Sozi: Da ist natürlich der Kapitalist, und wer Geld hat, das Schwein. Es ist ganz klar, wo es herkommt. Das ist ein Familiending bei uns.

T: Da ist sozusagen der Kapitalist das Schwein und böse?

K: Genau!

T: Das heißt, wenn man zu viel Geld hat, dann ist das verdächtig? Oder wenn man Unternehmer ist, dann …?

K: Ja. Verbrecherschweine! Alles ganz schlimm. Also, wer reich ist, ist ganz schlimm.

T: Angenommen, wir tun etwas dafür, dass Sie mit gutem Gewissen Geld verdienen, nicht nur mit Spaß an der Arbeit, sondern auch mit Spaß am Geld …

K: Ganz genau. Ich glaube, da ist diese Bremse. Aus irgendwelchen Gründen darf ich nicht reich sein, ich darf kein Geld nehmen für das, was ich tue. Das ist irgendwie verwerflich.

T: Jetzt stelle ich mir vor, die, die bisher beim Geldverdienen ein schlechtes Gewissen hatte, geht aus Ihnen heraus und setzt sich hierhin auf diesen Platz *(P2)* und mit ihr auch diejenige, die befürchtet, die Herdenzugehörigkeit zu verlieren, wenn sie die Ideale des Vaters infrage stellt, sie sozusagen »verrät«. Die, die dann nicht mehr zu den für Ihren Vater »Guten« gehört und meint, nicht mehr Teil der Herde zu sein, sitzt jetzt dort, und hier sitzen Sie im Reichtum Ihrer Lebensmöglichkeiten. Sagen Sie Ihrem Unbewussten einen schönen Gruß, dass es in Ihnen die Möglichkeit neu arrangiert, zur Herde, zur Familie zu gehören, während Sie gleichzeitig Dinge anders machen, als es Ihr Vater empfohlen hätte, sogar anders als die Leute, die seiner Meinung nach »gut« sind. Lebt Ihr Vater noch?

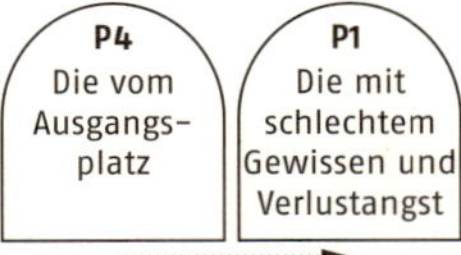

K: Ja.

T: Ihr Inneres kann gucken, dass es die Zugehörigkeit zu Großvater, Großmutter, Mutter, Onkel, Tante oder anderen verstärkt nutzt. Um diese Zugehörigkeit zu verstärken, sagen Sie Ihrem Inneren einen Gruß, das soll es einfach machen, während es gleichzeitig sortiert, welche Teile Ihres Vaters ein »liebender Vater« sind, und am Ende sagen: »Okay. Scheiß drauf. Ich liebe meine Tochter, egal, ob sie zu diesen, jenen oder sonst wohin gehört.« Alle Eltern haben eine Seite, die die Kinder bedingungslos liebt, ob verborgen oder offensichtlich. Bitten Sie Ihr Unbewusstes, es soll identifizieren, wo der liebevolle Vater ist, der sein Kind einfach liebt.

K: *(niest)* Entschuldigung.

T: Da ist eine, die niest. Ich habe die Idee, das hat damit zu tun, dass der ein bisschen schwer identifizierbar war.

K: Der liebevolle Vater? Ja. Schwierig …

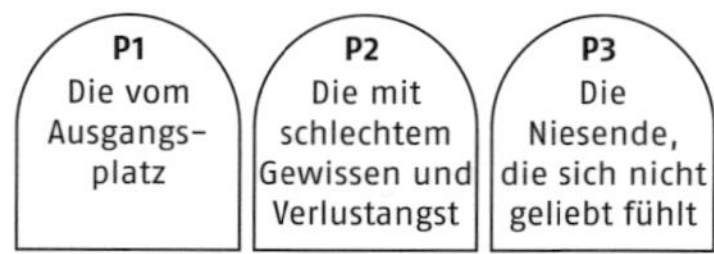

T: Wir kümmern uns ein bisschen später um ihn. Soll die Niesende einen eigenen Platz bekommen?

K: Vielleicht nicht nebeneinander.

T: Dann geht sie da auf die Sofaecke *(P3)*, o. k.?

K: Ja.

T: Die, die Zweifel hat oder sich vielleicht gar nicht vorstellen kann, bedingungslos geliebt zu sein, setzen wir auf die Sofaecke, ja?

K: Ja.

T: Wenn Sie jetzt einmal nachspüren, bitten Sie Ihr Inneres, dass es das verstärkt. Wahrscheinlich werden Sie schon merken, dass es sich anders anfühlt, wenn die beiden draußen sind. Ist das so?

K: Ja. Ich weiß nicht wie, aber es ist anders *(P1)*.

T: Ist es Ihnen lieber, so wie es jetzt ist? Oder sollen die beiden wieder zu Ihnen kommen?

K: Nein, das *(P1)* ist eigentlich ganz interessant so. Ich habe schon viel von diesen Werten übernommen. Das weiß ich. So fühlt es sich leichter an, ohne das …

T: Könnten wir diejenige, die noch restliche, Sie bremsende, Wertvorstellungen hat, auf die Sofamitte setzen *(P4)*? Sie meinten, es gibt viele davon. Einige haben wir ja schon herausgenommen. Könnten wir noch weitere möglichkeitseinschränkende Werte heraussetzen, die sagen: »Du darfst das nicht. Wenn du dies tust, bist du böse, wenn du jenes tust, bist du schlecht, verdorben, Kapitalist«? Könnten wir die, die noch weitere Werte hat, die Ihre Handlungsmöglichkeiten einschränken, dorthin setzen? Am besten mit dem Verständnis, dass die zurückbleibt, bei der alles, was der Liebe, der Selbstliebe, dem Leben und der Gesundheit von sich und anderen dient, hierbleibt …

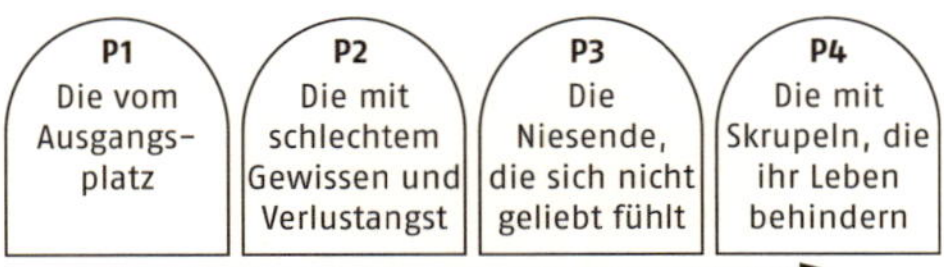

K: Sagen Sie das bitte noch mal … irgendwie.

T: Ihr Unbewusstes bekommt das sowieso mit.

K: Ich habe gerade einen leichten Grrrkk *(lacht)*.

T: Das macht gar nichts. Eigentlich ist es ganz egal. Ich kann es Ihnen aber noch mal sagen. Es geht um die Wirkung, dass die, bei der alles auf Ihre Liebe und Selbstliebe hin ausgerichtet ist, auf die Unterstützung von Liebe, Verstärkung und Bestätigung von Liebe, Respekt, Selbst-Respekt, Leben und Gesundheit, gerne auch von anderen, bei Ihnen bleibt … Ich finde das wertvoll, dass Sie anderen gerne helfen. Ich finde es aber auch wichtig, dass wir dafür sorgen, dass Sie sich selbst mindestens so viel helfen wie anderen. Wenn Sie Ihrem Vater einen schönen Gruß sagen: »Es geht nicht ums Geld. Es geht darum, dass ich mich belohne, um noch besser für die anderen da zu sein …«

K: Ja. Und dann denke ich mir manchmal, dass ich ja vielleicht gar nicht immer für andere da sein will. Vielleicht wäre es ja auch okay, zwischendrin etwas zu machen, bei dem es nur um mich geht …

T: So, als wären Sie eine von denen, für die Sie immer da sind?

K: *(lacht)*

T: Wie wenn Sie sich von sich selbst loskoppeln und sagen: »Einer von den vielen Leuten, denen ich immer helfe, bin jetzt ich.« Vorhin haben Sie gesagt, Sie stehen mit dem Fuß auf der Bremse. Wenn also hier *(P2)* diejenige ist, die ein schlechtes Gewissen hatte, da drüben *(P3)* ist diejenige, die niest, weil sie sich schwer vorstellen kann, was bedingungslose Liebe ist, und daneben ist eine, die wie der Fuß auf der Bremse gewirkt hat *(P4)*, und hier sind Sie – dann haben Sie gesagt, dass es sich bei Ihnen ohne den Rest *(P1)* anders anfühlt. Können Sie mir beschreiben, auf welche Art sich das anders anfühlt?

K: Wenn ich dieses ganze sozialistische Gedankengut für einen Moment auslagere, dann eröffnet sich eine große Freiheit, was da alles an Möglichkeiten wäre.

T: Entschuldigung, dass ich Sie unterbreche. Könnten wir auf die linke Sofaecke *(P5)* diejenige setzen, die sagt, was da »wäre«, die Unsicherheit äußert, ob das denn real sein könnte? Das ist eine Variante derselben, die gerade gesagt hat, »für einen *Moment* auslagern« …, als wäre das nur ganz kurz erlaubt oder möglich.

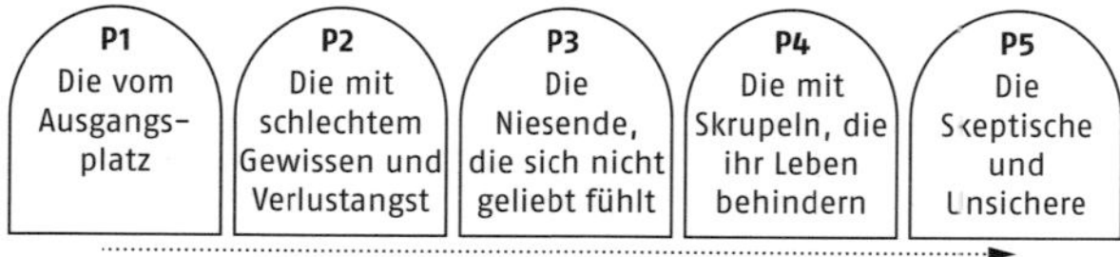

K: Das ist schwer vorstellbar *(lacht)*.

T: Das macht nichts! Wäre es okay, wenn sich die, die sich das nicht vorstellen kann und »für einen Moment« sagt, einmal da hinsetzt? Abgesehen davon, dass es ungewohnt ist, merken wir an Ihrem Lachen, dass Ihre Stimme freier wird, fast wie die einer Sängerin. Es klingt irgendwie anders. *(P1)*

K: Ja. Freier.

T: Also hier *(P5)* sitzt die, die meint, es wäre ja gar nicht möglich und auch nicht erlaubt. Oder nur ganz kurz. Wie fühlt sich das an?

K: Es fühlt sich im Körper viel freier an.

T: Das liegt auch daran, dass Sie viel aufrechter sitzen.

K: Ja. Und auch freudig, auf eine gewisse Art. Leicht und freudig. Sie können sich das vielleicht nicht vorstellen, aber es ist wirklich so, dass es kaum eine Begegnung mit meinem Vater gibt, bei der der Hass auf die Kapitalisten nicht Thema ist. Der Mann ist voller Hass. Es gibt kein Gespräch, bei dem er nicht in Hasstiraden ausbricht. Sein Leben ist einfach voll davon. Auch in den Beziehungen zwischen meiner Mutter, meinem Vater und mir gibt es ihn nicht ohne dieses Thema. Es ist sehr dominant.

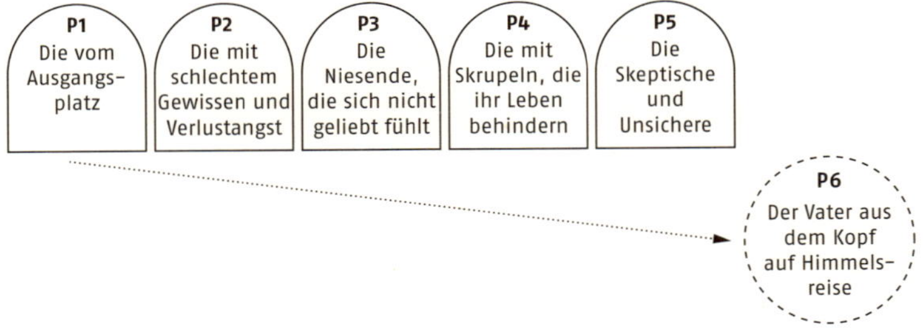

T: Dann sagen Sie Ihrem Unbewussten einen schönen Gruß, es möge ihn freischneiden wie das männliche Dornröschen. In Ihrem Kopf jedenfalls. Das Gute ist, auch wenn Sie Ihren äußeren Vater vielleicht nicht verändern, haben Sie ja auch einen inneren Vater im Kopf, und wenn der sich so verändert, dass er Ihnen besser tut, dann spukt in Ihrem Kopf nicht mehr der herum, der voller Hass ist. Stellen Sie sich vor, Ihr Vater wäre verstorben und hätte tausend Jahre in einer jenseitigen Welt *(P6, außerhalb von Raum und Zeit)* zugebracht, in der alle Heiligen und alle wirklich liebevollen Menschen so lange bei ihm sind, bis aller Hass und alle Vorgeschichten, die irgendwann einmal eine Rolle gespielt haben, alle Bitterkeit seiner Kindheit, Macht, Hilflosigkeit und Ohnmacht, all das, durch Liebe, Zugehörigkeit und Zuwendung überwunden werden, in einer Welt der Liebe. Und weil in der

Ewigkeit Zeit gar keine Rolle spielt, könnten diese tausend Jahre für uns in einer Sekunde vorüber sein, und er würde in Ihren Kopf zurückkommen: weise, durch und durch geliebt, liebevoll, liebenswert, willkommen und willkommen geheißen in dieser Welt. Das ist vielleicht, wie er ursprünglich gedacht war, wären nicht einige schlimme Dinge passiert. Und dann braucht sich Ihr äußerer Vater noch gar nicht zu verändern. Viel wichtiger ist, dass Heilung in Ihr Inneres kommt. Damit meine ich nicht, dass Sie sich äußerlich versöhnen müssen. Wäre es okay, wenn wir den veränderten Vater aus Ihrem Kopf mal herausnehmen und hier hinsetzen *(P7)*? Vielleicht ist es immer noch ganz angenehm, wenn er mal draußen ist …

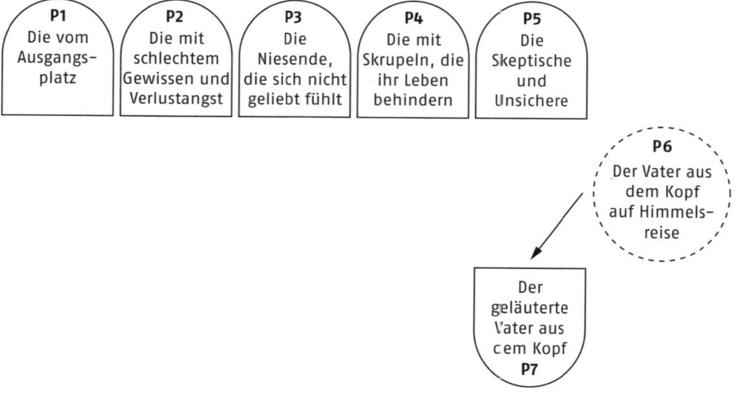

K: Auf jeden Fall *(schnieft)*.

T: Gut. Wenn jetzt noch ein bisschen Hass in ihm übrig ist, können Sie das wie einen schwarz-braun-grauen Haufen aus ihm herausdissoziieren und auf einen Haufen voll Kuddelmuddel neben ihn legen *(P7)*. Wie fühlt sich das an?

K: Das fühlt sich gut an *(lacht)*.

T: Schön! Wenn da noch ein Hauch von einem »Ja-aber«-Impuls ist, dann könnte der da hinüber zu der Dame auf der Sofaecke *(P5)* gehen. Und angenommen, es gäbe in Ihnen eine, die etwas von der Vergangenheit betrauert, bekäme die einen eigenen Platz?

K: So ganz generell traurig?

T: Ich habe so ein Schniefen gehört, und das deutet manchmal auf etwas Trauriges hin.

K: Ja. Auf jeden Fall. Da ist etwas Trauriges.

T: Spielt das eine Rolle? Wohin sollen wir das setzen?

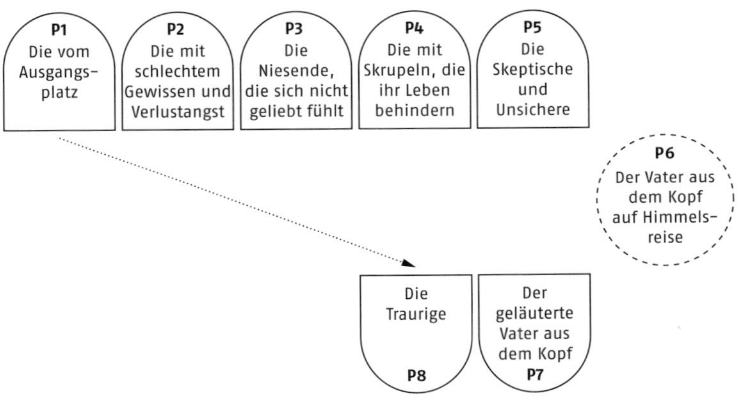

K: Jetzt wird's ja langsam voll hier …

T: Das macht nichts.

K: Da drüben mit aufs Sofa *(P8)*. Das geht schon irgendwie.

T: Okay. Angenommen, wir hätten eine Welt unbegrenzter Möglichkeiten … manchmal ist die gar nicht so fern, vielleicht ist sie sogar unglaublich nah, Sie wussten es nur noch nicht … und aus dieser Welt kommt diejenige zu uns, die Sie sind, wenn Sie mit gutem Gewissen und Genuss gutes Geld verdienen. Sie schöpfen Ihr großes Potenzial aus, bei voller Freiheit und Flexibilität, damit Geld zu verdienen oder, wenn es gerade nicht ums Geldverdienen geht, Spaß zu haben oder jemandem ein Geschenk zu machen. Sie sollen vom Verdienen nicht abhängig sein, sondern Ihr Potenzial auch ausschöpfen *können*, ohne Geld zu verdienen.

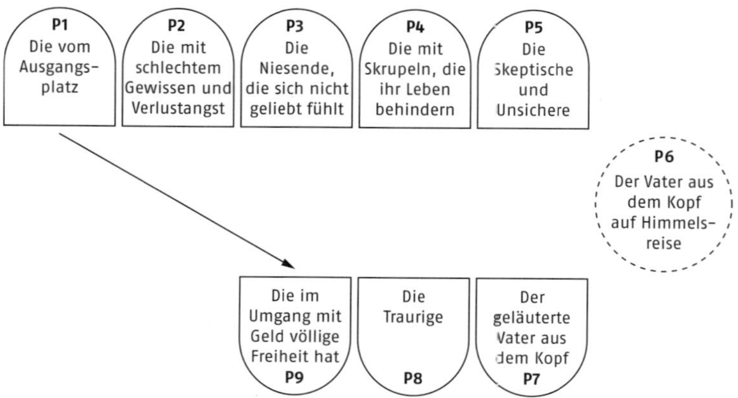

K: Also die, die die völlige Freiheit hat, die hätte ich am liebsten hier auf meinem Schoß *(lacht).*

T: Na, das kann ich verstehen. Wollen Sie sie lieber direkt auf den Schoß holen? Sie können sie auch noch ein bisschen anschauen.

K: Nein, ich setze sie hier nebendran *(P9).*

T: Gut. Gucken Sie sie einmal an, die, die die völlige Freiheit hat, jede Menge Geld zu verdienen oder ihr Potenzial auch ohne Geld einzusetzen. Ob ihr das so vorkommt, dass diese Geld-Themen eigentlich von Ihrem Vater kommen? Ich denke, dass Ihr Vater im Kern etwas Gutes will. Er hat Ideale. Darunter haben Sie gelitten. Die guten Intentionen kann Ihr Unbewusstes gerne bereinigt hierherholen. Aber die Strategien, die nicht glücklich machen, mögen bitte herausfiltriert werden, sodass sie die völlige Freiheit im Umgang damit hat, viel oder wenig zu besitzen oder etwas zu verschenken. Die hat ein gutes Gewissen beim Umgang mit Geld. Gucken Sie die mal an. Was hat die für eine Körperhaltung?

K: Sie sitzt da ganz entspannt. Irgendwie offen und leicht. Im Einklang … entspannt … in einem guten Zustand, körperlich.

T: Ja. Sie hat eine voll klingende Stimme. Ich glaube, dass sie in ihrer Wortwahl und Ausdrucksweise Selbstbewusstsein ausstrahlt. Was hinderlich war, ist ganz weit weg und beschäftigt sie nicht mehr. Sie hat, wenn über Geld verhandelt wird, eine wunderbare Gelassenheit. Und sie freut sich, wenn sie Geld auf dem Konto hat. Sie sammelt Geld. Sie gibt es aus. Irgendwann hat sie vielleicht Freude daran, eine Bürokraft anzustellen. Viele Leute wollen nicht selbstständig sein. Aber sie wollen respektvoll behandelt werden.

K: Ich habe gemerkt, dass ich jetzt langsam an einen Punkt komme, an dem ich nicht mehr angestellt sein möchte. Ich wollte das eigentlich nie.

T: Es zieht Sie jetzt in eine andere Richtung.

K: Ja. Und genau das wäre der Punkt, ob ich das schaffe. Noch ist es schwierig. Meine Familie hat immer gesagt: »Werde bloß nie selbstständig! Das ist viel zu gefährlich! Was da alles passieren kann.« Das ist so ein unsichtbares innerliches Hindernis.

T: Ja, bei der von früher war es so. Aber jetzt ist es kein Hindernis mehr, da bin ich mir sicher. Eigentlich könnten Sie sich jetzt zu der dahinten setzen. Wäre es in Ordnung, Sie würden sich einmal hierhin *(P9)* setzen und schauen, wie es Ihnen da so geht?

K: *(wechselt auf P9)*

T: Herzlich willkommen! Das ist gleich noch mal angenehm anders. Was ist hier anders, als es dort war?

K: Das ist geradezu … ich will nicht sagen ekstatisch. Das wäre vielleicht übertrieben. Aber es ist ein sehr glückliches Gefühl.

T: Ja. Mir kommen Sie so königlich vor.

K: Ja! Das fühlt sich richtig an, als wäre ich die Queen! Das ist mein Thron hier, jetzt. *(lacht)* Ja! Genau! So hätte ich das gerne! So möchte ich das!

T: Genau. Ihre Muskulatur hat losgelassen. Freigelassen. Das ist ein viel tieferes Atmen. Stellen Sie sich mit diesem Lebensgefühl von hier vor, diejenigen Dinge zu tun, die bei der Frau von früher noch mit »ich steh auf der Bremse« verbunden waren, und diesmal erleben Sie das frei und ungebremst. Sie können sich ausmalen, eine Internetseite aufzubauen, und sich zugleich vorstellen, dass der Vater aus Ihrem Kopf, der von der Begegnung mit allen himmlischen Wesen geläutert ist, zurückkehrt – voll Anerkennung, Lob und Wertschätzung, mit einer Art Altersweisheit – und er sagt: »Mensch! Respekt! Das hätte ich nicht gedacht, dass du so etwas aufbaust!«, und plötzlich geht es gar nicht mehr ums Geld. Da kann man sich einfach entfalten, verwirklichen und sein Potenzial in ganzer Schönheit zur Geltung bringen.

K: Da würde ich mich total freuen! Das wäre toll! Vielleicht macht es ihn auch traurig, dass ich mit meinem Talent so wenig mache.

T: Man könnte sich vorstellen, der Geläuterte aus dem Himmel käme in Ihren Kopf und sagt: »Entschuldigung. Ich wusste nicht, dass du das kannst. Hätte ich das gewusst, dann hätte ich gesagt: ›Entfalte dein Potenzial!‹, auch wenn ich in Kauf nehmen muss, dass du damit jede Menge Geld verdienst. Aber Hauptsache, du entfaltest dich in deiner ganzen Schönheit.« Das kann doch sein, dass er das aus dem Himmel zurückkommend gesagt hätte! Oder: »Ist doch egal. Hauptsache, dir geht's gut!« Gut möglich! Und wenn es so wäre, dass Ihr innerer Vater sagt: »Ach, dann werd' doch Millionärin. Hauptsache, du entfaltest dich, zeigst, was du kannst, und bist dabei glücklich. Mir ging es um etwas ganz anderes.«

K: Hmm.

T: Sie könnten hier einigen Leuten noch einen Gefallen tun. Sie könnten eine unsichtbare Zwillingsschwester von sich, der es so geht, wie es Ihnen jetzt geht, mit dem Auftrag losschicken, diesen Leuten da zu vermitteln, wie man es sich so gut gehen lässt wie Ihnen. Die anderen dürfen sich von dieser Kopie gerne alles nehmen, was sie von ihr haben wollen. Sie kann sich dorthin setzen *(P1)* und der von vorhin vermitteln, wie sie es sich so gut gehen lässt, wie es Ihnen geht. Vor dem inneren Auge sehe ich, dass die von vorhin dieses Lebensgefühl wie ein Schwamm aufsaugt und zunehmend so dasitzt wie Sie *(P1)*. Dann kann die Zwillingsschwester zu der gehen, die die sozialistischen Ideen verinnerlicht hat *(P4)*. Die kann sich gern anfüllen mit allem, allem, allem, was sie von ihr haben will, sodass sie gesünder, lebendiger und freier ist. Die sieht dann genauso aus wie Sie *(P4)*. Ihre Zwillingsschwester könnte eine Kopie dalassen und zu der gehen, die geniest hat und die sich noch gar nicht vorstellen konnte, wie bedingungslose Liebe aussieht *(P3)*. Als wir von dem Vater *(P7)* sprachen, der sagt: »Kind mach! Das ist gut«, kam ein Gefühl davon rüber, dass er stolz auf Sie wäre. Die, die sich das gar nicht vorstellen konnte, wird jetzt aufgefüllt mit diesem Erleben, bis sie an die bedingungslose Liebe und ihr Willkommensein glaubt *(P3)*. Die Schwester könnte auch dahin gehen, wo die wäre, die Einwände hätte *(P5)*, und sie informieren, dass das tatsächlich geht, und sie bitten, das, was sich bewährt, zu behalten. Und dass die Situation jetzt eine ganz andere ist als irgendwann früher, als sich das alte Verhalten bewährt hatte. Und falls da noch das innere Bild vom Vater sitzt *(P7)*, kann sie dahin gehen und ihn anfüllen mit allem Guten, was sie erlebt hat, sodass er als Geschenk von Ihnen die Erfahrung bekommt, wie ein glückliches Leben aussieht … jenseits dieser sozialistischen Gedanken, aber mit allem Respekt vor den Werten, für die er sich eingesetzt hat. Alle anderen *(P2, P6, P8)* könnten auch angefüllt werden. Und Sie können allen ausrichten: »Wenn wir euch brauchen, rufen wir euch. Jetzt könnt ihr mal zusammen einen Wellnessurlaub machen!«

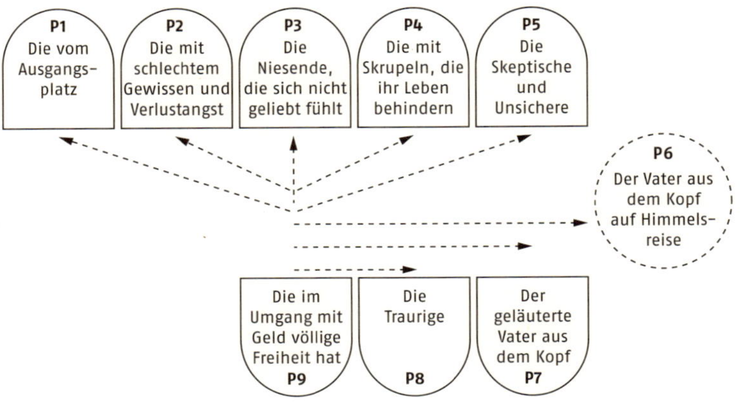

K: *(lacht)* Gute Idee! Sehr schön, ja!

T: Ja. Zum Dank für ihre Verdienste können wir sie in ein Wellnesshotel schicken. Grüßen Sie Ihr Inneres, es möge gründlich darin sein, das Beste neugierig zu erwarten. Manche denken, eine Idee, die lange da ist, müsste schwierig zu verändern sein. Das ist Quatsch! Wenn wir die gute Intention von allem wertschätzen und Ihrem Inneren andere Handlungsmöglichkeiten zur Verfügung stellen, die die Grundintention besser umsetzen, kann das sehr, sehr schnell gehen.

K: Ja, daran glaube ich auch. Das finde ich sehr faszinierend. Da sind ja echt Wunder möglich …

T: Saugen Sie sich noch mal so voll mit der, die Sie hier sind, dass sie paketweise Kopien von Ihnen hier zur Sabine von nachher, morgen, übermorgen, in ein paar Wochen *(P10)* bringen. Und überall, wo es gebraucht wird, lassen Sie Pakete von dem Lebensgefühl von hier per Luftpost ankommen *(P9)*. Möglicherweise sagt die von morgen, sie braucht jetzt mal ein Paket Lebensgefühl von der von hier und jetzt. Ihr Unbewusstes kann das auch gerne automatisch und von selber machen … Ich glaube, jetzt könnte ich Sie auf den Weg schicken!

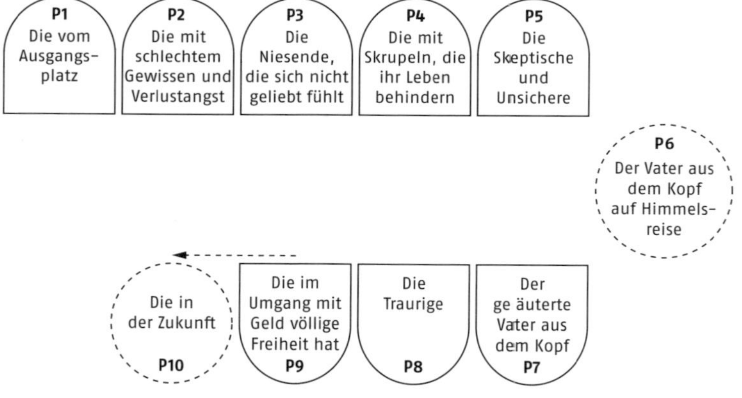

K: Ja. Das passt. Das war jetzt viel.

T: Na, dann würde ich sagen: Auf Wiedersehen!

K: Auf Wiedersehen!

Im weiteren Verlauf der Therapie erwähnte die Klientin die Hemmung, Geld zu verdienen, nicht mehr. Einige Stunden später machte sie den Umgang mit ihrem Vater, der schwer an Krebs erkrankt sei und von ihren alternativen Therapieansätzen nichts hören wollte, zum Thema. Ich sagte: »Wenn Ihr Vater das nicht möchte, können Sie ihm so auch nicht helfen. Vielleicht weiß er, dass seine Tage gezählt sind, und möchte anders mit dieser Begrenzung umgehen. Vielleicht können Sie mehr für ihn tun, wenn Sie mit ihm noch eine schöne Zeit verbringen und einen Abschied im Guten vorbereiten.« In der folgenden Stunde bedankte sich die Klientin für diesen Impuls und sagte, sie habe zum ersten Mal im Leben ihre Eltern und Schwester besucht, ohne dass es Streit gegeben habe. Ihr Vater habe ihr Dinge gesagt, die er noch nie erzählt habe. 1945 habe er als Dreizehnjähriger die Bombardierung seiner Stadt überlebt. Anschließend habe er geholfen, innerhalb von wenigen Tage Hunderte von Leichnamen zu kremieren und beizusetzen. Sie habe ihn gefragt, was er dabei empfunden habe. »Nichts«, war seine Antwort. »Ich habe meine Arbeit gemacht.« Ihre Mutter habe daraufhin erzählt, wie die Menschen auf der Straße festklebten und zu schwarzen Kugeln wurden, wenn sie beim Fliehen von Brandbomben getroffen wurden.

»Schade, dass Ihr Vater nicht vorher darüber reden konnte, aber gut, dass er es jetzt kann«, sagte ich zu der Klientin. »Bevor Ihr Vater Ihnen Schlimmes getan hat, hat er Schlimmes erlitten. Wer wie ein Täter aussieht, ist meistens zuerst Opfer gewesen. Man kann es verstehen, wenn Leute auf Wut mit Wut oder auf Hass mit Hass reagieren. Es ist auch nicht verboten. Man muss halt seine Verletzung auch irgendwie ernst nehmen und ausdrücken. Wenn es einem eben möglich ist, ist es besser, anders damit umzugehen. Es hilft nichts, wenn wir Ihren Vater für seinen Hass hassen. Er braucht etwas anderes, und Sie ja eigentlich auch.«

3.4 Minzkopf (Sammelzwang)

Das folgende Gespräch wurde in einer der Folgestunden mit der Klientin des vorigen Falls aufgezeichnet.

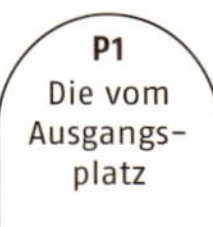

T: Worum könnte es denn heute gehen?

K: Genau, also heute hab ich mal, warten Sie mal. Also ich hab so gedacht, heute würde ich gern … es geht so um das richtige Maß finden mit allem. Ja, also ich habe gemerkt, ich habe einfach … was mich total nervt, im Moment ist auch so eine Tendenz, die ich habe, alles Mögliche, von allem zu viel anzusammeln, also so Zeug zu Hause, Plunder, Gerümpel, Speck. Also so eine Sammeltendenz, ja? Horten und Sammeln, ja? Und zu viel Zeug kaufen, da fehlt dann wieder das Geld, irgendwie so mangelnde Selbstkontrolle, also, mehr, als mir guttut, und da irgendwie würde ich gern so auf ganz gesunde Weise selber – ja, wie soll man sagen? – so eine innere natürliche, so einfach mal zu einem natürlichen Punkt kommen, wo ich sage: »Jetzt langt's!« Ja, und zwar mit ganz vielen Dingen, ja? Also, ich habe so das Gefühl, es ist so aus dem Lot, also, ich hätte gern mehr Einfachheit im Leben, was die ganzen Dinge und das Gerümpel angeht, und auch mein Kopf ist so voll. Also, ich sehe auch, wie ich mir damit selber ein Bein stelle. Also, einfach mehr Einfachheit, mehr Klarheit hätte ich gern. Ja, und eben, na gut, das mit dem Essen ist halt noch mal ein extra Thema, irgendwann mal, aber es hat halt auch damit zu tun. Einfach nicht selber sagen zu können: »So, jetzt langt's!« Also, ich will das auch nicht mit Gewalt tun müssen, sondern ich würde mir wünschen, dass ich so gut mit mir im Einklang bin, dass ich irgendwann auch sagen kann: »Ah, das war jetzt genug, jetzt lass ich's.« Aber ganz einfach, ja? Ich hätte gern mehr Einfachheit da drin!

T: Stellen Sie sich einmal vor, die, die sammelt, hortet, speichert und hamstert, steht auf, während Sie hier bleiben, und setzt sich auf einen dieser Plätze, unsichtbar sichtbar. Wo könnte sie hin?

K: Ja zum Beispiel da, ne?

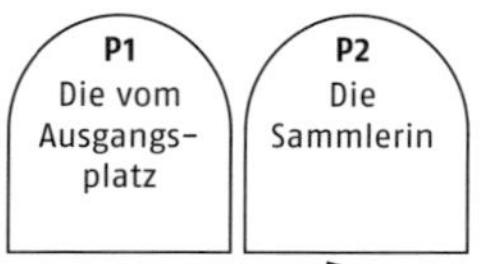

T: Gut. Sie sitzt jetzt auf dem blauen Stuhl *(P2)*.

K: Also der Hamster sitzt da.

T: Da sitzt die, die hamstert, hortet, Plunder sammelt, Dreck sammelt, Informationen sammelt, Gedanken sammelt, Trost sammelt und was weiß ich was. Die sammelt da drüben so vor sich hin, und auf eine Art wirkt sie mir dabei ganz beschäftigt und abgelenkt, ich weiß nicht von was, aber von irgendwas auch abgelenkt, und auf eine andere Art schimmert so etwas nicht ganz Glückliches durch sie durch.

K: Genau.

T: Ja, wirklich, so glücklich sieht sie gar nicht aus bei ihrem regen Sammeln, vielleicht hat sie auf einer Ebene eine Idee, sie wäre damit glücklicher als ohne das Sammeln, aber irgendwie funktioniert die Strategie nicht. Die sitzt da. Sie sitzen hier. Ist das angenehm, dass die da drüben ist und Sie sind hier, oder wollen Sie sie lieber wieder zurückhaben?

K: Nein.

T: Die darf da drüben sein?

K: Die darf da drüben sein!

T: Ja. Sie merken den Unterschied deutlich, wenn sie da drüben ist, dass Sie hier zum Beispiel tiefer und freier atmen.

K: Ja, genau. Das ist eine Erleichterung

T: Eine Erleichterung, gell? Sie atmen freier.

K: Genau.

T: Sie sitzen aufrechter.

K: Ja, genau.

T: Ihr Gesichtsausdruck ist entspannter.

K: Ja. Das Anliegen ist ja: Ich möchte irgendwie leichter durchs Leben gehen.

T: Ja, und Sie sehen auch leichter aus, während die da draußen am Toben ist. Sie atmen schon leichter.

K: Ja.

T: Wenn wir uns mal überlegen: Die da drüben, die gibt's ja wahrscheinlich schon lange.

K: Ja … aber es ist … ja.

T: Ich habe verstanden, dass es in letzter Zeit noch mal … hmm.

K: Ausgeufert ist, ja.

T: Ausgeufert ist. Andererseits hat sie die Strategie wahrscheinlich schon vor langer Zeit gelernt, vielleicht sogar in ihrer Kindheit.

K: Ähm, ich nehme mal an, ja gut … ich habe meine Theorien darüber, mein Vater hatte auch so Sammel-Dinger, der hat die Sammlertendenz in der Familie.

T: Ihr Vater hat auch schon gesammelt.

K: Ja. Im Alter, ein bisschen kriegsgeschädigt halt, wahrscheinlich.

T: Okay. Sie könnten ja gerade mal Ihren kriegsgeschädigten sammelnden Vater aus Ihrem Kopf heraus irgendwohintun und …

K: Da. Da ist gut.

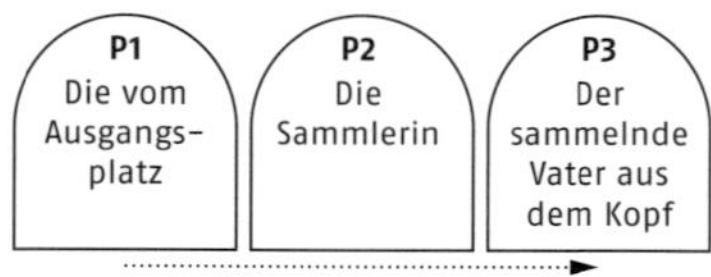

T: Da? Da neben der Tür?

K: Mhm.

T: Also, Ihre Sammlerin ist hier, und der sammelnde Vater aus Ihrem Kopf, der könnte da neben die Tür *(P3)*.

K: Ist ganz interessant, weil die Personen verschiedene Aspekte von Sammeln repräsentieren. Also, mein Vater, der hat Gerümpel gesammelt, Zeug, ja?

T: Ja.

K: Und, hmm, meine Oma zum Beispiel, die hat halt, die war fettsüchtig, die war echt eine Tonne, die hat's eher hier gesammelt *(zeigt auf den Bauch)*.

T: Wäre es okay, wenn wir Ihre Oma aus Ihrem Kopf und Körper auch mal gerade heraussetzen?

K: Ja genau, die tun wir dazu, genau.

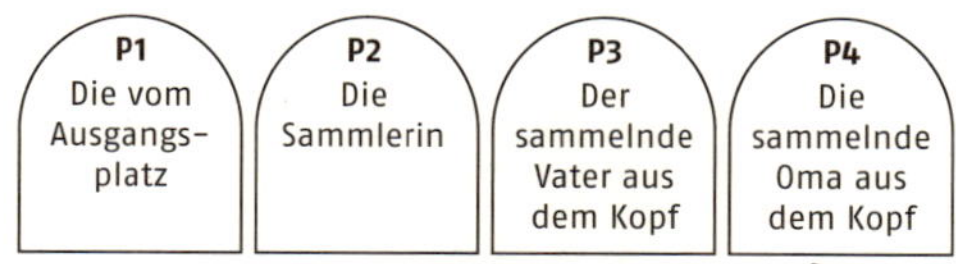

T: Gerade dort mit dazu. Dort neben der Tür kann dann die Oma, die Fett sammelt, sitzen *(P4)*. Und wenn da drüben der Vater aus Ihnen heraus Plunder sammelt *(P3)*, während dort drüben die Oma aus Ihnen heraus das Fett sammelt *(P4)*, weiß ich gar nicht, ob für die Sammlerin hier *(P2)* noch viel zu sammeln übrigbleibt, aber jedenfalls haben Sie *(P1)* da schon mal drei, die an Ihrer Stelle sammeln können. Was fühlt sich denn jetzt anders an? Ich merke, dass Sie mehr lachen.

K: Ja, es fühlt sich leichter an. Es ist, jaja, es fühlt sich wie eine Erleichterung an. So ein freies Gefühl im Bauch.

T: Ja, schön. Ihre Schultern sind höher. Ich sehe auch, dass Sie irgendwie höher gucken und dass Ihre Arme beweglicher geworden sind. Können Sie noch etwas beschreiben?

K: Ja, so das Gefühl, da bewegt sich die Energie im Körper. Wie so ein bisschen prickelnd. Sehr nett, ja.

T: Sehr schön, sehr schön. Sagen Sie Ihrem Körper doch einen schönen Gruß, die wollen sicher irgendwas Gutes, die drei da drüben, aber es ist schön, wenn er gerade einmal testet, ob es Ihnen so nicht besser geht. Ich würde meinen, Ihnen geht es viel besser, wenn diese drei da nicht in Ihnen herumsammeln.

K: Auf jeden … ja … mhm.

T: Und dann könnte man sich fragen: Warum machen die das? Natürlich, alles hat eine gute Absicht, aber nicht alles hat eine gute Wirkung. Und es kann ja sein, dass Ihr Vater oder die Oma die arme Zeit noch in Erinnerung hatten und dass das irgendwann vor langer, langer Zeit einmal eine gute Überlebensstrategie war, vor inzwischen vielleicht 70 oder 80 Jahren.

K: Haha, ja. Überlebensängste.

T: Auch. So etwas wird manchmal von Generation zu Generation weitergegeben. Es kann sein, dass das vor 70, 80 Jahren oder mehr einmal jemandem zum Überleben geholfen hat.

K: Jaja, ja, nee klar, ja.

T: Ja. Also in Zeiten, wo man nicht weiß, ob man den Winter übersteht, da ist das keine schlechte Idee, Fett anzusammeln. Damit kann man ohne Weiteres einmal einen Monat überleben, das ist kein Problem. Diese Leute haben ihre guten Gründe. Die wollen etwas Gutes, auch für Sie, da bin ich mir sicher. Darum könnten wir ihnen ja einen schönen Gruß sagen: »Ihr meint es gut, aber guckt bitte ein zweites Mal genau hin, denn die Auswirkung ist gar nicht gut. Das war schon gut in der Zeit, als eure Strategie angefangen hat, jedenfalls das Beste, was ihr gefunden habt. Allerdings leben wir jetzt in einer anderen Zeit. Heute sterben bei uns die Leute nicht mehr an Mangelernährung, sondern eher an Übergewicht.«

K: Ja.

T: Sagen wir denen: »Wenn euer Ziel ist, Leben zu sichern und Leben zu erhalten, bitten wir euch, dass ihr das weiterverfolgt, aber eure Strategie dazu nachdifferenziert.« Wegjagen kann man solche Aufpasser sowieso nicht, die wollen irgendetwas Gutes, aber man kann fragen: »Könnten wir miteinander rausfinden, wie es noch besser und dann wirklich etwas Gutes ohne Nebenwirkungen wird?« Dann sagen die wahrscheinlich Ja. Wir können ihnen sagen: »Ihr dürft noch besser Christas Leben retten und sichern, und wir wollen euch beibringen, wie das zeitgemäß noch besser geht. Eure Strategie ist ja immerhin schon ziemlich alt. Es ist lange her, dass sie entstanden ist.« Meinen Sie, die sind einverstanden?

K: Die können sich gar nicht vorstellen, wie man das anders macht.

T: Die wollen Sie aber nicht umbringen.

K: Nein, das nicht, nein.

T: Wenn wir ihnen sagen: »Wir zeigen euch, wie es besser geht …«

K: Okay.

T: Meinen Sie, dass das von Interesse ist?

K: Ja … ja, aber zögerlich.

T: Zögerlich, okay. Sie können ja sagen: »Wir haben viel Lebenserfahrung.« Andererseits: Wenn sie uns irgendwo aus einer jenseitigen Welt zuschauen, beflügelt von dem Wissen und der Güte und der Weisheit der Himmlischen, könnten sie auch sagen: »Ja, von hier aus betrachtet sind wir weiser, als wir es früher gewesen wären.« Vielleicht sogar: »Wir wollen immer noch dasselbe wie damals, Leben sichern und Leben fördern, aber wenn es ohne die bisherigen Nebenwirkungen geht – umso besser.«

K: Ja. Mhm.

T: Gut. Und ... meinen Sie, dass es noch einen anderen Grund geben könnte für das Sammeln? Bringt das Trost oder Gemeinschaft, oder hat es das mal früher gebracht? Oder lenkt es von etwas ab oder ...

K: Vielleicht lenkt es auch ab, ich weiß es nicht. Was das Essen angeht, auf jeden Fall. Naja, und ich war ja jetzt die letzten Jahre allein und ohne Beziehung und in einer ganz anderen Lebenssituation als die Jahre vorher, und es hat etwas von Trost, zum Beispiel Klamotten oder irgendetwas Schönes zu kaufen. Das gibt einem so ein gutes Gefühl. Ich weiß, ich brauche es eigentlich nicht, aber ich mache es dann halt doch. Weil es mir so eine gewisse Art von Befriedigung und Freude gibt, schöne Dinge zu kaufen, ne?

T: Ja. Sitzt diejenige mit dieser Strategie, deren Wirkung ja gar nicht so lange anhält, hier mit dabei, oder bekommt sie einen eigenen Platz?

K: Ich glaube, das ist ein eigener Platz. Ein Aspekt ist auch, dass ich schwer etwas wegwerfen kann, weil alles irgendwie noch zu gebrauchen ist und an allem noch eine Erinnerung hängt.

T: Zu wem gehört denn das »Kann schwer etwas wegwerfen«? Vielleicht können Sie als Ihre Rest-Christa *(P1)* das ja. Sie können das womöglich besser.

K: Ja, ich mache es auch gerade, bin ich gerade dabei. Und die ist die, die so schwer diese Impulse unterdrücken kann. Zum Beispiel, ich hab so, ich kauf zu viel Zeug, das ist einfach so, ja? Ich meine, es trägt auch dazu bei.

T: Zumindest hat sie bisher zu viel Zeug gekauft, ob sie das morgen überhaupt noch macht, weiß ich ja gar nicht, und ob die Rest-Christa *(P1)* das noch wirklich braucht, weiß ich auch nicht.

K: Okay, mhm, alles klar.

T: Und wo ist die, die sich tröstet und ablenkt?

K: Die ist da.

P1
Die vom Ausgangs-platz
P2
Die Sammlerin
P3
Der sammelnde Vater aus dem Kopf
P4
Die sammelnde Oma aus dem Kopf
P5
Die, die sich tröstet und ablenkt

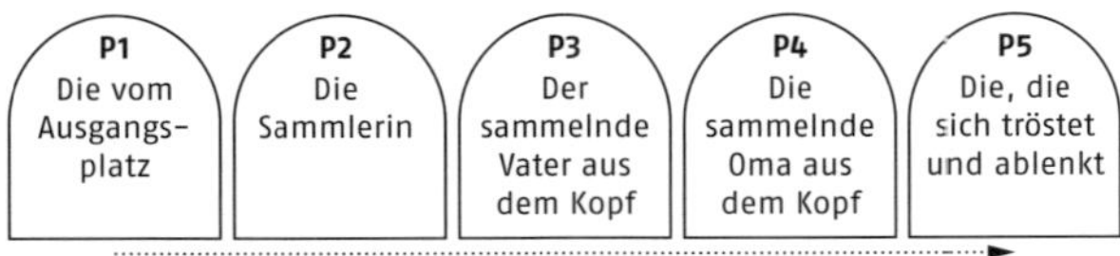

T: Da? Ja, okay. Also, da ist die, die sich tröstet und ablenkt *(P5)*. Sagen Sie doch Ihrer Seele einen schönen Gruß, dass sie Ihnen stattdessen einen anderen Schutz vor Schmerz gibt, einen anderen Schutz, den Ihr Unbewusstes plötzlich mühelos finden wird. Ihre Seele kümmert sich darum. Ich weiß es, dass sie das sicher kann.

K: Okay.

T: Sagen Sie Ihrer Seele, dass sie Sie einfach anders vor Schmerz schützt und den Schmerz geeignet herunterreguliert. Dann können Sie mit ganzem, freiem, gutem Herzen die, die Sie trösten und ablenken will, hinsetzen. Ist das okay?

K: Ja.

T: Gut. Dann kann sie nämlich dort sitzen und bleiben, sie kann sogar spazieren oder einkaufen gehen, während Sie hier sind und Ihnen nichts fehlt.

K: Okay.

T: Können Sie sie zum Beispiel mal fragen, ob sie Lust hat, Zeug einkaufen zu gehen, in der Hauptstraße da drüben? Das mag sie bestimmt ganz gerne. Wir sagen ihr, wir rufen sie, wenn wir sie brauchen.

K: Okay.

T: Sie kann aber auch gerne hierbleiben; ich will sie nicht jetzt hier wegschicken. Meinen Sie, sie möchte lieber hierbleiben?

K: Ja, die soll das einmal hören, ja.

T: Ja? Die bleibt hier. Nur dass sie weiß: Es nimmt ihr niemand das Recht einzukaufen.

K: Okay.

T: Was fühlt sich anders an, nachdem die da draußen sind, diese hier und auch die, die trösten und ablenken?

K: Also, ich fühle mich in meinem Körper besser. Das ist wirklich so ein angenehmes Gefühl im Körper.

T: Mhm!

K: Und ich merke, meinen Kopf, den hätte ich auch gerne frei, der ist genauso vollgestopft.

T: Ach, das ist gut, dass Sie das sagen. Könnten wir die mit dem vollen Kopf auch noch irgendwo hinsetzen?

K: Dann setzen wir die doch noch dahin.

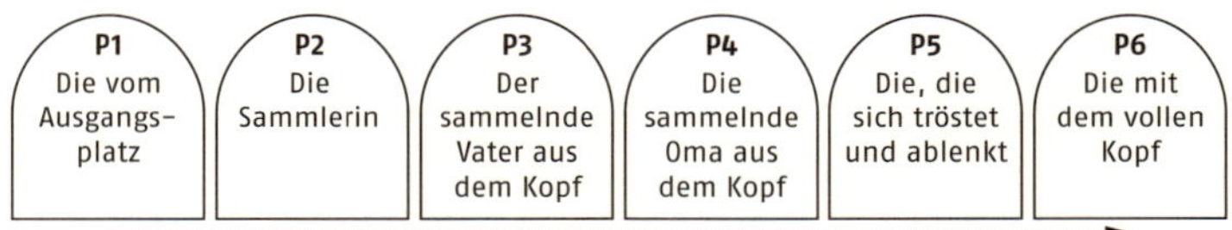

T: Setzen wir die auf den rosa Sessel, genau, dorthin (P6). Ich habe es an Ihren kleinen Drehungen und an Ihrem Fuß gemerkt, dass sie jetzt gerade herausgegangen ist. Da sitzt die mit dem vollen Kopf. Schauen Sie sie einfach einmal an. Da schwirrt es in deren Kopf, da sieht man sie die Stirn runzeln oder sich über die Stirn fahren, weil in deren Kopf so viel los ist.

Wollen Sie sich einmal da hinsetzen, um zu vergleichen, wie es dort ist? Sie müssen nicht, ich frage nur … Aber Sie wissen ja, wie es dort ist.

K: Also, ja eben, okay. Vielleicht nicht.

T: Ist das angenehm, wenn sie draußen ist?

K: Auf jeden Fall, ja. Auf jeden Fall.

T: Ich höre es an Ihrem Lachen. Wenn bei ihr da drüben der Kopf schwer wird, was ist denn dann jetzt mit Ihrem Kopf?

K: Das ist ein sehr angenehmes Gefühl, auch im Kopf.

T: Können Sie dieses sehr angenehme Gefühl im Kopf beschreiben?

K: Das ist, wie wenn so ein Hauch frischer Pfefferminze da oben durchweht *(lacht)*.

T: Frisches Pfefferminzgefühl im Kopf?

K: Jaja, sehr schön. Ja, so, wenn dann alles so aufgeht, wenn man einatmet, Pfefferminze, und alles geht so schön auf…

T: Wie so ein starker Minzgeruch?

K: Herrlich, ja. Ich kann es förmlich riechen.

T: Ja, ich auch. Geht einem gleich noch die Nase auf und alles.

K: Genau, die ist nämlich auch immer zu.

T: Diejenige, deren Nase zu war, die könnte man ja da auch noch dort integriert sehen, oder sollte die einen eigenen Platz haben?

K: Ach, ich glaube, das gehört gut zusammen, Nase voll und Kopf voll, alles da hinüber.

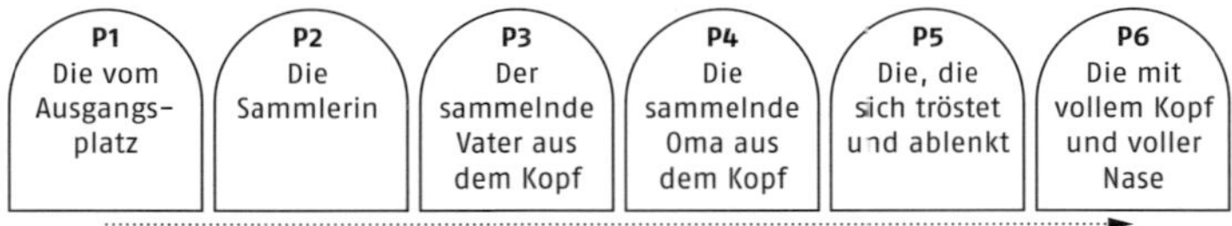

T: Das kann alles da drüben verstopft sein, während sich bei Ihnen dieses weite Minzgefühl ausbreitet. Ihr Inneres kann gleich noch gucken, wo in Ihrem Kopf, Nase, Stirn, Nebenhöhlen, Bronchien noch etwas befreit…

K: Ja, sehr schön.

T: Ich höre es an Ihrer Stimme, die wird freier, klarer irgendwie.

K: Pfefferminz wächst da so.

T: Genau. Wie geht's Ihrem Kopf?

K: Gerade ziemlich gut.

T: Ich würde Ihnen gerne vorschlagen, dass wir diejenige, die »gerade« sagt, hier irgendwo hinstellen könnten, denn »gerade« könnte ja beinhalten, dass irgendeiner meint, das müsste angeblich irgendwann wiederkommen.

K: Oh ja, hier ist so eine: »Pass nur auf, wie lange das anhält.«

T: Ja, genau die. Also: »Pass nur auf, wie lange das anhält«, wo könnte die denn sitzen oder stehen?

K: Irgendwo hier hinter mir, gar nicht so weit weg.

T: Okay, da steht sie. Soll sie genau da stehen bleiben, oder wollen Sie sie lieber woanders stehen haben?

K: Ich würde sie eigentlich gerne weiter weghaben, irgendwie weiter weg von mir, damit ich das im Auge behalten kann.

T: Mehr in dieser Ecke vorne links?

K: Genau, hier vorne links.

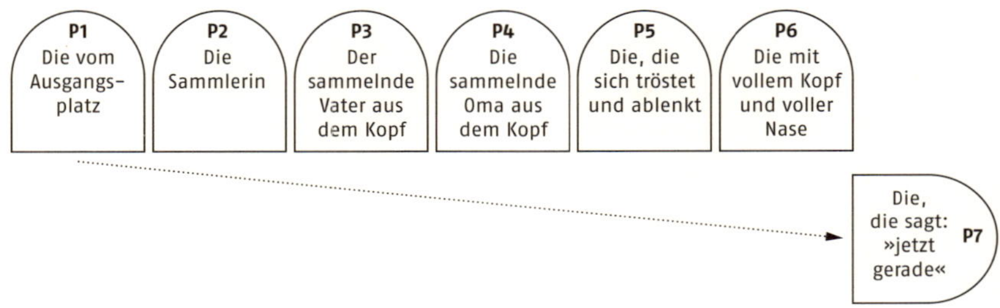

T: Also dort stellen wir sie jetzt hin, die sagt: »Ja, im Moment gerade«, und die doch Zweifel haben könnte.

K: Genau.

T: Die will Sie wahrscheinlich gerne vor Enttäuschung bewahren?

K: Mhm, ja also, das kann sein, dass sie sagt: »Keinesfalls zu viel erwarten!«

T: »Nicht zu viel erwarten«, vielleicht hat sie damit einmal schlechte Erfahrungen gemacht?

K: Bestimmt öfter, ja.

T: Dieser hier möchte ich gerne sagen, sie möge sich ihre Einwände, Kommentare und Bedenken für eine Weile im Stillen notieren. Nicht, dass sie erzeugt, was sie verhindern will! Wer ständig »Pass auf, pass auf, pass auf!« ruft, macht es ja nicht unbedingt besser, sondern erzeugt vielleicht versehentlich, was er verhindern wollte, oder?

K: Der Oberzweifler, genau.

T: Das ist, als ob jemand immerzu sagt: »Du wirst schon sehen, was dabei herauskommt.«

K: Genau.

T: Genau, das ist ja nicht förderlich. Wir wertschätzen ihren Kampf gegen Enttäuschung, aber wir möchten ihr vorschlagen, dass sie das wie ein wissenschaftliches Experiment sieht, was sie von außen betrachtet und sich Notizen macht. Nicht, dass sie versehentlich das Experiment beeinflusst und dabei das Erzeugen wertvoller neuer Informationen behindert.

K: Mhm, das wäre doof.

T: Das wäre sehr schade. Meinen Sie, die ist einverstanden?

K: Naja, so ein bisschen rumzicken tut sie da schon noch, ja.

T: Mir geht es darum, ihre Werte besser zu verwirklichen, damit Sie etwas für Sie Gutes erleben. Nach meiner Erfahrung bewirken solche Einwände oftmals aus Versehen das Gegenteil. »Im Moment gerade, aber warte, wann es wiederkommt« bewirkt oft aus Versehen, dass das passiert, was einen enttäuscht. Deswegen möchte ich ihr sagen: »Ich sehe deine gute Absicht, und ich vertrete deine Werte. Ich möchte dich auf einen paradoxen Effekt aufmerksam machen, wodurch du versehentlich Enttäuschung produziert hast, die du doch gerade vermeiden wolltest. Wenn du eine Weile nichts tust, sondern einfach nur still beobachtest, könntest du entdecken, wie du noch hilfreicher sein kannst.« Meinen Sie, sie ist einverstanden, dass wir das einmal probieren?

K: Ja.

T: Weil Sie sich so ein wenig am Auge gerieben hatten, habe ich eine Idee, als ob irgendwas traurig sein könnte. Fällt ihnen zum Thema traurig irgendetwas ein?

K: Ich habe zwar jetzt gar nichts Spezielles im Kopf, ich hatte nur gerade irgendwie was nicht gesehen, als hätte ich einen kleinen Schleier hier im Auge, aber mir fällt zum Thema »traurig« einiges ein. Ja, es waren viele traurige Dinge in letzter Zeit.

T: Ja? Könnten wir der Traurigen auch noch einen Platz geben?

K: Die könnte dann vielleicht dort stehen.

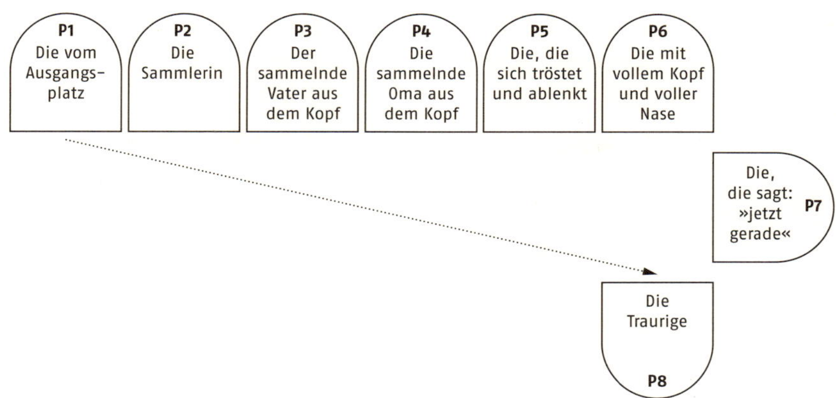

T: Also, da ist die Traurige *(P8)*.

K: Ja, es gab sehr viel Traurigkeit in den letzten Jahren, viele Abschiede, sehr viele Abschiede, in jeder, also auf alle möglichen Arten und Weisen.

T: Die Traurige hat vielleicht auch eine Menge mit der Sammlerin *(P2)* zu tun. Vielleicht will die Sammlerin der Traurigen helfen.

K: Ja. Trösten oder so. Ja, das war die Trösterin.

T: Gut. Da hinten ist die Traurige traurig. Sie hat ein Recht darauf, traurig zu sein, weil sie Werte vertritt: Zusammengehörigkeit, Treue, Zugehörigkeit, Liebe, Zuverlässigkeit. Gleichzeitig könnten wir ihr sagen: »Du kannst ja mal schauen, ob der Schmerz denn genauso groß sein muss wie die Liebe und Treue oder ob du dieselbe Liebe und Treue auch mit weniger Schmerz ausdrücken kannst.« Bitte mal, liebe Traurige *(P8)*, dein Unbewusstes auszuprobieren, ob du deine Liebe, Treue, Zugehörigkeit und Zuverlässigkeit auch mit viel weniger Schmerz ausdrücken kannst. Vielleicht muss der ja nicht proportional zu den guten Werten sein, die sie vertritt. Vielleicht kann die Traurige die Werte behalten und das mit viel weniger Schmerz ausdrücken. Sie könnte zum Beispiel zu den Menschen sagen, die es betrifft: »Was ihr, die ihr weggegangen seid, für mich an Gutem bedeutet habt, bewahre ich immer in meinem Herzen.« Und wiederum: »Was ihr mir an Verletzungen zugemutet habt, das gebe ich euch gerade zurück. Wenn ihr wollt, gebt ihr es den Menschen und Orten zurück, von denen ihr es habt, und die geben es denen zurück, von denen sie es haben.« Ist das okay?

K: Mhm!

T: Die guten Werte und die bisher in Kauf genommenen Symptome könnten aufgeteilt werden wie zwei Substanzen, die getrennt werden sollen. Die Seele könnte diesen Trennungsprozess beaufsichtigen wie ein Qualitätsmanager. Zu den Menschen, derentwegen sie traurig ist, könnte sie sagen: »All das Wertvolle, das ich von euch empfangen habe, nehme ich mit und trage ich weiter. Alles, was Verletzung, Kränkung, Erniedrigung bedeutet hat, gebe ich euch. Macht damit, was ihr wollt, oder gebt es dorthin weiter, wo ihr meint, dass es hingehört.

K: Das ist gut. Das ist schön. Ja, das trifft das ganz gut.

T: Soweit es um Sterbefälle von geliebten Menschen geht, könnten wir die Perspektive einnehmen: Das hier ist der unsichtbare zweite Teil unseres gemeinsamen Lebens. Wir nehmen nicht Abschied, wir leben miteinander weiter, nur ein bisschen anders als vorher, aber vorher haben wir uns ja meistens auch nicht gesehen.«

K: Bei mir ist es so, die sind noch nicht gestorben, nur, dass ich bei meinen alten Familienangehörigen, so nach und nach den Zerfall praktisch erlebe, und das finde ich ganz schön schwer auszuhalten.

T: Es gab einen jungen Mann, etwas über 30 Jahre alt, dem haben sie ein Auge amputiert. Drei Wochen nach der Amputation war er hier. Ich fragte ihn, was ich für ihn tun könnte. Er sagte, er wünschte sich, dass seine Neurodermitis nicht mehr so juckt. Ich fragte ihn: »Was ist denn mit dem Auge?«, und darauf sagte er: »Ach, das Auge ist kein Problem, damit komme ich gut zurecht. Ich sage allen meinen Freunden, ich habe noch beide Augen, denn in meinem Gehirn sind sie ja noch da, und das zählt.« Denn, so erklärte er mir: »Das Gehirn erzeugt ja meine Realität, und wenn das Gehirn mir die Realität erzeugt, dass sie da sind, dann sind sie da.« Er hat auf eine fantasievolle und weise Art das Phänomen des Phantomschmerzes umgedreht.

K: Hmm, okay, interessant.

T: Er hat gesagt: Wenn das Gehirn ein Phantombein oder einen Phantomarm haben kann, dann kann es auch ein Phantomauge haben, und wenn ich damit in Einklang und in Frieden bin, kann das Auge Phantomannehmlichkeit haben, weil wenn dem Auge nichts fehlt, weil dem Auge im Gehirn nichts fehlt, dann ist das alles so in Ordnung. Er hat einen fantastischen Heilungsweg gehabt.

K: Wow.

T: Wäre es möglich, dass die da drüben sagt: »In meinem Gehirn sind die Eltern komplett da, also sind sie für mich da«? Vielleicht kann man das auch von den Eltern der Eltern in Ihrem Kopf sagen, wenn sie im Gehirn der Eltern in Ihnen ganz da sind, sind sie für sich selbst auch da. Sagen Sie der Traurigen dort einen Gruß, sie kann das so anpassen, wie es ihr guttut.
Wenn die Traurige nun dort ist, und Sie sind hier, was ist dann bei Ihnen anders? Dieses Augenreiben hat inzwischen aufgehört.

K: Wenn Sie es jetzt so sagen, dann fällt mir erst mal auf, wie traurig ich deshalb oft bin.

T: Die, die so eine Träne in der Stimme hat, könnten wir auch zu der dort hintun – nicht weil die Traurigkeit nicht willkommen wäre, sondern weil es vielleicht mal guttut, sie auf Abstand zu haben.

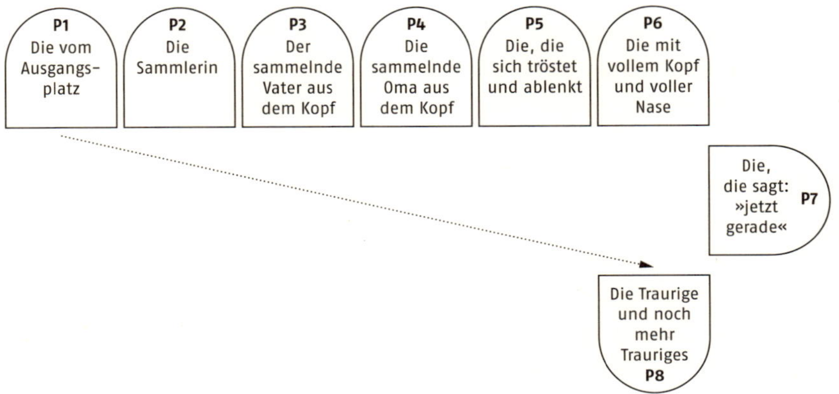

K: Jaja, ich merke, wenn ich da hingehe, dann kommt sie gleich, diese Traurigkeit.

T: Die darf ja auch wiederum zu anderen Zeiten mal kommen. Aber jetzt erst einmal gucken, dass wir Leichtigkeit hinkriegen.

K: Genau, weil das ist irgendwie … das kann ich mir schwer … da kann ich schwer Abstand von nehmen.

T: Es darf auch kommen und gehen, aber wenn das Ziel ist, leichter zu werden, dann ist es auch ganz nützlich, wenn Ihre Seele bemerkt, dass Sie das auch auf diesem Weg finden können.

K: Dass ich das so bewusst sagen könnte: »Jetzt tue ich das einmal ein bisschen weiter weg«, das gelingt mir nicht so gut, bisher.

T: Der Bisherigen ist es zumindest nicht so gut gelungen, vielleicht gelingt es ab jetzt?

K: Okay, ich weiß, Sie sind da ganz … jap … okay.

T: Ich finde es sehr wichtig, zwischen »bisher« und »ab jetzt« zu unterscheiden.

K: Haben Sie natürlich total recht *(lacht)*.

T: Wenn Sie sagen: »Bei mir ist das so«, kann sonst das arme Unbewusste gar nicht unterscheiden, ob das eine Auswertung oder eine Ankündigung ist, …

K: Das stimmt.

T: … ob es sich um eine Erinnerung oder eine Erwartung handelt, und wenn das so alles ein Brei ist, wen wundert es dann, wenn man kriegt, was man hatte, oder?

K: Guter Punkt. Super echt, ja … danke!

T: Sagen Sie Ihrem Unbewussten, dass es sorgfältig unterscheidet und sich an der Entdeckung freut, dass es nicht mehr bekommt, was es hatte, und nicht mehr einen Brei aus Erinnerungen und Erwartungen macht!

K: Sehr gut, das merke ich mir.

T: Bei den guten, schönen Dingen darf man ja gerne erwarten, was man erinnert. Das hat zwar keinerlei Wahrheitsgehalt, aber wenn es dazu führt, dass man die schönen Dinge wiederbekommt, kann es uns recht sein. Ja, es ist zwar nichts Wahres dran, aber wenn es zu Wiederholungen von dem Angenehmen führt, meinetwegen.

K: Super, ja.

T: Aber bei blöden Erinnerungen ist es nicht so gut zu erwarten, was man hatte, nein, nein.

K: Haben Sie wirklich recht, ja.

T: Gut.

K: Der war wirklich gut, das ist wirklich genial … ja! Okay.

T: Stellen Sie sich einmal vor, auf diesen Platz hier kommt aus einer Welt der Möglichkeiten die Christa, der es im Hinblick auf all diese Fragen und noch weitere noch besser geht, als Sie überhaupt wissen, dass es Ihnen gehen kann, bisher …

K: Okay … Können Sie das bitte noch mal sagen, hier oben ist grad ein bisschen …

T: Och, wird schon angekommen sein.

K: Okay, gut …

T: … und die überhaupt frei ist von dem früheren Sammelzwang oder Sammeldrang, die ein pfefferminzig wohliges Gefühl dabei hat, wenig zu essen, mit besonderem, feinem, hinschmeckendem Genuss, gourmetmäßig, aber sehr portioniert, und die zwar imstande ist, traurig zu sein, aber die zu vielen Zeiten vor allem die frohen und humorvollen Seiten sieht, wahrscheinlich sogar zu den allermeisten Zeiten. Und die das so fühlt, als ob das schon sehr lang, vielleicht sogar ein Leben lang schon so wäre und gleichzeitig trotzdem dieses prickelnde, erfrischende Gefühl hat, die bei allem, was bisher vielleicht mit unangenehmen Erinnerungen verbunden war, zwischen Erinnerungen und Erwartungen unterscheidet, unwillkürlich und automatisch. Die neugierig ist aufs Leben und die diejenigen Aspekte von Vater, Mutter, Oma, Opa loslässt, die ihr bisher nicht gutgetan haben, umgekehrt aber dasjenige, was ihr guttut an Liebe, Wärme, Fürsorge und solchen Dingen, wie durch einen Filter zu sich kommen lässt und bei sich ankommen lässt … Wenn die hier sitzt, was meinen Sie, wie guckt die?

K: Breit grinsend.

T: Breit grinsend guckt die. Wie sitzt sie da?

K: Aufrecht.

T: Was meinen Sie, wie sie atmet?

K: Tief und ruhig.

T: Genau. Sagen Sie Ihrer Seele einen schönen Gruß, sie darf sich gerne gründlich überraschen lassen, weil das auf eine angenehme Weise völlig anders sein wird, als es da *(P1)* noch war, und sie darf gerne neugierig und erwartungsvoll sein, weil es dafür gute Gründe gibt. Und ich möchte Sie bitten, dass Sie sich einfach einmal da *(P9)* hinsetzen und sich überraschen lassen, wie es da ist.

K: Jap.

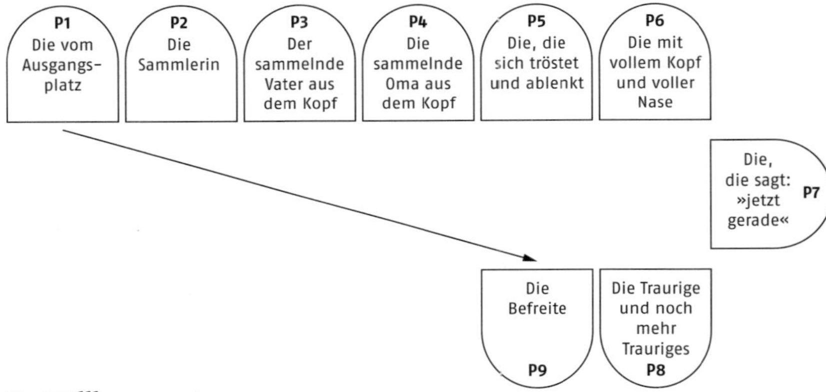

T: Willkommen!

K: Ja. Da gefällt es mir.

T: Ja? Was ist hier anders?

K: Tja … ich würde mal sagen, das ist so mein – hört sich jetzt bekloppt an – mein königliches Selbst, irgendwie.

T: Ja? Hört sich gar nicht bekloppt an.

K: Ja, also wirklich, genau, das ist, wie ich mich eigentlich fühlen möchte. Oder wie ich meine, wie ich eigentlich also …

T: Schauen Sie, da hatten wir die in der Ecke, die »gerade« gesagt hat *(P7)*. Die kann auch »eigentlich« sagen.

K: Ich musste ja jetzt »eigentlich« sagen, um bescheiden zu wirken. So in der Art, oder: »Übertreib's mal nicht.« Nee, genau, ich kenne diesen Zustand, völlig im Einklang zu sein: Ich und das wirkliche, das eigene göttliche, königliche Selbst. Zack. Ich kenne es, ja.

T: Sie können das »eigentlich« gerne der Ecke *(P7)* geben.

K: Okay, ja.

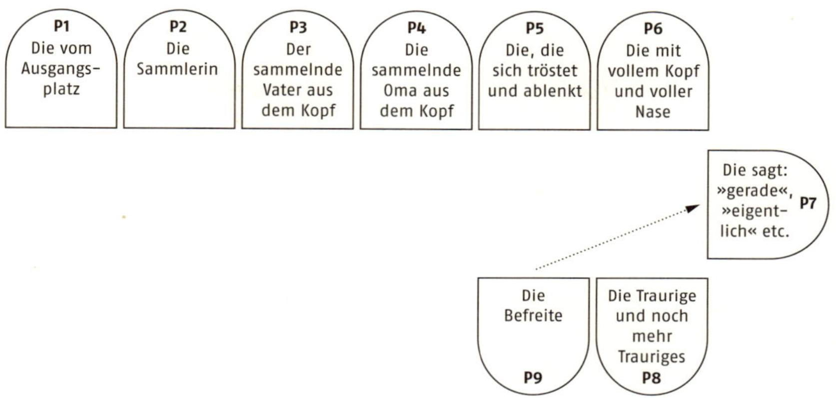

T: Und woran bemerken Sie das? Ich bemerke es daran, dass Sie sehr aufrecht sitzen, dass Sie nach vorne und eher noch nach oben schauen.

K: Es ist eine Energiesache, ein Energiephänomen im ganzen Körper, es fühlt sich einfach kraftvoll an und inspiriert, frei im Kopf. So eine Energie, aus der ich Lust habe, gute Sachen zu machen.

T: Wer kann Sie eigentlich daran hindern, das zu behalten?

K: Das zu behalten?

T: Wenn überhaupt eine, dann die Einwenderin *(P7)*, aber die Frage ist: Vielleicht hat sie ja schon gemerkt, dass Ihnen das hier guttut und Sie die Einwände gar nicht brauchen? Könnten Sie mal mitsamt diesem guten Gefühl – genau so, wie es Ihnen jetzt geht, so und noch besser, noch ausgebaut, noch schöner …

K: Jaaa …

T: … dort hingehen, wo die Einwänderin ist, damit Sie sie mal informieren, dass das hier tatsächlich geht, dass es sicher, gefahrlos, nachhaltig und stabil ist.

K: Ich sehe, da kommen mir Zweifel, da habe ich Angst, dass ich das so nicht halten kann. Da kommt die Angst: »Das kannst du doch gar nicht halten! Mach dir doch nichts vor!«

T: Erstens gibt es gar nichts zu verlieren, das sind Einwände von der da drüben *(P7)*. Lassen Sie es uns einfach mal probieren, dass Sie mit diesem Gefühl und Verhalten zu ihr *(P7)* gehen, und Sie geben ihr Ihr Gefühl, nicht umgekehrt. Zweitens, abgesehen davon, dass das funktioniert, könnten Sie ja jederzeit wieder auf diesen Platz zurück und sich wieder damit volltanken.

K: Mhm.

T: Da gibt es überhaupt nichts zu verlieren.

K: Das stimmt, das stimmt.

T: Ich bin aber der Meinung, dass Sie eher die da drüben beeindrucken werden als umgekehrt.

K: Echt?

T: Mhm, echt. Gehen Sie doch einfach mal da hin und zeigen Sie ihr, dass das tatsächlich geht, und bitten Sie sie mal zu gucken, was sie alles von ihrer Einwändeliste streichen kann, wenn sie sich eins zu eins bei Ihnen informieren kann.

K: Ist ganz komisch, ich kriege gerade Angst, ich weiß gar nicht wieso …

T: Ja, also, das ist spannend. Wenn wir die *(P7)* fragen, wovor hat sie wohl Angst?

K: Eigentlich vor allem, vorm ganzen Leben, also das ist die personifizierte Angst.

T: Ich hätte eine Idee. Es könnte sein, dass jemand, der öfter enttäuscht worden ist, gelernt hat: Wenn ich glücklich bin, heißt das, dass ich wieder unglücklich werde. Daher darf ich nicht glücklich sein, weil ich sonst wieder unglücklich würde, und danach bin ich noch unglücklicher, weil ich doch so sehr gehofft hatte, das Glück würde halten.

K: Genau, ja, mhm.

T: Kommt Ihnen das vertraut vor?

K: Mhm.

T: Können wir diejenige, die Angst hat davor, glücklich zu sein, weil sie meint, Glück verursacht Unglück, dorthin stellen, oder wo soll die stehen?

K: Am liebsten draußen vor der Tür.

T: Das verstehe ich, aber die wird sich da draußen in ein Unglück stürzen, in ihrer Logik.

K: Okay, okay.

T: Die möchte für etwas aus ihrer Sicht ganz Wichtiges sorgen. Damit das noch größere Unglück ausbleibt, wählt sie das kleine Glück statt des großen.

K: Dann stellen wir die mal da hin, hinter den Stuhl *(P10)*.

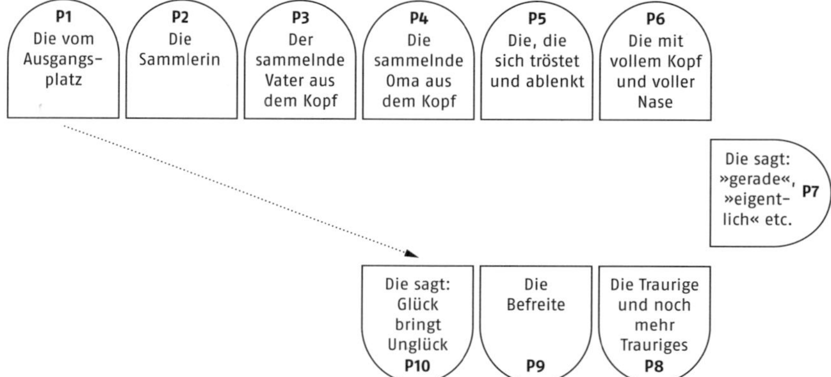

T: Wir könnten zu ihr sagen: »Wir haben verstanden, dass du letzten Endes Glück schaffen möchtest. Indem du verhindern möchtest, dass das größere Glück ein Unglück mit sich bringt, möchtest du das kleinere Glück absichern. Wir haben verstanden, dass du Glück willst. Wir möchten dir beibringen, wie man frei von dem Unglück größeres Glück kriegt, dann hat man noch mehr von dem, was du eigentlich willst. Vielleicht war das vor langer, langer Zeit mal eine Strategie, die beste, die sie fand, aber möglicherweise ist die viele Jahre später gar nicht mehr die beste. Sie soll sich auf bestimmte Kindheitssituationen konzentrieren, um die es damals ging, damit sie sich um ihr Kerngeschäft kümmert und das besonders gut macht. Sie darf Sie gerne vor den Enttäuschungen von damals bewahren, die allerdings wahrscheinlich nicht mehr wiederkommen. Aber versehentlich hat sie Unglück erzeugt, wo sie doch Glück sichern wollte. Wir möchten sie gerne einladen, dass wir zusammen die Sicherung von erreichbarem Glück besser und nebenwirkungsfrei hinkriegen. Meinen Sie, das ist okay?

K: Ja, das wäre auf jeden Fall einen Versuch wert.

T: Jetzt sieht das ja mit der hier in der Ecke alles schon wieder anders aus. Sie könnten sie ja mal informieren, dass ihr guter Zustand von hier stabil ist, jetzt sogar noch mehr als vorher.

K: Ja *(kräftiges Ausatmen).*

T: Ich merke, dass etwas losgelassen hat.

K: Ja, ja genau, es entspannt sich etwas.

T: Sie könnten mal dahin gehen und sie informieren, dass das tatsächlich geht und sie von ihrer Einwändeliste alles herunterstreichen soll, was jetzt gar nicht mehr gebraucht wird. Bitte schön.

K: Okay … *(K wechselt den Sitz).*

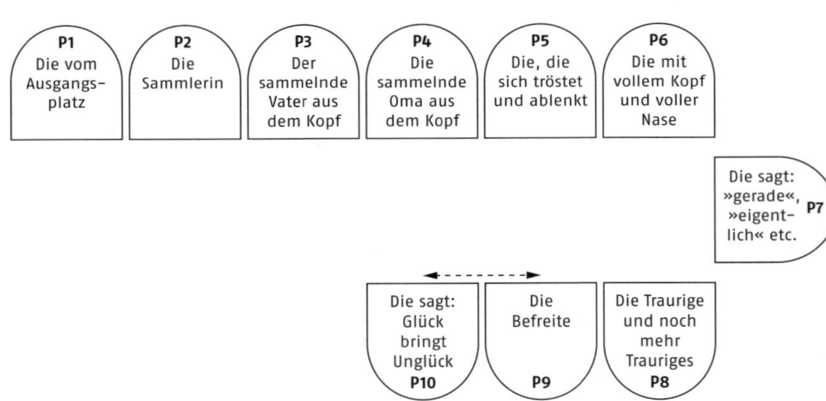

T: Schauen Sie mal, wie die, die bisher Einwände hatte und meinte, Glück bringt Unglück *(P10)*, sich verändert. Wie fasst sie das auf, wenn sie sich bei Ihnen aus erster Hand informieren kann, dass das tatsächlich geht, Glück zu haben, das Glück bleibt? Was ist jetzt mit ihr?

K: Die sagt gerade nicht so viel.

T: Sonst hat die doch öfters Einwände gebracht?

K: Jaja, eigentlich pausenlos.

T: Ja, und jetzt bringt sie grad gar keine oder wie?

K: Nein, nein, also kommt grad nicht so.

T: Das heißt, da gibt es gerade nicht viel einzuwenden.

K: Die ist irgendwie gerade mal still und, ich glaube, auch ein bisschen perplex.

T: Das glaube ich auch. Das ist sie gar nicht so gewohnt.

K: Nein.

T: Wenn sie jetzt einmal von ihrer Einwändeliste alles herunterstreicht, was nicht gebraucht wird …

K: … bleibt nicht so viel übrig.

T: Da wird die Liste ziemlich leer. Aber das könnte ihr ja guttun, da hat sie ja jede Menge Energie frei für etwas anderes.

K: Ja, das ist mal ziemlich nett, wenn da in der Ecke Stille ist.

T: Ja, findet sie das auch gut? Denkt sie sich: Schön, da muss ich weniger arbeiten?

K: Ich glaube, es ist ganz schön ungewohnt, aber an sich schon gut.

T: Ja, findet sie das auch gut, nicht nur ungewohnt?

K: Ja.

T: Sie können ihr jetzt sagen, Sie lassen ihr eine Kopie da, sie kann sich weiter damit befassen und darüber informieren. Ja? Wenn es recht ist, könnten Sie sich gerade mal dahin setzen, wo Sie vorher waren, und es sich da noch besser gehen lassen.

K: So, mein Thrönchen einnehmen. Ja, jetzt fühlt sich das ziemlich entspannt an.

T: Ja, insbesondere, nachdem die da drüben ja immer noch still ist.

K: Es ist sehr entspannt.

T: Sie könnten jetzt gerade noch mal – als Sie von hier *(P9)* mit all dem guten Lebensgefühl von hier – zu ihr da drüben *(P10)* gehen, die sie vor Glück bewahren wollte, weil sie meinte, davon käme Unglück. Bringen Sie Ihr gutes Lebensgefühl mit und füllen Sie sie mit diesem guten Gefühl an. Anders gesagt: Sie darf sich einfach alles von Ihrem guten Gefühl nehmen, was sie gerne haben möchte, unter dem Verständnis, dass es sich um eine Art von Glück handelt, die nicht zu Unglück führt, sondern frei davon ist.

K: Das hört sich gut an.

T: Und sie darf gerne selber entscheiden, wie viel und in welcher Geschwindigkeit sie sich davon nimmt, und kann sich ja davon überzeugen, dass dieses Glück frei von Unglück ist. Auf dieser Basis würde ich Sie bitten, nochmals dort hinüberzugehen.

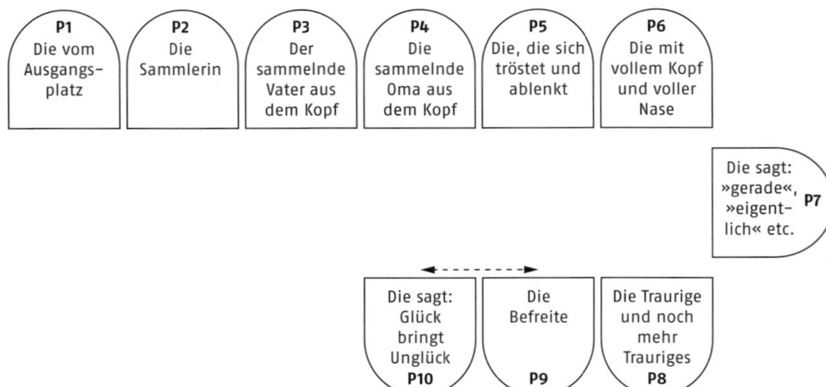

T: Wie findet sie das denn?

K: Auch etwas ungewohnt, aber eigentlich ganz gut.

T: Gefällt ihr ganz gut. Da kam noch ein winziges »eigentlich«, das drückt wahrscheinlich das Ungewohnte aus.

K: Ein leichter Zweifel, dass es gehen kann. Darf das einfach sein?

T: Mhm, ja, kommt da aus der anderen Ecke *(P7)* gerufen.

K: Aber ganz leise, nicht so krass.

T: Sie könnten ihr auch sagen, Sie lassen ihr eine Kopie von dem guten Lebensgefühl da, was Sie ihr mitgebracht haben, sodass sie sich jederzeit damit anfreunden kann. Das macht das Leben sehr viel leichter für sie.

K: Okay.

T: Dann schlage ich vor, Sie setzen sich wieder da hin.

K: Auf das Thrönchen.

T: Genau, auf das Thrönchen. Schauen Sie einmal mit Ihrem Lebensgefühl von jetzt diese Leute an, wie sie Ruhe geben: Die, die vorher »eigentlich« sagte *(P7)*, die, die vorher meinte, Glück würde zu Unglück führen *(P10)*, der sammelnde Vater *(P3)* und die Speck sammelnde Oma *(P4)* und die Sammelnde, die in Ihnen war *(P2)*, die, die einen vollen Kopf hatte *(P6)*. Sie können denen allen mal so einen Klon schicken, eine Kopie von Ihnen *(P9)*, damit die informiert sind, und sie dürfen gerne mit diesem guten Gefühl von Ihnen angefüllt werden. Schauen Sie sich einmal an, wie die sich verändern, wenn sie sich mit Ihrem guten Gefühl anfüllen.

K: Ja, wie schön.

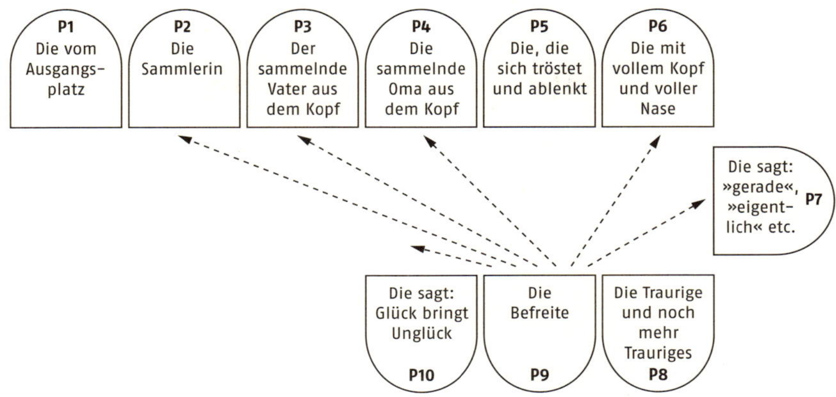

T: Hier zur Traurigen *(P8)* können Sie dieses gute, ruhige Gefühl schicken, die Kraft. Der, die trösten und ablenken wollte *(P5)*, können Sie dieses gute Gefühl schicken, wie das ist, wenn man geheilt ist und keine Ablenkung braucht. Und der, die Sie morgen und übermorgen und danach sein werden *(P11)*, können Sie auch ein paar Kopien schicken, wann immer eine Erinnerung gebraucht werden könnte oder angenehm sein könnte, damit bei Bedarf diverse Kopien von der Christa von hier *(P9)* bei Ihnen von dann *(P11)* anklopfen …

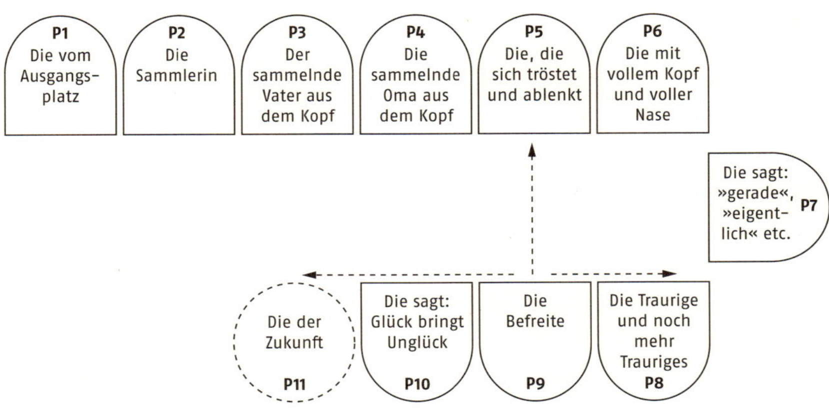

K: Ein paar Back-ups, im Fall, dass mal was verloren geht, ne?

T: Eigentlich glaube ich gar nicht ans Verlorengehen, ich will nur gründlich sein. Also sollte aus irgendeinem Grund ein bisschen Back-up gebraucht werden, dann sagen Sie der, die Sie morgen, übermorgen und danach sein werden, einen schönen Gruß, dass sie Sie unwillkürlich und ganz von selber neu mit diesem guten Ergehen auftankt, wann immer das nützlich ist.

K: Super.

T: Wenn Sie sich jetzt mit diesem ganzen Gefühl vorstellen, Sie gehen nach Hause, was ist dann möglicherweise anders, beispielsweise heute Nachmittag und Abend? Vielleicht passt das vorherige Essen nicht mehr dazu oder die Art und Weise, wie Sie vorher gegessen haben. In Bezug auf das Einkaufen ist vielleicht etwas anders.

K: Mhm!

T: Ich bin mir sicher, dass in Bezug auf den freien Kopf etwas ganz anders ist und dass mit einigen Dingen, die die von früher traurig gemacht hätten, etwas ganz anders ist. Lassen Sie sich einfach überraschen und gehen Sie in die kommende Zeit mit mindestens so viel Erwartung und Neugier wie die, mit der Sie von dem Anfangsstuhl *(P1)* hierher *(P9)* gegangen sind, und beobachten Sie, was alles angenehm anders ist, entweder überraschend anders oder mit einem Gefühl, als sei es schon immer so gewesen, oder beides. Ich wäre geneigt, Sie so auf den Weg zu schicken.

K: Super, das passt. Vielen Dank.

3.5 Das Sofa des Glücks (Paartherapie)

Das folgende Fallbeispiel illustriert das Vorgehen beim Therapeutischen Modellieren in der Paartherapie. Die Sitzung fand im Rahmen eines Kongressworkshops statt. Gerhard beschrieb sein reales Anliegen, seine tatsächliche Partnerin war allerdings auf dem Kongress nicht anwesend. Für die Demonstration wählten wir also eine Rollenspielpartnerin (Marianne). Tatsächlich könnte der Ablauf mit einem realen Paar exakt derselbe sein. Ich habe unter mehreren möglichen Fallbeispielen dieses gewählt, weil der Ablauf klar, überschaubar und gewissermaßen prototypisch ist. An anderer Stelle habe ich einen Fall veröffentlicht, bei dem Trauma, Depression und die offene Frage, ob das Paar sich trennt oder zusammenbleibt, die Arbeit komplizieren[34].

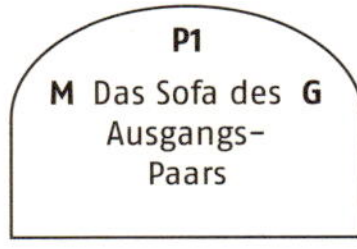

T: Hallo Gerhard, hallo Marianne! Ich möchte Sie bitten, Platz zu nehmen. Hier sind drei Sofas. Sie können sich eines aussuchen, wo Sie sitzen möchten … *(P1)*. Ich werde Ihnen ein paar Fragen stellen … Ist das o. k.?

M: Ja.

T: Worum geht es denn? Können Sie mir etwas über Ihr Anliegen erzählen?

G: Es geht darum, dass ich mit Marianne früher enger verbunden war. Also, ganz früher eigentlich ziemlich eng, und dann hat es sich etwas gelöst, sodass wir nur noch Bergtouren miteinander gemacht haben. Und dann war da plötzlich eine ganz große Distanz. Die hat sich in letzter Zeit wieder verringert. Aber ich merke auch immer wieder, wie gefährlich das ist, wie irgendein Wort von mir wieder so eine Entfernung bewirken kann.

T: Was wäre denn Ihre Zielausrichtung? Was würden Sie sich von unserer Arbeit wünschen?

G: Dass mir klarer wird, wie ich mich verhalten kann, damit die Beziehung normal wird, würde ich sagen.

T: Können Sie ansatzweise beschreiben: Was würden Sie dann erleben, wenn die Beziehung normal ist?

G: Dann würde ich nicht erleben, dass ich auf jedes meiner Worte unglaublich achtgeben muss, und auf alles, was ich tue, sondern

34 Hammel 2014 a, S. 174 ff.

ich könnte sein, wie ich bin, und es würde kein Problem erzeugen, und wir könnten Dinge zusammen machen, die, glaube ich, für beide ganz gut wären.

T: Wenn ich Sie jetzt mal anspreche, Marianne: Wie geht es Ihnen jetzt und wo wollen Sie von da aus gerne hin?

M: Vom Körperempfinden her merke ich, dass ich sehr angespannt bin. Mir ist eher übel. Und das nervt mich ein bisschen, also dieses Gerede nervt mich, aber die Idee dahinter finde ich eigentlich recht angenehm. Also ich hätte auch gerne eine gute Beziehung.

T: Hmhm. O.k., also für Sie wäre auch das Ziel, in eine gute Beziehung miteinander zu kommen. Woran werden Sie eine gute Beziehung erkennen?

M: Leichtigkeit.

T: Gut, Leichtigkeit. Ich möchte Sie gerne einladen, etwas Verrücktes miteinander zu machen. Wir probieren etwas aus, was theoretisch eigentlich gar nicht geht, aber manchmal gehen die verrückten Sachen ja besser als die vernünftigen. Die vernünftigen hat man ja schon tausendmal versucht, da kommt man selber drauf, und das versucht man immer wieder, aber manchmal kann etwas Verrücktes eine ganz andere Möglichkeit eröffnen. Und dazu möchte ich Sie gerne einladen! Wo Sie sitzen, das ist ein Paar-Sofa. Da gibt es diese Loriot-Sofas oder Harry-and-Sally-Sofas, wo ein Paar drauf sitzt, mit ein bisschen Plüsch. Man kann sich vielerlei Beziehungsgestaltungen auf solchen Sofas vorstellen. Und so haben wir hier auch *drei* Sofas. Stellen Sie sich vor, das Paar oder das Duo – ich nenne Sie mal Paar –, das Paar, das unter der bisherigen Situation leidet, das vielleicht manchmal genervt ist, verärgert, der Frau ist vielleicht übel, der Mann hat manchmal Angst, ist unsicher, hat Sorge, ein falsches Wort zu sagen, vielleicht gibt's da ein Vertrauensthema: Dieses Paar *(tiefes Atmen von G.)*, bei dem es nicht so richtig klappt *(M. bewegt die Schultern, als wolle sie Verspannungen lösen)*, wo die Frau mit der Schulter dieses leichte Unbehagen zeigt und der Mann eine leicht angespannte Muskulatur und so einen flachen Atem hat, weil er sich vielleicht gar nicht traut, wie auch immer … Lassen Sie uns dieses

Paar sozusagen aus Ihnen herausholen und auf ein anderes Sofa setzen. Wohin soll es gehen? Wollen wir lieber dieses oder jenes Sofa nehmen? Darf ich mal die Dame zuerst fragen?

G: Klar.

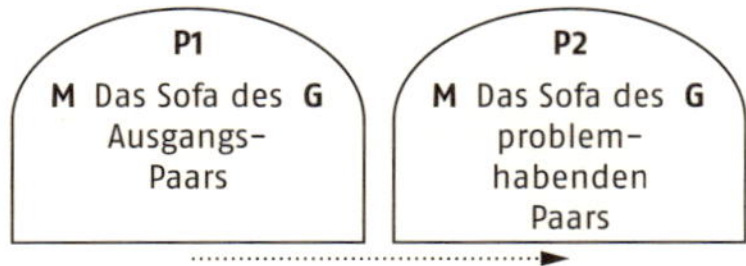

M: *(zeigt auf das rechte Sofa, P2)*

T: Wäre das für Sie auch okay? Oder würden Sie sagen, es sollte das linke sein?

G: Also, ich hätte dahin *(links)* getippt, aber es ist o. k.

T: O. k. Das ist das Sofa, wo Sie das Paar, dem es so schlimm geht, hinsetzen. Stellen Sie sich vor, Sie gehen wie zwei Geister aus Ihnen heraus und setzen sich da hin. Ist die Dame wieder links? Ja? *(M. atmet mit einem leichten Schniefen)* O. k., da sitzt also die Dame, die so leidet, die so ein bisschen genervt ist, manchmal zwischen genervt und fast schon ein bisschen schnieft, weil es ein bisschen traurig und ärgerlich ist, die auch dieses Übelkeitsthema hat. Schauen Sie sich mal die Frau dort an, wie schlecht es ihr dort geht! Die Arme! Und Sie können sagen: Gut, dass die dort sitzt und Sie hier. Oder wollen Sie lieber mal dort sitzen, wo die sitzt?

M: Nein, das war genau mein Empfinden. Ich bin jetzt sehr froh, dass die weit weg ist von mir.

T: Da ist es doch angenehmer, wenn sie da sitzt. Während Sie den Herrn dort draußen anschauen, mit dieser leicht angespannten Muskulatur und diesem flachen Atem, habe ich gerade gesehen, dass Sie etwas tiefer und freier atmen. Wenn Sie sich den Armen angucken, der so ein bisschen verunsichert wirkt – wie geht es dem da drüben?

G: Dem geht es nicht gut. Der ist ziemlich angespannt, und er weiß nicht, was er tun soll.

T: Ja, der ist irgendwie ratlos.

G: Ja, der ist ratlos, genau.

T: Ist das gut, dass der da draußen und da drüben ist?

G: Ja.

T: Oder wollen Sie ihn lieber wieder zurückhaben?

G: Nee, nee. Das ist ganz gut, dass er da ist.

T: Schon gut da aufgehoben, die beiden. Ja, ich nehme an Ihnen beiden hier wahr, dass so eine größere Freiheit, so eine größere Leichtigkeit, eine größere Beweglichkeit in Sie reingekommen ist. Das scheint ganz gut zu sein, wenn die da drüben sitzen. Ich nehme Sie beide viel lebendiger wahr, Sie haben viel leuchtendere Augen. Wie geht es Ihnen jetzt?

G: Mir geht es jedenfalls jetzt besser. Ich denke auch nicht so wie vorhin. Vorher war ich ja total in dieser Anspannung drin, in dieser unlösbaren Situation, und jetzt, jetzt sitzen die da drüben, jetzt geht's mir besser.

T: Ich habe den Eindruck, Ihre Stimme ist auch voller und kräftiger und lebendiger geworden, seitdem die draußen sind? Aber wenn Sie wollen, können Sie jeweils, wenn Ihnen noch irgendein Rest einfällt *(M. und G. bewegen nacheinander unbehaglich die Schultern)*, den Sie gerne da drüben hätten – ich sehe es schon in den Schultern, das bewegt sich gerade aus den Schultern heraus da herüber –, den können Sie gerne mit hinüber zu denen da drüben geben. Die *(auf P2)* bräuchten eigentlich eher die Beratung als Sie *(auf P1)*, aber trotzdem, weil wir *Sie* jetzt physisch und sichtbar dahaben, würde ich sagen, kümmern wir uns erst um Sie, und wenn wir noch ein bisschen Zeit haben, um die da drüben. Eigentlich bräuchten die die Arbeit und Sie gar nicht so sehr.

G: *(lacht)*

T: Wenn ich Sie so lachen sehe, denke ich, also die da *(auf P2)* sind wesentlich angespannter als Sie beide. Ja, ich merke es auch an Ihrem Atem. Ich möchte Sie gerne zu etwas Weiterem einladen, was ebenso verrückt und vielleicht sogar noch ein bisschen verrückter ist. Stellen Sie sich vor, aus der Weite der Möglichkeiten einer ganz großen Welt, vielleicht auch einer spirituellen Welt, kommt *das* Paar, dem es besser geht, als es Ihnen jemals gegangen ist, besser, als Sie überhaupt wussten, dass es Ihnen gehen kann, die sich freier, leichter, entlasteter, vertrauensvoller fühlen und erleben, als Sie das bisher jemals realisiert hatten und die so ganz unwillkürlich in tausendstel Sekunden, bevor es ihnen überhaupt bewusst ist, in einer Paarinteraktion, wie so ein Herdentierverhalten, ganz schnell in einer ganz guten Weise aufeinander reagieren können, die auch Dinge von früher, die vielleicht einmal belastend waren, wenn es so in ihrem Sinne ist, als ganz weit zurück, wie aus ferner Erinnerung, erleben können, als etwas, woran Sie vielleicht nur noch ganz selten denken. Passen Sie alles so für sich an, dass es noch viel besser ist als das, was ich sage. Dieses Paar kommt hierher und setzt sich auf dieses Paar-Sofa. Ich nenne das das Sofa des Glücks *(P3)*. Und setzen sich und lassen sich da nieder. Und gucken Sie mal, wie die beiden da aussehen. Gucken Sie die beiden mal vor Ihrem inneren Auge an, die beiden, denen es richtig, richtig gut miteinander geht.

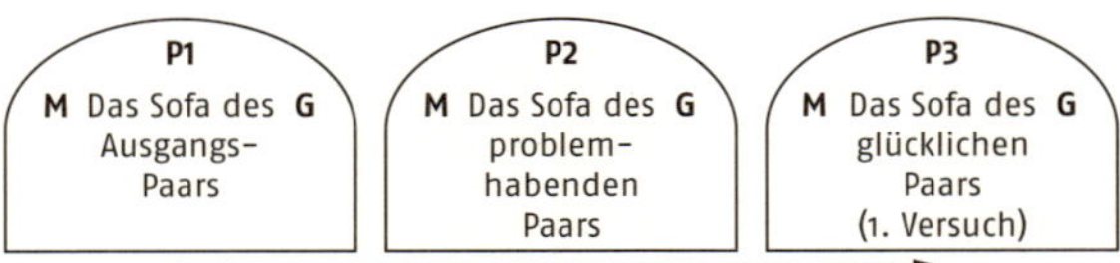

G: *(nickt)*

T: Darf ich Sie zuerst fragen? Der Mann, sitzt er hier? Ist das o. k.?

G: Ja.

T: Oder hätten *Sie* den Mann lieber dort?

M: Also *ich* würde nicht sitzen. Mein Anteil *sitzt* nicht.

T: Ah, Ihrer sitzt nicht. Wir können gerne Stehplätze machen, einwandfrei! Wäre es für Sie auch in Ordnung, wenn wir dieses Paar stehen lassen?

G: Ja, warum nicht?

T: Ist es für Sie o. k., wenn wir Stehplätze machen?

M: Ja, das ist besser.

T: Wunderbar. O. k. Die haben uns gehört und sind jetzt aufgestanden. Da stehen sie *(P4)*. Sie sehen sie vor dem inneren Auge. Steht die Dame eher links oder rechts?

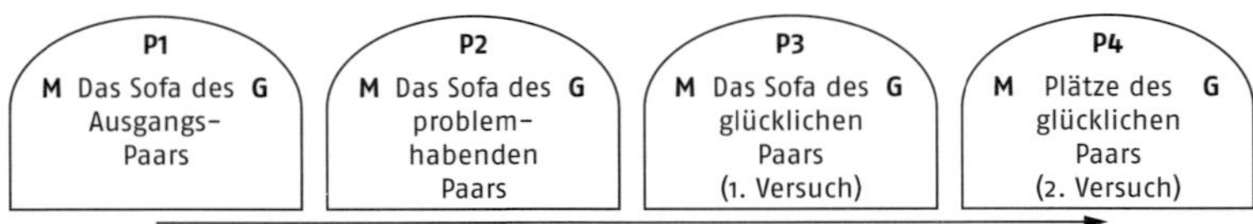

M: Rechts, neben Ihnen.

T: Hier rechts. Und ist es recht, wenn der Mann links von ihr steht?

M: *(nickt)*

T: Ich weiß nicht, was das bedeutet, aber sie haben Seiten getauscht. Da stehen sie. Gucken Sie die beiden mal an! Darf ich fragen, wie Marianne *(auf P4)* jetzt aussieht?

M: Ich würde sagen, sehr glücklich, Arm in Arm, und so kurz vorm Wegtanzen.

G: *(lacht)*

T: Sehr schön. Sehr schön. Was hat sie denn für Augen? Ich habe das Gefühl, sie hat so ein ganz wunderschönes Strahlen und Blinken in den Augen und so ein ganz breites Lächeln. Kommt das hin?

M: Ja.

T: Und sie hat den Kopf so hauchfein gedreht, als ob sie so, Sie wissen schon, als ob sie auf so etwas Schönes wartet. Eine kleine Drehung von dem Kopf, sehr charmant. Sie hat einen sehr schönen Humor, sie ist erfüllt mit etwas ganz Schönem, stelle ich mir vor.

M: *(nickt)*

T: Schwer zu beschreiben.

M: Verliebt.

T: *Sie* dürfen das sagen. Genau.

G: *(lacht)*

T: Wenn Sie den Mann dort anschauen … wie guckt er?

G: Ja, der, der freut sich.

T: Ja.

G: Der freut sich über die Marianne.

T: Ja, das ist ne ganz andere …

G: Der freut sich über die ganze Situation, es ist ja echt super jetzt.

T: Ja. Wenn Sie sich vorstellen, wie er atmet, eher flach oder tief?

G: Och, der atmet tief! Ja.

T: Tief, frei.

G: Ja, ganz frei!

T: Die ganze Muskulatur ist gelöst.

G: Ja.

T: Tief, frei. Steht er eher aufrecht, gebeugt, seitlich?

G: Nein, also er steht nicht steif, aber doch ziemlich aufrecht. Und er hat seinen Arm um sie gelegt. Und neigt sich zu ihr hin und so.

T: Klasse. Gucken Sie die beiden einmal an. Und wenn Sie möchten, stellen Sie sich die beiden gerne vor als zwei, die das erleben, als ob es schon jahrelang so wäre. Gefühlt seit Langem. Ja? Das darf einerseits überraschend frisch und neu sein, aber andererseits gerne gefühlt seit Langem.
Wenn Sie sich die beiden jetzt hier anschauen, wie sie dort stehen, ganz liebevoll, ruhig, vertrauensvoll, entspannt, als zwei, für die Dinge, die früher einmal nicht so gut gewesen waren, weit, weit zurückliegen: Man erinnert sich nur selten daran. Gucken Sie die beiden einmal an. Die wirken wirklich glücklich. Ich möchte euch um etwas bitten, und zwar, dass ihr euch überraschen lasst – dass ihr einmal aufsteht und genau da hingeht, wo die beiden sind. Die anderen von vorher könnt ihr da lassen und gucken, wie das ist, euch angenehm überraschen zu lassen.

G, M: *(gehen auf P4 und lachen)*

T: … euch angenehm überraschen lassen, was hier ganz anders ist. Wenn ich euch beobachte, euer Blick ist völlig anders, die Körperhaltung ist völlig anders. Da ist dieses Strahlen, das ist noch intensiver. Die beiden hatten schon vorher abgefärbt auf die *(auf P1)* von vorher. Ihr habt gemerkt, es gibt auch den Rapport mit den Unsichtbaren. Ihr beide hier habt auf die beiden schon abgefärbt, sodass die angefangen hatten, schon so zu gucken wie ihr, aber ihr schaut noch glücklicher aus.

G, M: *(lachen)*

T: Ich weiß nicht, wie ihr die Situation empfindet. Ich sehe dieses Lachen, dieses Strahlen, eine aufrechte, gleichzeitig entspannte Körperhaltung, einen ganz liebevollen Umgang. Was ist hier anders als vorher?

M: Ja, also, ich finde es total entspannt, sehr harmonisch, vertraut. Vertraut und sehr liebevoll.

T: Ja. Wenn Sie in sich hineinfühlen, was ist anders in Ihrem Körpererleben, Körpersprache, Empfinden?

G: Also, die Leichtigkeit, von der ich am Anfang gesprochen habe, ist definitiv zu fühlen. Es ist überhaupt nichts mehr mit angespannt, es ist einfach, ja – entspannt!

T: Etwas, worauf Sie vielleicht nur kommen, wenn ich Sie speziell danach frage: Vorher hatten wir gesagt, irgendwelche Dinge sind ganz weit weg, an die man sich nur noch ganz selten erinnert. Wenn Sie auf das Thema achten und denken: Moment einmal, *woran* erinnere ich mich fast gar nicht mehr, können Sie dazu etwas in den Sinn bekommen?

G: Ja, für mich ist das wichtig. Das war eine Erfahrung, die so ein bisschen Traurigkeit aufwirft, aber die uns auch enger zusammenbringt.

T: Schön.

G: Also es ist für mich ganz wichtig, dass das so war.

T: Schön, ja. Darf ich Sie fragen, was auf diesem Platz anders ist?

M: Also, das Grundgefühl ist anders. Auch das Körpergefühl, überall im ganzen Körper, alles ist anders. Ich freue mich so, da neben dir zu stehen. Das ist so wunderbar.

G, M: *(lachen sich an)*

T: Der ganze Klang Ihrer Stimme ist anders. Er ist für mich voller, harmonischer, kraftvoller, lebendiger, viel modulierter. Und Ihr Atem ist tiefer geworden, so wie Sie es vorhin gesagt hatten. Sehr anders. Gibt es irgendwas, was weiter weggerückt ist oder nicht mehr so wichtig?

G: Ja, das ist so, wie das früher war, diese Anspannung und diese, diese Unsicherheit und diese Vorsicht auf Schritt und Tritt, das ist alles weit, weit weg. Aber es ist überwunden. Dadurch, dass es überwunden ist, kommt es auch nicht wieder. Dadurch ist es wirklich Vergangenheit. Und man kann zurückschauen und sagen: Das ist etwas, das wir überwunden haben.

M: *(nickt)*

T: Schön. Passt das für Sie? Ist das stimmig?

M: Ja, also ich nehme das gar nicht so wahr, was er jetzt gesagt hat, aber ja.

T: *(lacht)* Ja.

M: Ja.

T: Okay. Sie können einfach diejenigen bleiben, die Sie hier sind. Aber wer mir ein bisschen leidtut, das sind die beiden von da drüben *(P2)*. Auch für die von dort, vom Anfang *(P1)*, denke ich, es ist ein bisschen schade, dass es denen nicht so gut geht wie Ihnen. Ihnen könnte es ja egal sein, aber wenn wir für die auch ein bisschen was tun wollten, wäre das okay für Sie?

M: Ja.

G: Klar.

T: Sie könnten denen *(P2)* und auch denen dort *(P1)* einen riesengroßen Gefallen tun. Wäre das für Sie okay, wenn Sie Ihrem Inneren sagen, es könnte sozusagen ein unsichtbares Zwillingspaar von Ihnen losschicken, denen es so richtig, richtig gut geht, und denen sagen, bleibt bitte Leute wie wir von hier *(P4)*, lasst es euch mindestens so gut, gern noch besser gehen und setzt euch bitte auf das Sofa dort *(P2)*. Und wenn die dort das wollen, können sie von diesem Zwillingspaar von Ihnen lernen, wie man Leute wie Sie wird. Ist das okay?

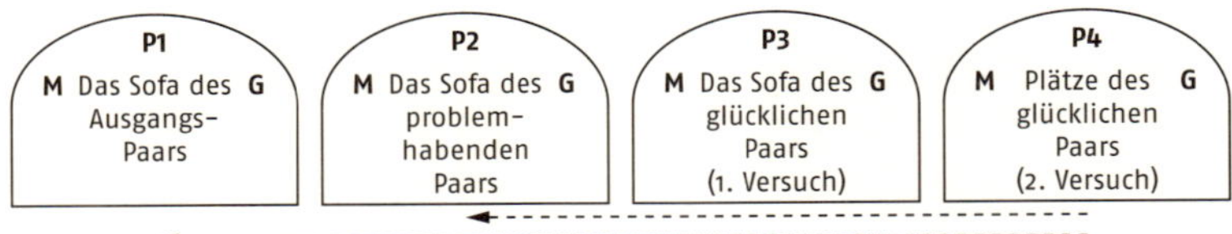

G, M: *(nicken)*

T: Sie schicken die zwei los, die setzen sich da hin. Ihr innerer Regisseur kann zuschauen, wie sie sich mit einer Kopie von Ihnen füllen, bis es denen so gut geht wie Ihnen. Gucken Sie mal, wie die sich verändern, wenn sie gefüllt werden mit der Körperinformation, dem Körpergefühl, den Körperreaktionen, den Emotionen. Und die verändern sich, stimmt's?

G, M: Ja.

T: Jetzt können Sie eigentlich dasselbe mit den beiden vom Ausgangsplatz *(P1)* auch machen, wenn es Ihnen recht ist. Bis es denen geht wie Ihnen. – Und wo wir schon dabei sind, könnten Sie noch ein paar Kopien von dem Paar, das Sie sind, in die Zukunft schicken zu denen, die Sie morgen sind? So können Sie dem Paar von morgen und dem Paar von übermorgen und dem Paar von in einer, zwei, drei, vier Wochen *(P5)*, und immer so weiter, Kopien von Ihnen schicken, die die beiden dann bekommen. Immer dann, wenn es denen weniger gut geht als Ihnen jetzt, könnte das unwillkürlich, bevor es Ihnen überhaupt bewusst wird, ein Signal sein, um sozusagen eine Kopie von Ihnen, ein Zwillingspaar von Ihnen, zu sich zu bringen. Sie können es sich auch wie Pakete vorstellen, die Sie denen aus der Zukunft schicken, und die nehmen sie dann in Empfang, mit einem schönen Gruß an die Seele, bevor sie es überhaupt bewusst merken, dass sie es brauchen: Wenn das Unbewusste merkt, es bräuchte etwas von diesem Paar, kann es sich das holen. Ist das okay?

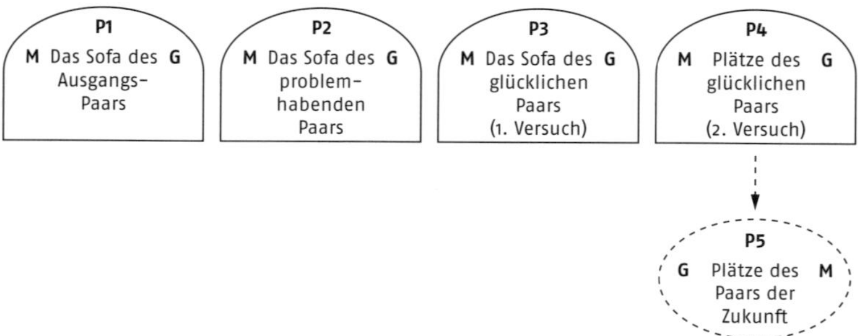

G, M: *(nicken)*

T: Was Sie dann noch tun könnten, ist, dass Sie einmal selbst auf das frühere Problem-Sofa *(P2)* gehen, in der gleichen Weise, wie Sie vorher das Zwillingspaar hingeschickt haben, indem Sie Sie selbst von hier bleiben, es sich weiter mindestens so gut wie jetzt gehen lassen und denen von dort die Information überbringen, wie man zu einem Paar wird wie Sie. Auf dieser Basis möchte ich Sie bitten, auf die beiden Plätze zu gehen, aber als Sie von hier, und die beiden sozusagen mit einer Kopie von Ihrem Erleben füllen, soweit sie das von Ihnen gerne nehmen möchten. Ist das o. k.?

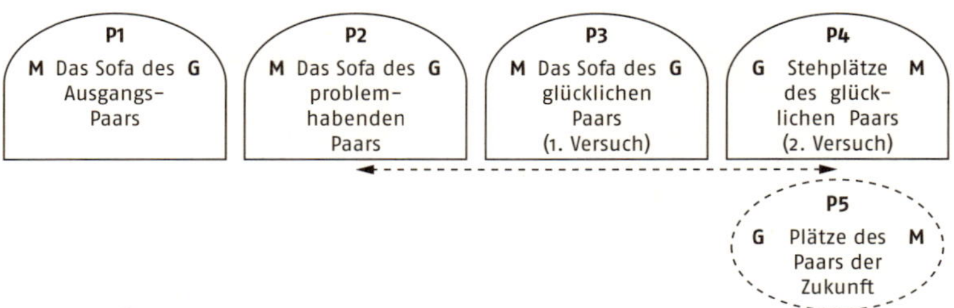

G, M: Okay.

T: Bitte schön. Gucken Sie mal, wie die beiden von vorher das finden, wenn sie jetzt, so viel sie wollen, von Ihrem Erleben bekommen. *(Zu M:)* Wie findet es *die* von da *(P2)*, von vorher das, was meinen Sie?

M: Bereichernd.

T: *(Zu G:)* Wie findet *der* von da *(P2)* das?

G: Auf jeden Fall bereichernd, jetzt gibt es ja endlich eine Aussicht.

T: Wir könnten dasselbe natürlich auch mit denen vom Ausgangssofa *(P1)* machen. Um es kompakt zu halten, schicken Sie bitte ein Klon-Paar von sich dorthin. Wo sollen wir die Sitzung jetzt abschließen?

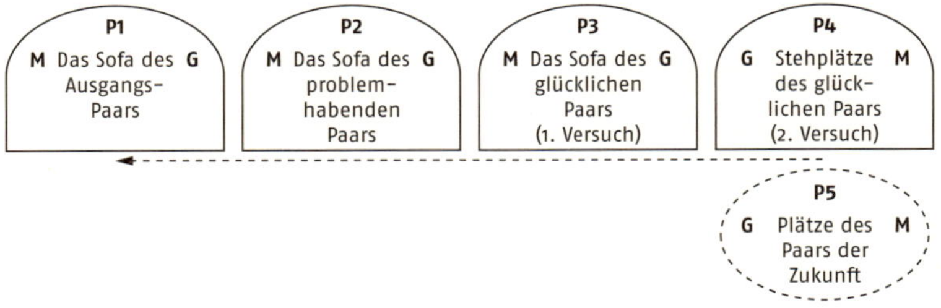

M: Auf dem Stehplatz *(P4)* habe ich mich am besten gefühlt.

G: Ja, ich auch.

T: Dann gehen Sie bitte wieder auf die Stehplätze *(P4)*, sodass wir diesen Platz für den Abschluss nehmen. Tanken Sie sich bitte ganz und gar mit diesem Gefühl voll und nehmen Sie es in der Weise, die für Sie in Ihrem echten Leben jeweils zieldienlich ist, mit und lassen Sie das, was zu Ihrem echten Leben nicht passt, gerne hier. Vielen Dank!

G, M: Danke schön!

Im Nachgespräch teilten Gerhard und Marianne mit:

M: Es war spannend zu sehen, dass ich am Anfang wirklich so genervt war, und wie schnell das einfach dadurch, dass ich auf einen anderen Platz gegangen bin, losgelöst war und ich mich entspannen konnte. Das war echt interessant zu sehen. Es ist ja jetzt noch dieses warme Gefühl. Ja, schön.

G: Für mich war es genau das Gleiche: Ich war ganz erstaunt, dass sich durch diese Ortsveränderung, durch die Veränderung der Haltung und dadurch, dass wir in dieses positive Bild gingen, wirklich auch die Wirklichkeit verändert.

M: Einige Zuschauer haben angemerkt, dass Sie so viel geredet haben. Mir ist das nur aufgefallen, wenn Sie pausiert und mit dem Publikum geredet haben. Wenn Sie mit uns geredet haben, ist mir überhaupt nicht aufgefallen, ob Sie viel oder wenig geredet haben. Das ist wie ausgesondert.

3.6 Das Ende der Schuldgefühle (Borderline)

In die Therapie kam eine Frau, die erklärte, sie sei depressiv. Ihr Mann sei Alkoholiker gewesen und vor sieben Jahren unter damals ungeklärten Umständen verstorben.

Erst vergangene Woche habe sie beim Aufräumen einen Abschiedsbrief gefunden, in dem er ankündigte, sich zu suizidieren, und ihr Vorwürfe machte. Ihre Tochter sei in einem Heim, nachdem sie die Großmutter mit einem Messer attackiert habe und auch sonst gewalttätig gewesen sei. Sie selbst habe Schuldgefühle der Tochter (hier Nina genannt) gegenüber. Die Tochter lehne zudem ihren Partner ab, mit dem sie bald zusammenziehe. Sie leide unter starken Rückenschmerzen, mache sich Gedanken wegen ihres Übergewichts und habe den Wunsch abzunehmen. Zuweilen ritze sie sich. Bei einem Psychiatrieaufenthalt sei sie als Borderline-Patientin diagnostiziert worden[35].

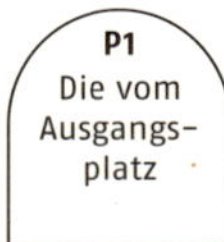

T: Ich würde Ihnen gerne eine ganz erstaunliche therapeutische Methode zeigen. Darf ich?

K: Ja, natürlich …

T: Wenn Sie sich vorstellen: Irgendwo gibt es eine, der es gut geht … die, die anstelle der vorigen Schuldgefühle ein Gefühl von kraftvollem Frieden mit sich selbst hat, Frieden mit Vater, Mutter, Großvater, Großmutter, allen wichtigen Personen, mit Nina, ihrem früheren Mann, der sich suizidiert hat, und mit anderen, mit dem Freund sowieso. Stellen wir uns vor, das ist eine, die in Frieden ist mit sich selbst, mit ihrem Lebenslauf, mit allen wichtigen Personen ihres Lebens … und die nur ganz ab und zu mal, wie von ferne daran denkt, dass sie früher mal Schuldgefühle hatte, aber die beschäftigen sie nicht arg …

K: Das wäre ein Traum.

T: Sie sagen, das *wäre* ein Traum. Irgendwo in Ihrer Seele, in Ihnen, ich weiß nicht wo, irgendwo ist eine, die weiß, wie *die* aussieht, wie's *der* geht, was *sie* tut, was *sie* macht. Irgendwo ist eine, die weiß, wie Sie gedacht und gemeint sind, was zu Ihnen passt … wie Sie sind, wenn Sie in Frieden sind – und die, die Sie *da* sind, die kommt jetzt mal zu uns. Und die setzen Sie auf einen von diesen Plätzen. Wo setzen Sie sie hin? Wo darf sie sich hinsetzen? Da auf das Sofa?

K: *(nickt)*

---

35 Eine Therapiestunde mit derselben Klientin, unmittelbar vor der hier dargestellten Stunde, ist in Hammel 2014 a, S. 68 ff., beschrieben.

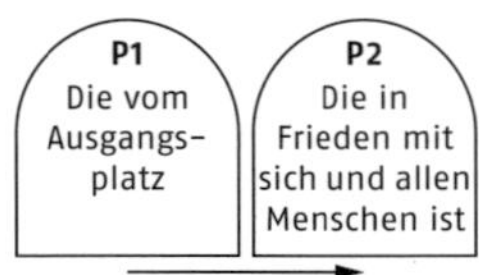

T: Ja, also da *(P2)* sitzt jetzt die, die in Frieden ist mit sich selbst, mit ihrem Lebenslauf, allen wichtigen Personen ihres Lebens. Ob sie schon gestorben sind oder noch da sind, egal. Jetzt. Und in Frieden mit ihren Zukunftsgedanken und Vergangenheitsgedanken und ihrer Gegenwart. Ja. Da sitzt die. Außerdem würde ich gerne *der* einen Platz zuweisen, die üblicherweise, weil sie das bisher noch nicht kennt, so ein bisschen Zweifel und Einwände hat. Die könnte man mal gerade aus Ihnen rausholen, auf einen anderen Sitzplatz …

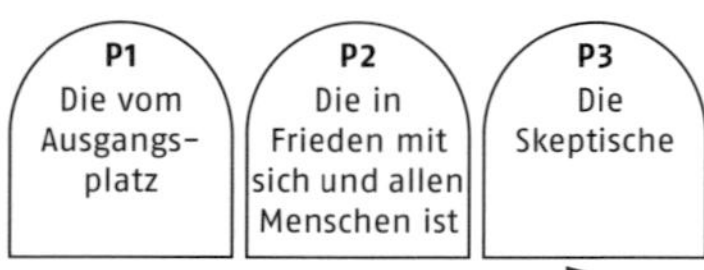

K: Da sitzt sie *(P3)*.

T: Okay. Also, hier *(P3)* sitzt jetzt die, die meint, es geht gar nicht, während die auf dem Sofa *(P2)* die Einwände und Skepsis so weit hinter sich gelassen hat, dass sie eigentlich fast gar nicht mehr daran denkt. Ist das o. k.?

K: Auf jeden Fall.

T: Ja, schön. Schauen Sie sich die mal an, der es gut geht. Die strahlt, die hat ein Lächeln, stell ich mir vor.

K: Vor allem ist sie schlank!

T: Sie *ist* entweder schon schlank oder fühlt sich schon schlank und ist auf dem Weg dahin – ganz von selber schlank zu werden, indem sie unwillkürlich all die richtigen Dinge macht: Sich richtig bewegt, mit dem Hund herumrennt. Sie sagen da auf Ihrem bisherigen Platz *(P1)*: »Ach, ich weiß nicht, eigentlich sollte ich …« Aber die auf dem Sofa *(P2)* macht das schon ganz von selbst. Weil: Die ist wahrscheinlich gar nicht mehr depressiv, sie hat viel mehr Energie, und sie isst ganz unwillkürlich und automatisch das Vernünftige. Ihr macht es Spaß, die Dinge zu essen, die für sie die Richtigen sind. Sie braucht sich auch nicht selbst zu füttern, um sich zu trösten, weil sie schon getröstet ist, sie ist schon in Frieden. Und wenn sie schon in Frieden ist, dann braucht sie sich gar nicht mehr zu füttern und zu versuchen, ein bisschen Frieden aus dem Leben herauszuquetschen. Die *hat's* schon gut: Was braucht sie zu essen? Ihr geht es sowieso gut. Gucken Sie sie mal an: Sie lächelt irgendwie so, hat so ein Strahlen, stell ich mir vor.

K: Die strahlt unheimlich.

T: Die strahlt, hat eine gute Ausstrahlung, hat ein Lächeln, ein Leuchten in den Augen. Die atmet auch anders, als Sie das von sich selbst in der letzten Zeit kennen, irgendwie tiefer, anders. Wie können Sie beschreiben, wie sie atmet?

K: Leichter.

T: Sie atmet leicht und frei. Sie hat auch irgendwie eine andere Körperhaltung, glaube ich. Sie sitzt gar nicht depressiv da, oder? Wie kann man das beschreiben?

K: Aufrecht. Offen, nicht so verschlossen.

T: Offen. Sie wirkt mir geradezu selbstbewusst. Selbstsicher, so selbstgewiss, ihrer selbst irgendwie sicher. Mit sich und der Welt in Frieden und eins. – Ja, ich weiß, ich sehe es an Ihrem Blick, dass Sie sagen: »Ach, wäre es doch so! Wäre ich stark!« Das ist in Ordnung. Die *dort (auf P2)* sagt vielleicht: »Ich kann verstehen, dass du mich beneidest. Ich bin ja auch beneidenswert.« Sie kann einerseits schön in sich selber ruhen und andererseits jederzeit aufstehen, um etwas zu tun. Sie kann ruhig und quirlig sein, stelle ich mir vor. Sie hat so eine kraftvolle Ruhe, so eine Ausstrahlung, zum Beispiel auf ihre Kinder und auf andere Leute. Die unwillkürlich auch der Nina sehr guttut. So ein Gefühl, angekommen zu sein. Zu Hause zu sein. Ein Gefühl von Sicherheit strahlt sie aus. Ist es Ihnen recht, wenn Sie sich da hinsetzen, wo die ist, um mal zu sehen, wie es da ist? Lassen Sie die von dem Stuhl *(P1)* mal da und gehen Sie da hin, wo die ist. Das ist nämlich anders, überraschend anders! Willkommen auf diesem Stuhl! *(P2)* Ein völlig anderer Gesichtsausdruck, eine andere Gesichtsfarbe! Eine andere Haltung! Ein anderes Strahlen, ein anderes Lächeln!

K: Wirklich?

T: Ja. Merken Sie nicht, dass hier etwas anders ist?

K: *(nickt)*

T: Doch, das merken Sie …

K: Ich sitze ja auch ganz anders.

T: Es ist eine andere Kraft in Ihrer Körperhaltung, finde ich.

K: *(lacht)* Was geht denn ab?

T: Wahrscheinlich ist es sehr ungewohnt, deshalb auch die andere Gesichtsfarbe, weil da etwas in der Seele arbeitet, um das kennenzulernen.

K: Das macht mir gerade ein wenig Angst.

T: Wenn Sie möchten, tun wir die mit der Angst woandershin. Wo ist ein guter Platz für sie?

K: Raus vor die Tür!

T: *Ich* mag solche Leute. Darf sie auf den Hocker?

K: *(nickt)*

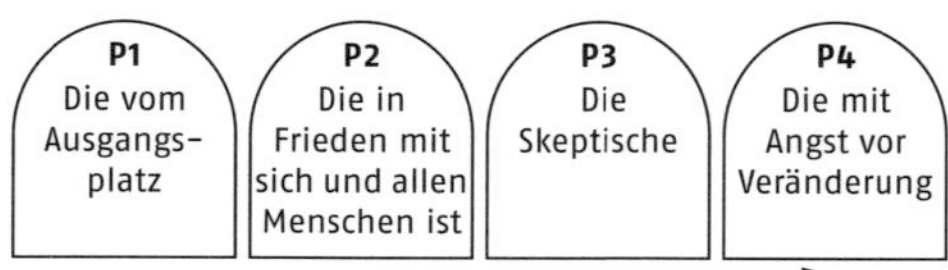

T: Okay. Wenn sie auf dem Hocker ist *(P4)* und Sie sind hier (P2), dann ist es schon angenehmer, weil dann die Angst weg ist. Kann das sein?

K: Hmhm.

T: Ungewohnt? Weil Ihre Seele sich daran gewöhnen muss. Sie wusste nicht, dass Sie so sein können. Oder vielleicht ist es auch nur sehr lange her.

K: Nein. In Frankfurt habe ich zwei Wochen gehabt, wo ich richtig aufgeblüht bin, sodass der Psychologe sagte: »Was ist mit Ihnen los? Sie kommen rein und strahlen!«

T: Dann sagen Sie Ihrer Seele einen Gruß, sie kann jetzt erforschen und kennenlernen, wie sie das haltbar macht!

K: Das ist ein schönes Gefühl.

T: Das könnte auch unser Ziel sein, dass wir das haltbar machen, und wenn wir von da aus weitere Ziele finden, sehen wir weiter. Aber wenn dieses Gefühl schon mal haltbar, stabil, verfügbar und jederzeit wieder zu bekommen ist, dann sind wir schon sehr weit. Und dann können wir gucken, was von da aus fehlt und was wir noch brauchen.

K: Sie sind gut.

T: Oder Sie. Ich buddele nur aus, was eh schon da ist.

K: Ich habe ja schon einige Psychologen erlebt, die das nicht hingekriegt haben …

T: Ich bin nur Ausbuddelhelfer.

K: Ja, aber mit welchen Methoden! Gut …

T: Beschreiben Sie einmal, wie es der geht, die Sie hier sind. Was für ein Körpergefühl, was für ein Atem?

K: Jetzt?

T: Ja jetzt! Das ist etwas ganz anderes!

K: Ja, es ist Wahnsinn. Ich lache. Ich lache voll. Ja, ich fühle mich ganz anders, innerlich.

T: Ja.

K: Es ist gerade alles so leicht. Ich habe keine bösen Gedanken im Kopf.

T: Ja, die sind weg. Die brauchen Sie jetzt gar nicht. Obendrein fühlen Sie sich noch leicht, weil es ein schlankes Gefühl ist.

K: Ja, das ist ganz merkwürdig. Ich will das behalten *(lacht).*

T: Dürfen Sie auch behalten.

K: Das Einzige, was mich stört, ist das blöde Kopftuch. Ich habe kreisrunden Haarausfall. Das war erst *so groß*, und jetzt ist es eben schon *so (zeigt die Größe an).*

T: Sagen Sie doch Ihrem kreisrunden Haarausfall einen schönen Gruß, dass er sich zu der Frau von *diesem* Stuhl *(P2)* passend macht. Meinen Sie, dass dazu ein kreisrunder Haarausfall passt? Zu der hier passt eher kreisrunder Haar*nachwuchs*, oder?

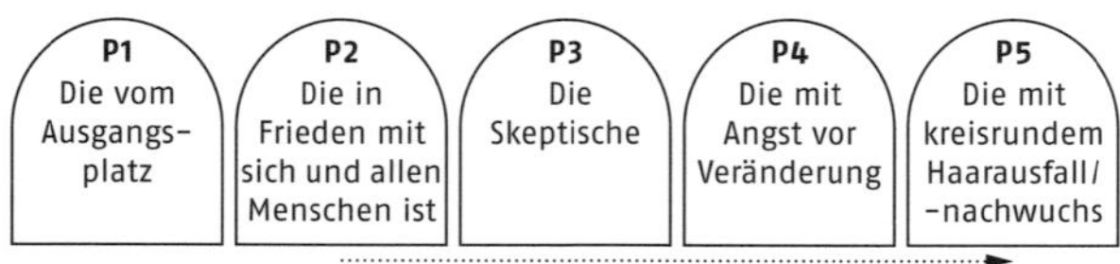

K: Ja … Schön wäre es …

T: Die Skeptikerin hat was gesagt, wo sitzt die denn? Die sitzt da *(P3)* und redet ab und zu mit uns. O. k. Und auf *dem* Stuhl sitzt, wenn es recht ist, die, die kreisrunden Haar*nachwuchs* hat *(P5)*. Das passt auch gut zu der, die im Frieden mit allem ist *(P2)*, oder?

K: Ja, gut.

T: Führen Sie die *(P5)* mal da hin, wo vorher die vom Ursprungsplatz *(P1)* noch über kreisrunden Haarausfall nachgedacht hat. Da haben Sie jetzt kreisrunden Nachwuchs von Haaren. Ich finde, das passt zu Ihrem Aussehen *hier (auf P2)*. Fühlt sich das gut an?

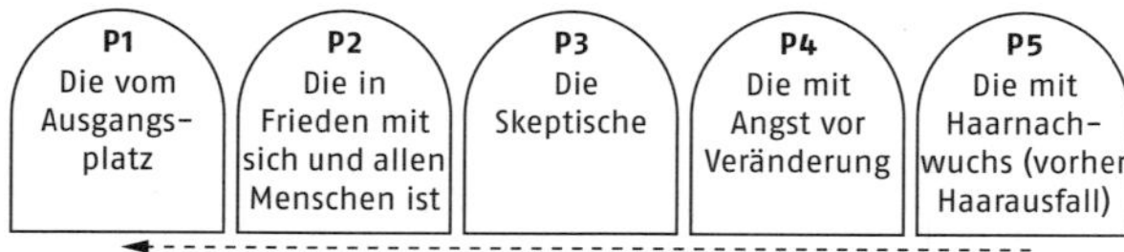

K: Ja.

T: Jetzt müssen wir mit Ihnen eigentlich keine Therapie machen. Da mache ich mir weniger Gedanken. Die auf den leeren Stühlen *(P1, P3, P4)* machen mir Sorgen, *denen* müsste man helfen.

K: Unbedingt.

T: Ist es recht, wenn ich mich um die kümmere? Denn die haben es nötiger als Sie.

K: *(nickt)*

T: O. k. Da ist die von vorhin, als Sie hereingekommen sind *(P1)*. Die sitzt Ihnen gegenüber. Sie können sich gern mit ihr befassen, ohne sich wie sie zu fühlen. Bleiben Sie einfach die, die *hier (P2)* sitzt, wenn wir mit *der* dort *(P1)* arbeiten. Die da vorhin hereingekommen ist, könnte einem richtig leidtun, oder? Die beneidet Sie auch, hat sie vorhin gesagt. Die von dem leeren Stuhl da *(P1)* hat ja nicht an Sie geglaubt.

K: Nein.

T: »Schön wär's«, hat sie noch gesagt. Die beneidet Sie, die möchte auch so sein wie Sie. Die möchte es sich genau so gehen lassen, wie es Ihnen geht. Nebenbei: Für mich sind Sie realer als die, weil: *Sie* kann ich sehen, *die* nicht.

K: *(schaut irritiert, schüttelt ein wenig den Kopf)*

T: Ach, die Skeptikerin *(P3)* wollte gerade wieder etwas sagen … Also, ich habe gesagt, für mich sind Sie realer als die. Weil: *Sie* kann ich sehen, *die* nicht und die Skeptikerin auch nicht, aber mir war so, als hätte ich sie gerade gehört.

K: *(lächelt)* Okay. Weiter!

T: Jetzt bräuchte *die* ja *Ihre* Therapie. Wenn das *da* geht, obwohl wir ja eigentlich nicht gewohnt sind, dass solche Sachen gehen, dann geht ja noch mehr. Dann können Sie zum Beispiel auch eine Unsichtbare von *Ihrer* Sorte, einer, der es *genauso* gut geht wie Ihnen, aus sich herausholen und trotzdem Sie von hier *(P2)* bleiben. Das ist, als ob Sie eine Kopie von sich machen. Weil: Die da *(auf P1)* beneidet sie, und die könnte so eine Kopie von Ihnen brauchen. Für den Fall, dass die Skeptikerin unbedingt meint, Ihnen einreden zu müssen, Sie müssten wieder wie die dort sein, spielen wir der Skeptikerin einen Streich: Wir schicken eine Kopie *davon*, wie es *Ihnen* geht, zu ihr vom Anfang. Die wird sich das garantiert aneignen, weil sie das ganz arg will. Lassen Sie die zu einer werden, der es genauso gut geht wie Ihnen. Die Skeptikerin guckt sich dann um, weil: Wenn sie Ihnen erzählen will, Sie *(P2)* würden wieder wie die vom Anfang *(P1)*, dann findet sie dort nur eine, der es genauso gut geht wie Ihnen. Alles klar?

K: Jetzt hab ich's.

T: Jetzt schicken Sie doch zu der von vorhin *(P1)* eine Kopie davon, wie es Ihnen jetzt geht, und die von vorhin *(P1)* lernt von ihr, sich's so gut gehen zu lassen, wie es Ihnen geht. Und wie in einem Trickfilm können Sie ihr dabei zusehen *(P1)*. Ja, jetzt geht es ihr genauso gut wie Ihnen. Wenn die Skeptikerin *(P3)* meint, Sie würden wieder wie die dort *(P1)*, dann findet sie da gar keine depressive Frau, sondern eine, der es geht wie Ihnen *(P2)*.

P1
Die vom Ausgangs-platz
P2
Die in Frieden mit sich und allen Menschen ist
P3
Die Skeptische
P4
Die mit Angst vor Veränderung
P5
Die mit Haarentstehen (vorher mit Haarausfall)

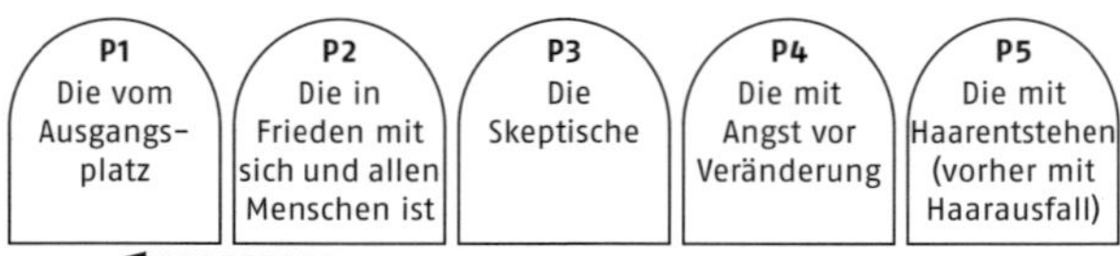

K: Die hat jetzt gesagt: »Und du bist jetzt mal ganz ruhig.«

T: Wenn die Skeptikerin sagt, man müsste jetzt wieder wie so eine Depressive werden, könnte man sagen: Welche Depressive hier eigentlich? Weil, die Depressive hat ja jetzt herausgefunden, wie man zu einer wird, wie Sie jetzt sind. Und wenn jetzt Weitere auftauchen … dann können beliebig viele Depressive auftauchen: Das spricht sich ja bestimmt schnell herum, wie man so zu einer wie Sie wird.

K: *(schaut verwirrt)*

T: Die Skeptikerin *(P3)* ist das nicht gewohnt, die guckt ein bisschen verwirrt, stelle ich mir vor. Die kennt das nicht so. Aber ich möchte ihr auch mit Wertschätzung begegnen und ihr sagen: Ich mag sie, die Skeptikerin mit ihren Einwänden. Sie will Sie vor etwas schützen, was früher einmal wehgetan hat, vielleicht vor einer Enttäuschung. Das mit der Skepsis ist nur eine zweitbeste Strategie, um Sie vor Enttäuschung zu schützen; das ist nicht so gut, wie sie *(P3)* vielleicht manchmal denkt. Die meint es gut mit Ihnen. Das ist *ihre* Art, Sie schützen zu wollen. Wenn sie jetzt gar keine depressiven Leute mehr findet, wo sie sich überzeugen kann, Sie müssten wieder wie die werden, dann ist das für die ein bisschen ungewohnt: Dann weiß sie nicht mehr, wovor sie Sie schützen soll, vor welcher Gefahr eigentlich. Wenn es jetzt der vom Anfang genauso gut geht wie Ihnen, dann können Sie sie ja zu sich mit hereinholen: Oder Sie setzen sich wieder zu ihr und nehmen das, was Sie hier sind *(P2)*, mit. Der Zustand, in dem Sie hier sind, ist transportabel. Wollen Sie es einmal ausprobieren? Setzen Sie sich einmal mitsamt dem guten Zustand da rüber. Da wird es Ihnen genauso gut gehen wie hier …

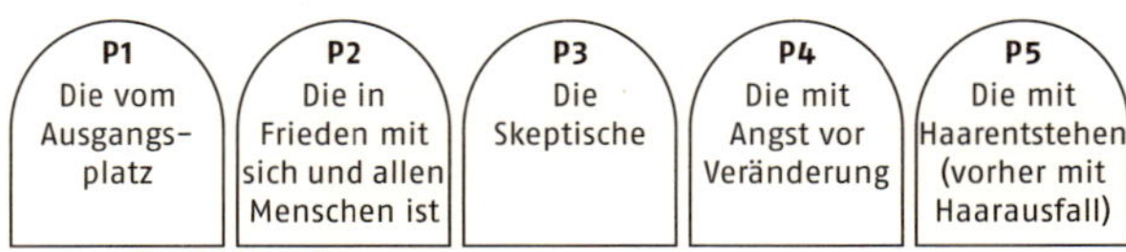

K: *(wechselt auf P1)*

T: Stimmt's?

K: Ja.

T: … und nicht mehr wie auf dem Stuhl vorher. Besser, schöner, ich sehe Ihre Augen leuchten *(P1)*. Vorhin haben Sie auch nicht so viel gelacht.

K: Merkwürdig, der Mensch.

T: Der Mensch ist merkwürdig. Es gibt viele unergründete Geheimnisse. Was sagt denn jetzt die, die wir vorhin Skeptikerin *(P3)* nannten? Sollten wir sie überhaupt so nennen? Vielleicht ist es eine interessierte Wissenschaftlerin, die das Leben erkundet *(P3)*.

K: Das wäre gut … *(klingt unsicher)*.

T: Das *wäre* gut, sagen Sie. Wenn das in Wirklichkeit eine Wissenschaftlerin ist, dann tun wir doch *die* Restskepsis, die noch skeptisch ist, dass die bisherige Skeptikerin eine interessierte Wissenschaftlerin ist, dort hinüber *(P6)*. Ist Ihnen das recht?

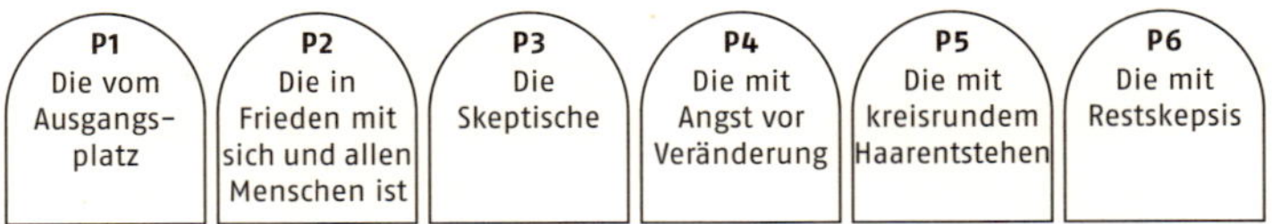

K: *(nickt)*

T: Wenn Sie jetzt auf den Platz gucken mit dem gleichen guten Gefühl *(P2)*, wie Sie es *(jetzt auf P1)* haben: Da hat sich viel verändert, was einem gar nicht bewusst ist, weil es darin besteht, dass bestimmte Dinge Sie *nicht* mehr beschäftigen. Das merkt man manchmal erst, wenn man probiert, sich damit zu beschäftigen. Beispielsweise, wenn Sie mit all dem guten Gefühl von hier an Ihren Mann denken, der sich das Leben genommen hat, ist das jetzt etwas anderes, als es vorher gewesen wäre.

K: Ja, schon …

T: »Ja, schon«, sagen Sie. Ich sehe bei Ihnen *(P1)* ein Honigkuchenpferdchengrinsen. Das hätten Sie vorher wahrscheinlich nicht gezeigt, als die von vorhin *(P1)* mir etwas vom Abschiedsbrief erzählt hatte. Da hatte sie gar kein Grinsen gehabt.

K: *(lacht)*

T: Aber jetzt haben Sie *(P1)* sogar ein Lachen.

K: Jetzt belastet es mich gerade gar nicht.

T: Das belastet Sie gerade gar nicht. Ist doch schön.

K: Ja.

T: So ein bisschen ungewohnt. Wenn es für Ihren Organismus wichtig ist, dass es zu etwas wie Trauer und Aufarbeitung kommen sollte, wird das trotzdem kommen. Aber unabhängig davon hat Ihr Organismus die Fähigkeit gefunden, das Leben zu genießen, ohne sich davon belasten zu lassen.

K: Ich bin so verblüfft gerade.

T: Ja, und wenn Sie jetzt an Nina denken: Ist das auch anders, als die von vorhin das erlebt hätte?

K: Ja, ich freue mich auf Nina, wenn sie wieder heimkommt. Anders als sonst.

T: Genau. Man muss sich die Themen vor Augen führen, um zu merken, was sich verändert hat. Zunächst haben Sie nicht an die Sachen gedacht, weil die Sie nicht belastet haben. Aber wenn Sie zum Beispiel an das Thema Aussehen und Gewicht denken, ist das anders als vorher …

K: Ja, ich schaffe das. Ich bin zuversichtlich.

T: Und ganz anders ist es wahrscheinlich mit dem Thema von vorher, wo die von vorhin *(P1)* Schmerzen hatte. Was hat sich da verändert?

K: Die Schmerzen sind ganz weit weg.

T: Heißt das, da ist gar nicht viel? Oder würden Sie das anders beschreiben?

K: Der Schmerz ist dumpf. Er ist noch da, aber er ist dumpf.

T: Das heißt, er stört weniger, ist schwächer, oder beides?

K: Ja, im Moment schon.

T: Schön. Die Restskeptikerin *(P6)* hat »im Moment schon« gesagt. Sehen Sie, sie macht ab und zu noch Kommentare.

K: Ich habe es gemerkt, als ich *(von P2)* aufgestanden bin. *So* stehe ich normal auf *(steht sehr langsam, vorsichtig und mit großer Anspannung auf)*. Jetzt geht's besser.

T: Stattdessen sind Sie *wie* gelaufen? Aufrecht? Oder wie kann man das beschreiben?

K: Ich bin ruckartig aufgestanden. Normal mache ich das ja ganz langsam.

T: Ruckartig? Weil die da *(P2)* schon vorher wusste, dass das klappt. Die ist frei von ganz vielem, was vorher Schmerzen hieß. Auf Perfektion gehen wir noch gar nicht. Aber sie ist schon viel, viel freier. Außerdem ist sie auf einem Weg, der sich fortsetzt. Das hier ist nur der Anfang. Wenn sie sich *so* mit dem Thema OP oder Arbeit befasst, ist das auch anders als vorher?

K: OP, ja. Darüber möchte ich gar nicht nachdenken. Das ist weg.

T: Das kann kommen, wenn's dran ist, das brauchen wir jetzt nicht. Wenn es Zeit ist, befassen Sie sich damit. Bis dahin können Sie es beiseitelassen. Das ist o. k.

K: Ja.

T: Schön, ja. Das, was die von vorhin *(P1)* Tod nannte, ist auch anders? Ist wahrscheinlich kein Thema. Wie beschreiben Sie das?

K: Meine Gedanken lassen es gerade nicht zu, daran zu denken.

T: Das ist die Lösung, die Ihr Inneres für Sie gefunden hat: »Sterben ist das Letzte, was ich tun werde. Damit befasse ich mich jetzt nicht.« Und das Thema: Weg von zu Hause?

K: Freude dabei.

T: Freude dabei. Freude auf Endlich-weg-von-zu-Hause-Sein.

K: Frei.

T: Frei, endlich frei. War vorher ja auch anders, oder?

K: Ja.

T: Ich möchte gern der Wissenschaftlerin *(P3)* anbieten, dass Sie *(P1)* ihr eine unsichtbare Zwillingsschwester von sich schicken. So kann sie sich aus erster Hand darüber informieren, dass es Ihnen gut geht. Sie kann sich überzeugen, dass es wirklich geht, sich dauerhaft so zu verändern, und das in ihren Wissensschatz aufnehmen. Außerdem kann die Zwillingsschwester ihr Ihr Wohlbefinden in Kopie überbringen. Während Sie hier bleiben, geht sie zur Wissenschaftlerin und bietet ihr an, sich so viel Information und Wohlbefinden zu nehmen, wie sie will. Gefällt ihr das?

P1
Die vom Ausgangsplatz
P2
Die in Frieden mit sich und allen Menschen ist
P3
Die Skeptische
P4
Die mit Angst vor Veränderung
P5
Die mit kreisrundem Haarentstehen
P6
Die mit Restskepsis

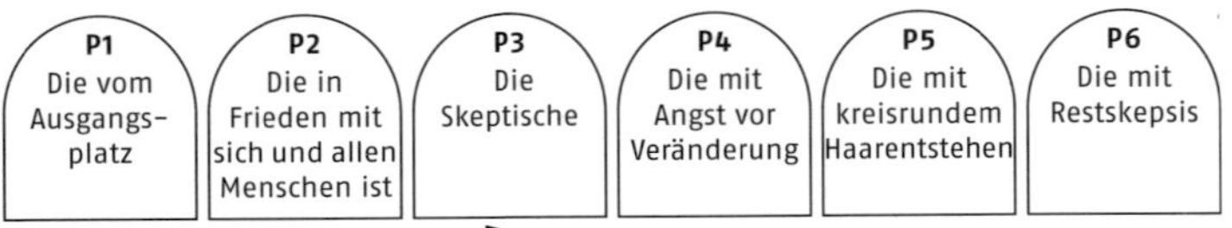

K: Ja.

T: Jetzt können Sie dasselbe mit der Restskeptikerin *(P6)* dort drüben machen. Die darf sich auch so viel nehmen, wie sie nur will, von der, der es gut geht.

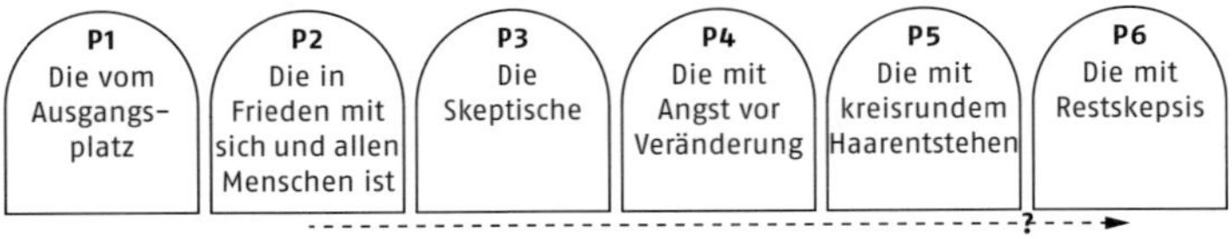
P1
Die vom Ausgangsplatz
P2
Die in Frieden mit sich und allen Menschen ist
P3
Die Skeptische
P4
Die mit Angst vor Veränderung
P5
Die mit kreisrundem Haarentstehen
P6
Die mit Restskepsis
?

K: Die schüttelt den Kopf. Die will nicht.

T: Die muss auch nicht. Sagen Sie ihr einen Gruß, sie darf es ausprobieren und dann alles wieder auf den vorigen Zustand bringen, wenn sie es nicht möchte. Ein reines Zusatzangebot, unverbindlich. Sie kann nichts verlieren, nur gewinnen.

K: Wir probieren es aus, ja.

T: O. k., gut. Übrigens, was gibt es denn für ein Ergebnis bei der Wissenschaftlerin? Was hat sich da verändert?

K: Sie sitzt aufrecht.

T: Für sie habe ich noch einen Vorschlag. Vielleicht könnte sie es brauchen, dass ganz viele liebevolle Menschen sie umringen und ihr ein Leben ermöglichen, wohin Vertrauen passt. Gibt es in Ihrer Vergangenheit Eltern, Großeltern oder Leute von vor ihrer Zeit, die ihr guttun könnten, vielleicht auch Urgroßeltern oder Ururgroßeltern? Schicken Sie die da hin, die am besten für Sicherheit, Vertrauen und Geborgenheit aufkommen, die etwa sagen:

»Egal, wie oft deine Eltern oder andere dich enttäuscht haben mögen, wir stehen für Vertrauen und Geborgenheit. Selbst gegen die, die dir das nicht gegeben haben, beschützen wir dich. Wer könnte sie da gut beschützen – gibt es da jemanden?

K: Zwei.

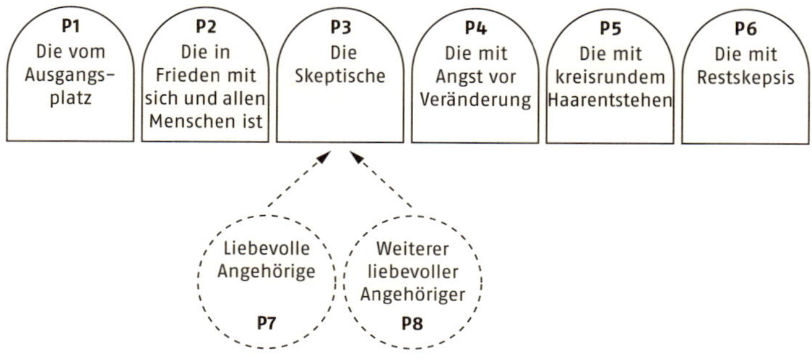

T: O.k. Die beiden *(P7, P8)* sind jetzt für die dort *(P3)* da. Die kann das gebrauchen, oder? Dann braucht sie Sie nicht mehr so sehr vor Enttäuschung zu beschützen, weil sie ja beschützt wird. Kann das sein?

K: *(nickt)*

T: Sie können sehen, wie sie schon wieder anders aussieht. Ich möchte bald zum Ende kommen und Sie bitten, alle Leute mitzunehmen. Sie können sie das nächste Mal mitbringen, oder Sie schicken sie in einen Wellness-Urlaub, wo sie es sich gut gehen lassen. Ich möchte, dass Sie sie mit allergrößter Wertschätzung behandeln. Das sind Leute, die brauchen Wärme, Zuneigung, Vertrauen, Geborgenheit. Auch wenn wir dachten, dass wir sie gar nicht so mögen. Gerade die, denen es am schlechtesten geht und die am meisten zetern, können am meisten davon gebrauchen.

K: Die da *(P2)* schicke ich nicht weg! Die bleibt bei mir!

T: Ja, die bleibt bei Ihnen. Die holen wir gerade wieder zu Ihnen rein, dann ist der Stuhl leer. Und ich sehe, dass Sie gleich doppelt so viel lachen. Geht es den beiden *(P3, P6)* oder einer davon schon genau so gut wie Ihnen? Vielleicht der Wissenschaftlerin? Möchten Sie sie zu sich reinholen, oder soll sie lieber draußen bleiben? Sie haben die Wahl!

K: Wo reinholen?

T: Wir könnten sie ja wie die da *(P2)* zu Ihnen reinholen …

K: Nein.

T: Das ist okay. Aber Sie nehmen sie mit und schicken sie an Orte, wo sie gut versorgt sind. Machen Sie sich das bewusst: Sie konnten die, der es gut geht, von dort *(P2)* hier herüber *(P1)* nehmen. Wenn Sie sie von einem Stuhl auf den anderen nehmen können, könnten Sie sie auch auf den Autositz nehmen. Und dann könnten Sie sie auch auf Ihr heimisches Sofa oder irgendeinen Sitz oder Sessel bei Ihrem Freund oder sonst wo nehmen. Das ist transportabel.

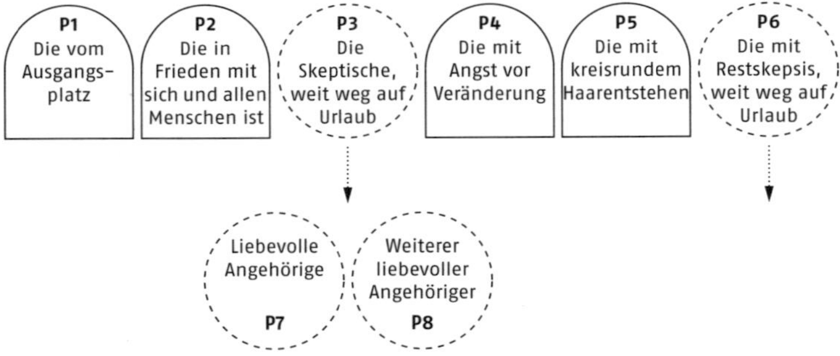

K: Ja, am Schluss erzähle ich noch mit ihr. Dann halten mich alle für bekloppt. Meine Familie. Sie sitzt mir gegenüber, und ich fange an, mit ihr zu erzählen … Das kann passieren bei mir! Ich habe eine gute Fantasie!

T: Ich glaube, denen ist es lieber, Sie sind bekloppt und nicht mehr depressiv! Lieber *so* als depressiv und vernünftig. Ich vermute, dass sich damit irgendwie umgehen lässt. Sie können Ihrer Familie ja sagen, dass Herr Hammel gesagt hat: »Es gibt Methoden, die sind so bekloppt, dass man denken könnte, sie würden nicht funktionieren«, aber er verwendet sie, weil das Vernünftige länger braucht.

K: Ich habe ja auch ein Totemtier. In Frankfurt habe ich ihn kennengelernt. Das ist ein kleiner Kolibri. Der ist auch da. Wenn ich Probleme habe, kommt er. Ich sehe ihn dann auch vor mir, wie er so fliegt.

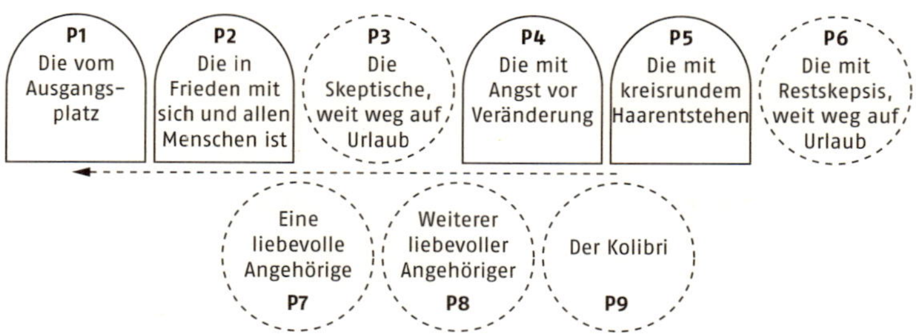

T: Gucken Sie mal den Kolibri an: Wie geht es ihm gerade?

K: Dem geht's gut.

T: Wo sitzt er? Oder fliegt er?

K: Er fliegt. Ihm geht es eigentlich immer gut.

T: Klasse.

K: Eigentlich … sagt man nicht.

T: Das war die Skeptikerin oder die Restskeptikerin von dort drüben *(P6)*. Aber je mehr Vertrauen sie bekommt, desto weniger braucht sie Sie zu beschützen. Sie sagt auch: »Für mich ist gesorgt.« Für sie ist gesorgt.

K: Im Moment geht es mir prima. Das Einzige, wovor ich Angst habe, ist: Es bleibt nicht so.

T: Das verstehe ich. Gewöhnung braucht das. Das ist völlig normal. Gut, Ihnen geht es prima, und ich darf Ihnen ein Geheimnis sagen. Wie schnell wir vorankommen, hängt davon ab, wie gut wir die Restskeptikerin *(P6)* beruhigt bekommen, damit die Ihnen nicht so dazwischenfunkt. Sie können sagen: »Du kannst ruhig reden, aber ich lasse es mir gut gehen, egal, was du sagst.« Wenn Sie sagen: »Vorrangig ist für mich, das mitzunehmen und zu stabilisieren, egal, was irgendwelche innere Stimmen oder andere Leute meinen« – das ist der Hauptfaktor. Falls Sie mit anderen Leuten darüber reden, ist es notwendig, dass Sie sich von deren Kommentaren und Meinungen unabhängig halten, oder Sie behalten es für sich. Wichtig ist, dass Sie dieses Erleben stabilisieren gegen alle inneren oder äußeren Kommentare. Die werden kommen. Sie sagen: »Redet ihr nur. Ich behalte es einfach.«

K: Ich habe jetzt aber ein schlechtes Gewissen.

T: Ein schlechtes Gewissen? Wofür?
K: Ja, weil Sie mir das jetzt kostenlos gegeben haben.
T: Ich finde, ein schlechtes Gewissen kann man gut in Dankbarkeit umwandeln. Und die Dankbarkeit können Sie verwenden, um in den Tagen, bis wir uns wiedersehen, andere Leute zu beschenken. Wenn Sie in der nächsten Zeit Leute, die Sie treffen, beschenken, auf eine Art, wie Sie Ihre Dankbarkeit ausdrücken können – ist das in Ordnung?
K: Ja, sehr in Ordnung.

Acht Tage nach der Therapiestunde schrieb die Klientin in einer E-Mail: »Seit ich bei Ihnen war, geht es mir psychisch viel besser. Ich denke nicht mehr so negativ und hatte auch keine Depressionen mehr. Vielen Dank dafür.« Sie bat um eine weitere Therapiestunde, zu der es aus Krankheits- und anderen Gründen aber nicht kam.

3.7 Der harte Kiefer (Verspannung)

Die im Folgenden dokumentierte Therapiesitzung war Teil eines Workshops bei der MEG-Tagung in Bad Kissingen im März 2018[36].

T: Worum geht es?
K: Immer, wenn ich auf mein Handy schaue, wird mein Kiefer ganz hart, sodass es sogar schmerzhaft ist.
T: Seit wann ist das so?
K: *(stockend)* Ich weiß nicht. Das kam so über die letzten Jahre.

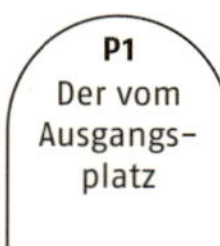

T: Tom, wenn wir uns einmal vorstellen, während du hier sitzt *(P1)*, könnte sich derjenige, der so ein kleines Stottern hat, unsichtbar

36 Die Sitzung wurde als Audiodatei (MP3) aufgezeichnet, Hammel 2018.

erheben und sich auf einen dieser Stühle setzen – wo im Raum lassen wir ihn sich hinsetzen?

K: Außen links *(P2)*.

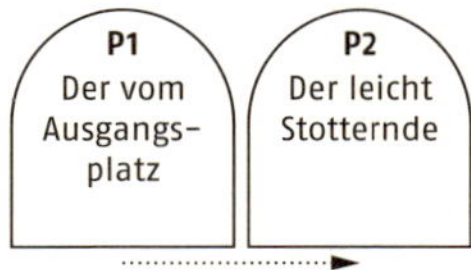

T: Schön. Als der leicht Stotternde gerade aufgestanden und rausgegangen ist, hast du tief ausgeatmet. Jetzt hat er sich da hingesetzt, und dein Atem ist freier geworden. Er sitzt da drüben – du bist hier. Mir war so, als ob ich etwas Trauriges in deiner Stimme gehört hätte. Wäre es okay, wenn wir den Tom, der traurig klingt, wenn er an die letzten Jahre denkt, auch aufstehen lassen? Wenn er jetzt unsichtbar aus dir heraus aufsteht, wo soll der hin?

K: Nebendran *(P3)*.

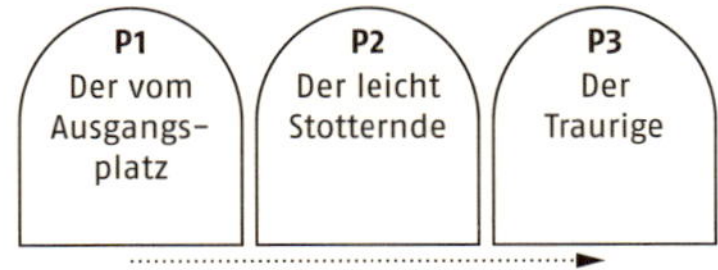

T: Kannst du mir den mit der stotternden Stimme ein bisschen beschreiben? Wenn die Stimme so ein bisschen stockt und stolpert, dann ist es ja oft so, dass dann die Gedanken so ein bisschen stoppen und stolpern. Wie guckt denn der? Oder wie sitzt der? Was hat der für eine Körperhaltung?

K: Er hat ein bisschen Angst, glaube ich …

T: Was hat der Traurige nebendran für eine Körperhaltung?

K: Der Traurige sitzt da eher gebeugt.

T: Als du von den beiden gesprochen hast, habe ich bei dir ein kleines angespanntes Ausatmen wahrgenommen, als ob da jemand ist, der sich dem Thema nähert und sich unbewusst an etwas erinnert, was mit Angst verbunden sein könnte. Könnten wir den mit diesem Ausatmen auch noch raustreten lassen?

K: Gerne, ja.

T: Bekommt der einen Platz hier oder einen ganz woanders?

K: Den würde ich schon weiter wegstellen, vielleicht dorthin *(P4)*.

P1
Der vom Ausgangs-platz
P2
Der leicht Stotternde
P3
Der Traurige
P4
Der Angespannte

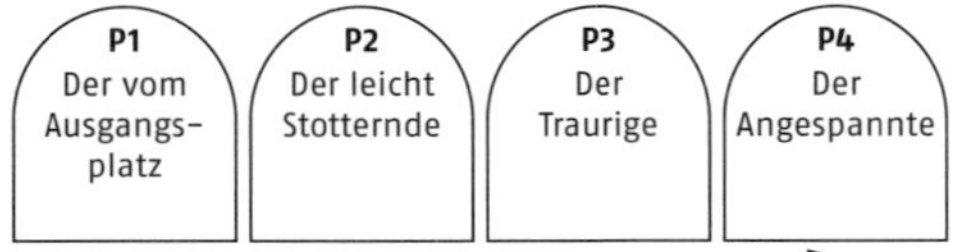

T: Der darf da stehen, ja? Und dieses Zittern der Hand, passt da dazu? Kann das sein?

K: Ja.

T: Hat der vielleicht etwas Schlimmes erlebt?

K: Ich weiß gerade nicht genau was, aber wer weiß.

T: Wer weiß. Der mit diesem Zittern sitzt dort. Dann haben wir da den mit dem stockenden Reden und den Traurigen. Was fühlt sich bei dir anders an, in deinem Körper? Ich merke, dass du freier durchatmest, aber was ist bei dir anders, wenn die draußen sind?

K: Eigentlich wusste ich gar nicht, dass ich die an Bord habe. Also, es ist einfach angenehmer. Die gehören halt schon zu mir, aber ich kann schon freier atmen.

T: Ich beobachte, dass dein Gesicht mehr durchblutet ist, also sind deine Blutgefäße weiter, das heißt, da ist ein niedriger Blutdruck. Die Gefäße sind weiter und werden besser durchblutet, das passt vielleicht zur Ruhe. Ich sehe auch, dass du den Kopf höher trägst.

K: Ah ja.

T: Mir scheint, dass Leute, die den Kopf höher tragen, oft in die Zukunft schauen und zuversichtlich sind. Ich finde, deine Stimme ist resonanter, klangvoller, ein bisschen kraftvoller, lauter, aber auch irgendwie vollständiger. Wie so ein Resonanzkörper. Und außerdem finde ich, dass du ein bisschen aufrechter sitzt. Was oft, interessanterweise mit seelischer Entspannung zusammengeht. Die Muskeln sind ja eigentlich stärker gespannt, wenn man aufrecht sitzt. Aber es wirkt seelisch entspannt, wenn Menschen so aufrecht sitzen. Kann das passen?

K: Das kann passen, ja.

T: Lass uns einfach mal alles beobachten, was anders ist, wenn die draußen sind. Und während du das beobachtest und ich dir auch sage, was ich beobachte, ist es wahrscheinlich, dass das, was hilfreich ist, sich noch stabilisiert und kräftiger wird. Ich nehme an, dass die Verspannungen, die du hattest, teils durch bestimmte Ereignisse ausgelöst wurden und teils ganz allmählich durch dein früheres, bisheriges Grübeln und Nachdenken über Ereignisse und Lebensumstände kamen. Die Idee könnte man haben, weil du ja sagst, es ist so allmählich gekommen.

K: Ja.

T: Nachdem diese Leute herausgetreten sind, habe ich den Eindruck, dass bei dir mehr Zuversicht ist. Du siehst aus, als blickst du mehr in die Zukunft, weniger in die Vergangenheit. Es wirkt wie weniger grübeln. Könnte es sein, dass es einen Zusammenhang zwischen dem Grübeln und den Verspannungen gab, vielleicht?

K: Vielleicht, ja. Grübeln tue ich manchmal gerne, vielleicht eher ein Grübeln im negativen Sinne.

T: Als du über das Grübeln gesprochen hast, hast du dich unterm Auge gewischt. So machen Leute oft, wenn sie sich unbewusst an etwas erinnern, was zum Weinen ist. Das ist die Stelle, wo Leute sich die Tränen abwischen. Das muss nicht absolut immer so sein, aber ich würde dich mal einladen, dass der, der noch ein anderes trauriges Thema hat, auch aus dir rauskommt. Den, der traurig ist, den wir mit dem Grübeln assoziieren und der sich unterm Auge wischt, wo setzen wir den hin? Dorthin *(P5)*?

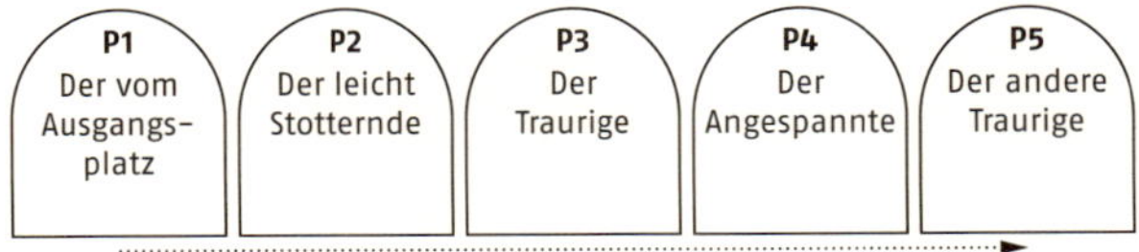

K: *(nickt)* Das mache ich in der Tat häufiger, jetzt, wo du's sagst. Dann stell ich den auch mal daneben. Ich habe noch mal eine Frage: Wenn ich mir so mit zwei Fingern unters Kinn greife, wenn ich die Schmerzen habe, ist das dann der Gleiche?

T: Nach meiner Erfahrung ist es nicht der Gleiche. Das Wischen unterm Auge kommt daher, weil Leute sich ihr ganzes Leben lang da die Tränen abgewischt haben. Die beiden Finger unter dem Kinn aber … hast du mal etwas mit den Mandeln gehabt?

K: Ja. Als Jugendlicher wurden mir die Mandeln rausgenommen.

T: Diese Geste hat öfter mit Mandelentzündung zu tun. Wann war denn die Mandel-OP?

K: Da war ich 16 oder 17 oder so.

T: Sonst noch irgendwas heftiges anderes, außer der OP?

K: Vielleicht hängt das indirekt zusammen damit, dass ich mal eine Zeit lang mit Verdacht auf Myokarditis im Krankenhaus war.

T: War das in derselben Zeit?

K: Ein, zwei Jahre später.

T: Ich überlege, ob es einen Zusammenhang gibt, der erklärt, warum das Thema in den letzten Jahren noch mal aufgekommen sein sollte. Gab es in den letzten zehn Jahren etwas, das an diese Zeit von Mandel-OP und Myokarditis erinnern könnte?

K: Wenn, dann vor 15 Jahren, wo ich massive Unterkieferbeschwerden gehabt habe, überall durchgetingelt bin und keiner etwas gefunden hatte. Das war eine anderthalbjährige Odyssee. Ich war bei allen Ärzten und Spezialisten, bis mir schließlich irgendwann jemand gesagt hat, das ist eine Amalgamvergiftung. Ich habe mir dann den Kiefer sanieren und das ganze Zeug rausholen lassen. Danach war es gut.

T: Als du vor 15 Jahren diese Unterkieferbeschwerden hattest, wie haben die sich denn genau geäußert?

K: Erst mal dadurch, dass ich Schwierigkeiten hatte, mich zu konzentrieren. Das Gesicht wurde auch immer heiß, dazu kam noch Unruhe. Wie gesagt, heißes Gesicht, Schweiß.

T: Wenn du über diese Episode erzählst, machst du genau diese Bewegung von vorher, und hast auch wieder dasselbe minimale Stottern. Und beide Male geht es um den Unterkiefer. Deswegen möchte ich dich einladen, dass wir denjenigen, der diese Odyssee mitmachen musste mit den Konzentrationsschwierigkeiten und dem heißen Gesicht, der frustriert ist und …

K: … enttäuscht …

T: Genau, … den mal unsichtbar aus dir rausschicken.

K: Sehr, sehr gerne, ja.

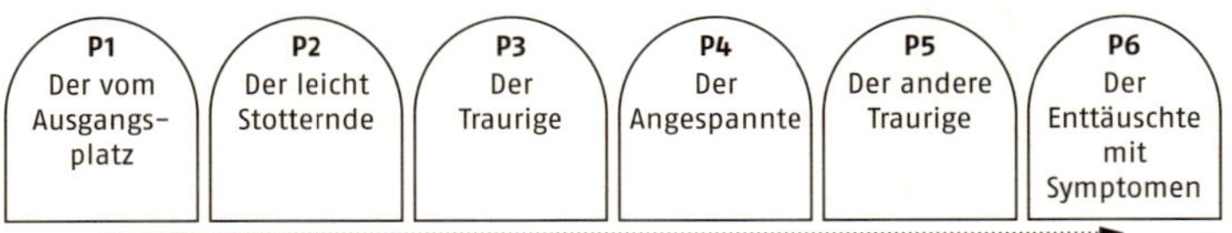

T: Okay, also der Verzweifelte, Enttäuschte, Frustrierte, dem vielleicht auch erzählt wurde, er somatisiert, …

K: Ja, genau.

T: … dann stellen wir den mal da drüben hin *(P6)*. Und könnten wir denjenigen, der sich so mit zwei Fingern unter der Nase reibt, nebendranstellen? Ist das okay?

K: Ja, gerne.

T: Solche Leute sind meistens traurig. Wenn man als Kind geweint hat, lief es aus der Nase raus, und deswegen wischen sich Leute die Nase, wenn sie sich unterschwellig an Zeiten aus der Kindheit erinnern, wo ihnen der Rotz aus der Nase lief. Also gibt es wahrscheinlich eine Assoziationsbrücke zu Kindheitszeiten. Wir stellen also den Traurigen nebendran *(P7)*, und alles, was an weiterer Traurigkeit aufkommt, das können wir dann dazutun, ja?

K: Ja, sehr gerne.

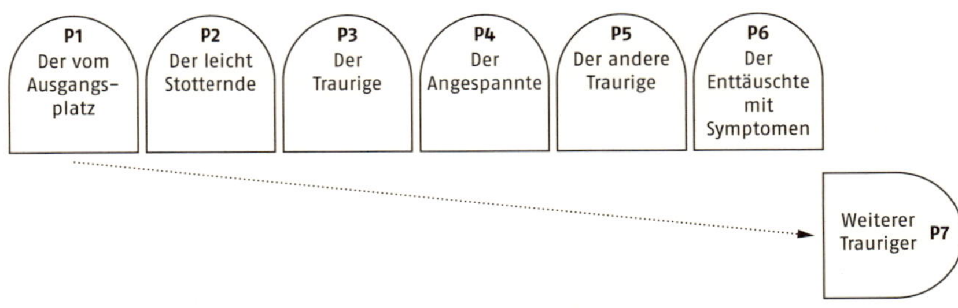

T: Wenn wir ihn dort hinübertun, sieht dein Gesicht ganz rot aus. Man könnte das als Entspannung deuten. Ich merke, wie tief und frei dein Atem wird. Gut, wenn der da drüben ist. Der, dem sie alles Mögliche aufgeschwätzt haben, aber nicht gesagt haben, woran es liegt. So eine lange Zeit, bis es raus war.

K: Ja.

T: Wir könnten den mit diesem Kieferthema ja irgendwo neben, hinter oder vor dich stellen, wie einen Leibwächter, der sagt: »Ich passe auf, dass diese Kiefergeschichte von damals nie mehr wiederkommt.« Wie wäre das?

K: Ja. Ich überlege gerade, wohin. Vielleicht vor mich, damit er alles so im Blick hat *(P8)*. Also als Wächter, ja?

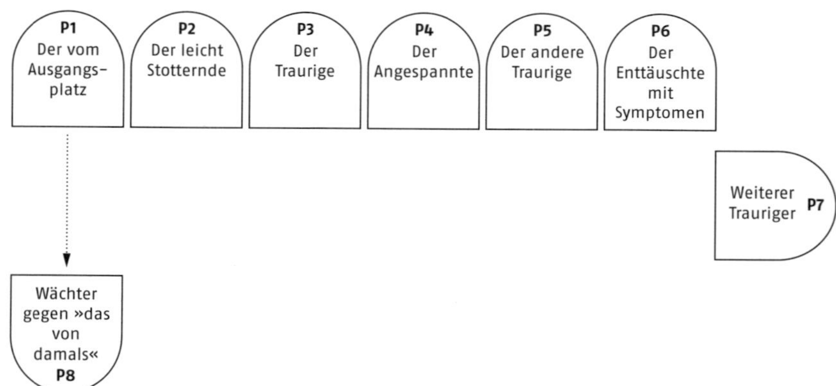

T: Genau. Ich weiß nicht genau, was der Leibwächter mit dem Handygucken zu tun hat. Vielleicht war es dein erstes Handy und du dachtest, nachdem alles so rätselhaft war und man gar nichts gefunden hat, die Kieferspannungen kämen vom Elektrosmog aus dem Handy … Jedenfalls, immer, wenn du aufs Handy geschaut hast, hat der Wächter seinen Alarm aktiviert und dich gewarnt …

K: Also, damit das nicht wieder passiert?

T: Mein Modell wäre: Auf einen bestimmten Auslöser hin meldet dein Leibwächter: »Alarm, Alarm, Alarm«. Und weil damals in einer Zeit ungreifbarer, großer, überwältigender Bedrohung das Handy in den Blick kam, hat dein Inneres angefangen, sich statt gegen die ungreifbare Bedrohung gegen das anschauliche Handy zu wehren.

K: Ja. Für mich war der Wächter jetzt gerade eine Hilfe, damit das nicht wieder passiert.

T: Bitten wir den Wächter: Wenn Tom noch mal genau dieselbe Amalgam-Vergiftung mit denselben Sorgen von damals hat, dann bitte Alarm geben, damit so etwas nicht wieder passiert. Wenn es aber irgendwelche Randaspekte sind, die ihn zufällig an die Zeit von damals erinnern, zum Beispiel aufs Handy gucken, soll er sich seine Energie sparen und nicht mehr diese Vergiftungssymptome produzieren. Ich schlage vor, dass wir ihm nicht sagen: »Du wirst hier nicht mehr benötigt, geh raus«, sondern: »Wir möchten gerne, dass du deinen Job noch präziser machst. In allen anderen Fällen kannst du dich eigentlich entspannen.« Wie ist das für ihn?

K: Er hat ja jetzt eigentlich keine Arbeit mehr. Ich frage mich, ob es gut wäre, wenn er noch eine andere Aufgabe hätte. Es wäre schön, noch so einen Schutz zu haben … Ich habe durch die ganze Geschichte jetzt irgendwie so ein Loch. Ein Schutz-Loch quasi.

T: Du könntest ihn *(P8)* bitten, dass er auf dich aufpasst, wenn dir Leute Sachen aufschwätzen wollen, die nicht zu dir passen und die dir nicht guttun.

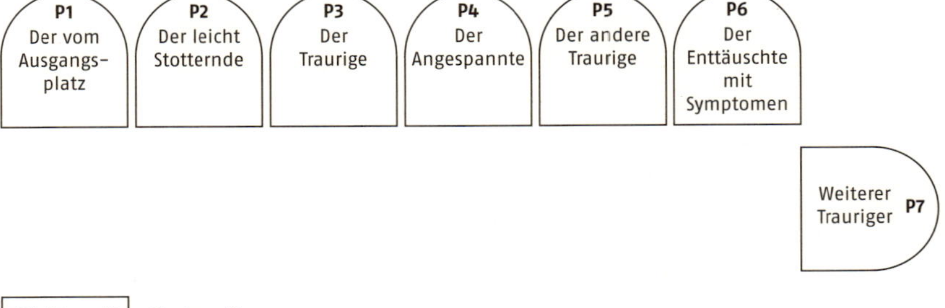

Wenn wir uns vorstellen, aus einer Welt der Möglichkeiten kommt derjenige hierher, der zum einen alles, was mit Kiefer zu tun hat, dort hinten hin *(P6)* delegiert hat, aber der zum anderen so lebt, als ob alle diejenigen Dinge, die zu diesen Kieferverspannungen und Muskelverspannungen im Allgemeinen geführt hatten, gefühlt nie passiert sind. Soll er sich hier hinsetzen?

K: Nein, der kommt hierher *(P9)*.

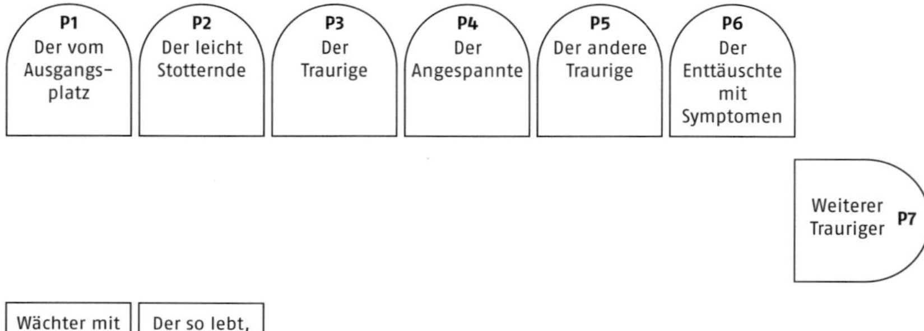

T: Schön. Kannst du ihn vor deinem inneren Auge sehen? Hast du eine Idee, wie er dasitzt? Was meinst du?

K: Ja, er sitzt hier so, als wäre er gerade reingekommen, und guckt sich um, wie alles hier so ist. Und er beschützt mich hier einfach ganz souverän. So als ob er die Hauptperson hier ist.

T: Ist er ja irgendwie auch. Wir bitten um den freundlichen Gefallen, dass er dir bei etwas hilft, wir werden gleich sehen bei was. Wie sitzt er genau? Eher aufrecht oder zurückgelehnt?

K: Also ... aufrecht – wie ich ja selten sitze. Stattlich.

T: Kannst du auch sagen wie er atmet oder wie er guckt?

K: Ganz ruhig, tiefer Atem. Und er genießt es sogar, hier vor dem Publikum zu sitzen.

T: Ja, das mag er. Also, er hat einen ruhigen, tiefen Atem, guckt sich die Leute an und findet es schön. Der genießt das. Sitzt recht aufrecht, atmet frei und tief. Wie guckt er denn?

K: Freundlich ... zugewandt. Wie ein Resonanzkörper *(summt)*.

T: Ja, das ist schon ansteckend. Wir können auch mit unsichtbaren Leuten Spiegelphänomene erleben. Wir brauchen nur den physischen Tom anzuschauen, um zu wissen, wie der Unsichtbare dasitzt. Wir können recht genau beschreiben, wie er dort sitzt, was für ein entspannt-ironisches Lächeln er hat. Er wirkt genüsslich. Ist gut durchblutet, atmet tief und frei, sitzt so im guten Sinn stolz. Er wirkt zufrieden. Ich möchte dich zu etwas Überraschendem einladen, weil es da drüben noch viel intensiver ist, als du von bisher es wahrscheinlich vermutet hattest. Viel intensiver und wahrscheinlich mit einem Gefühl verbunden, als wäre es schon immer so gewesen – seit der Geburt, schon im Mutterleib und seit mindestens fünf Generationen. Als ob alle Mitglieder deiner Familie solche Gefühle seit Generationen hätten. Steh mal auf, geh da rüber, setz dich da hin, wo der sitzt *(P9)*, und lass dich überraschen. Jetzt nimm bitte wahr, was sich in dir ändert.

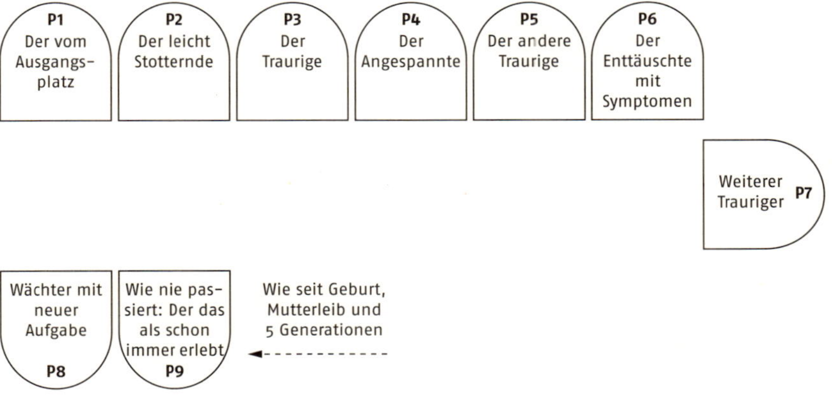

K: Andere Haltung. Ein neues Erlebnis, dass ich überhaupt mal die Rückenlehne spüre.

T: Ich habe den Eindruck, dass sich deine Rückenmuskulatur auch irgendwie neu ordnet. Insgesamt deine Muskulatur. Deine kleinen Ruckelbewegungen scheinen mir auf eine neue Ordnung der Muskulatur schließen zu lassen. Was ist hier noch anders als auf dem vorigen Platz? Was ist denn, wenn du jetzt auf dein Handy guckst? Also du von hier, nicht der von dort!

K: Soll ich das jetzt noch mal machen?

T: Aber klar doch. Guck mal aufs Handy.

K: Das macht nichts.

T: »Das macht nichts.« Das interessiert mich. Sag deinem Gehirn mal einen schönen Gruß, das darf sich freuen. Guck noch mal aufs Handy. Wie ist das?

K: Noch kommt nichts.

T: Ich sehe deine Sorgfalt und möchte dich zu ein bisschen Philosophie einladen. Der Philosoph und Theologe Augustin hat im vierten Jahrhundert nach Christus in einem Traktat über die Zeit[37] etwas Interessantes geschrieben. Er sagt, eigentlich müsste die Gegenwart ein beliebig kurzer Punkt zwischen Vergangenheit und Zukunft sein, den wir gar nicht wahrnehmen. Warum können wir die Gegenwart erleben? Nach seiner Theorie sind wir so geschaffen, dass die Gegenwart sich ein wenig Zeit aus der Vergangenheit und ein wenig Zeit aus der Zukunft ausleiht. Anders ausgedrückt: Das Gehirn nimmt sich Erinnerung und Erwartung zur aktuellen Wahrnehmung dazu, damit wir die Gegenwart als Zeitraum und nicht als beliebig kurzen Punkt erleben, den wir gar nicht bemerken würden.[38] Wir haben in unserer Sprache zwei Gegenwartsformen, die ewige und die punktuelle Gegenwart: Wenn es Leuten gut geht, sagen sie »*im Moment* ist es gut«. Geht es ihnen schlecht, sagen sie »bei mir ist das *immer* so«. Sage deinem Gehirn, dass es umgekehrt viel praktischer ist: Wenn es dir gut geht, ist es gut zu sagen: »bei mir ist das so« – ewige Gegenwart –, und wenn etwas doof ist, sagst du »im Moment ist es blöd« – punktuelle Gegenwart. Es ist zweckmäßiger, das zu tauschen. Vielleicht können wir eine punktuelle Gegenwart wie eine Ziehharmonika in eine zeitlose, ewige Gegenwart philosophisch ausdehnen. Wie geht es dir jetzt?

K: Gut. Ich bin neugierig. Ob sich das so schnell ändern kann?

T: Ja, ungewohnt, oder? Können wir den, der bisher noch Einwände hat und sich fragt, ob das so schnell geht, dort hinstellen *(P10)*?

37 Augustinus 2009.

38 Genauer gesagt, postuliert Augustinus (Conf. XI, 37), dass die Aufmerksamkeit unseres Geistes im gegenwärtigen Erleben, das keine Ausdehnung hat, Erwartung in Erinnerung transformiert und als solche bewahrt.

K: Ja, gerne.

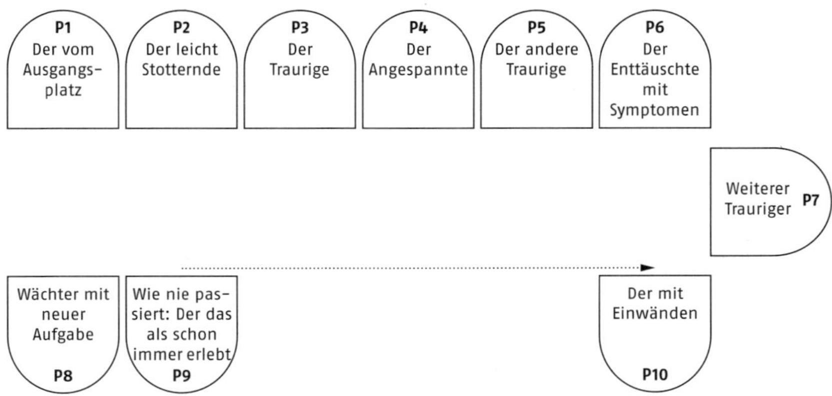

T: Der wird dann unser wissenschaftlicher Beobachter sein. Gute Wissenschaftler sind ja nicht nur skeptisch, sondern auch skeptisch gegenüber ihrer Skepsis. Also, die guten Wissenschaftler sagen nicht nur: »Das habe ich in noch keinem Buch gelesen, also gibt es das nicht«, sondern sie sagen: »Wenn das wiederholbar ist, ist es eine Entdeckung!« Ein guter Wissenschaftler würde nicht sagen: »Wir haben ein subatomares Teilchen mit unbekannten Eigenschaften gefunden. Das interessiert uns nicht, weil, was nicht in den Büchern steht, das gibt es gar nicht.« Er wird prüfen, ob etwas an seinem Versuchsaufbau defekt ist. Aber wenn der Versuch richtig aufgebaut ist und er das Experiment wiederholen kann, schreibt er es auf und veröffentlicht es. Deswegen würde ich den Wissenschaftler dort *(P10)* bitten, dass er still dokumentiert, alle Beobachtungen in sein Notebook tippt und sie später, wenn er alle Daten beisammen hat, veröffentlicht. Ist das okay für ihn?

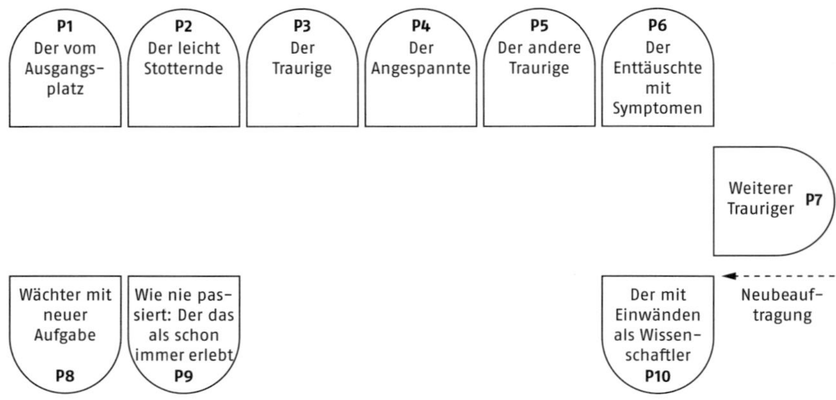

K: Ja, das ist okay.

T: Jetzt guck noch mal auf dein Handy, denn der Wissenschaftler interessiert sich dafür, das zu dokumentieren. Diese Entspannung, die er noch nicht kannte und die bisher noch nie beschrieben wurde, findet er wahrscheinlich faszinierend.

K: Ja, und ich so langsam auch.

T: Er kann dir nachher alles erzählen, was er beobachtet hat.

K: *(schaut lange auf das Handy)*

T: Was machen wir denn, wenn es nicht wiederkommt? Vielleicht vermisst du's mal, weil es dich so lange begleitet hat.

K: Ich habe jetzt eher den Gedanken: »Was mache ich, wenn's wiederkommt?«

T: Meine Sorge ist eher, was wir machen, wenn es dich nicht mehr wiederfindet und traurig ist. Es wäre vielleicht gern mal wieder bei dir. Das Symptom könnte ja wiederkommen, und dann ist es traurig.

K: Weil's nicht mehr wiederkommen kann?

T: Weil's dich nicht mehr findet. Wirst du es irgendwie rufen, wenn du es mal wiederhaben wolltest?

K: Wenn ich will – ja.

T: Und wenn du es nicht willst, rufst du es einfach nicht. Ich hätte noch eine Idee. Du könntest es dir weiter so gehen lassen, wie es dir jetzt geht, und gerne sogar noch besser. Da hinten ist der Wissenschaftler *(P10),* den es sicher interessiert, deine Daten mal zu kopieren. Geh doch einmal genau dorthin, wo er steht, damit er dich komplett abscannen kann und alles von deiner Liste streicht, was aufgrund neuerer Erkenntnisse nicht länger gebraucht wird.

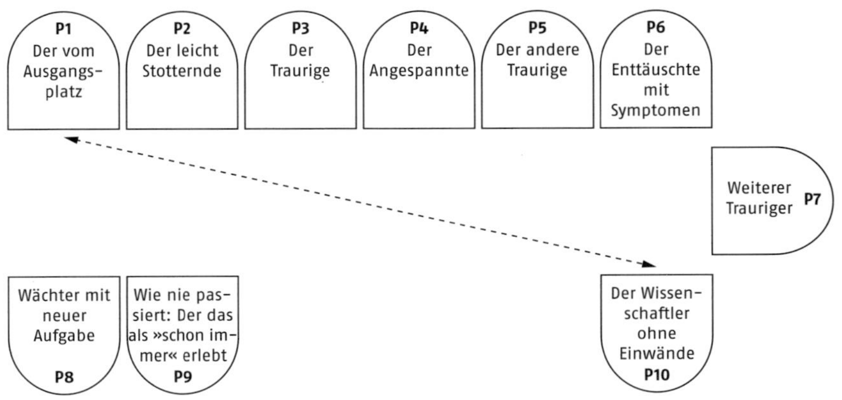

K: Also die Einwände streichen?

T: Genau. Was ist denn da noch übrig auf seiner Liste? Jetzt kann er alles kontrollieren und feststellen, dass es dir doch so geht.

K: Naja, jetzt, wo ich so lange aufs Handy geschaut hab, merke ich schon noch was.

T: Eine kleine Rückkopplung von dessen *(P10)* Skepsis. Er kann gern alles streichen, was streichbar ist. Dann kannst du alles dalassen, was zu ihm passt, dich wieder auf den vorigen Platz setzen und es dir da noch besser als vorher gehen lassen. Ich habe noch einen Vorschlag. Stell dir vor, in dir ist ein Perfektionist, ein Vollkommenheitsliebender. Den stellen wir mal da hin *(P11).*

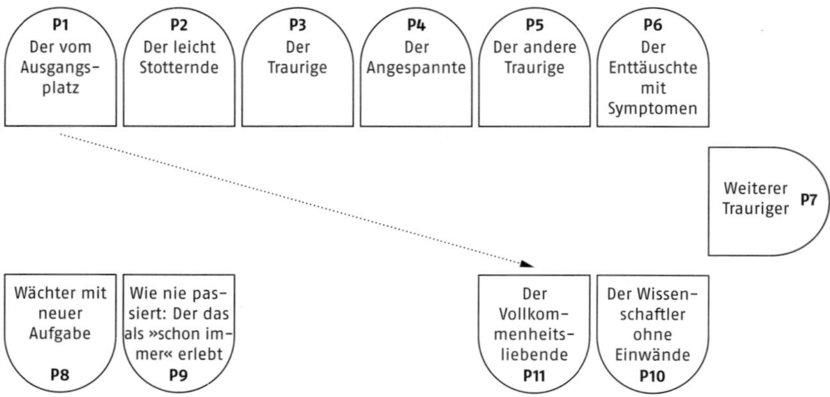

Weißt du, was Null-Komma-Periode-Eins ist? 0,1111111 … bis in die Unendlichkeit. Jetzt würde ich dich bitten, dass wir denjenigen Tom, der eine kleine Restsymptomatik zeigt, wenn bestimmte Dinge der Fall sind, auch noch hinstellen *(P12)*.

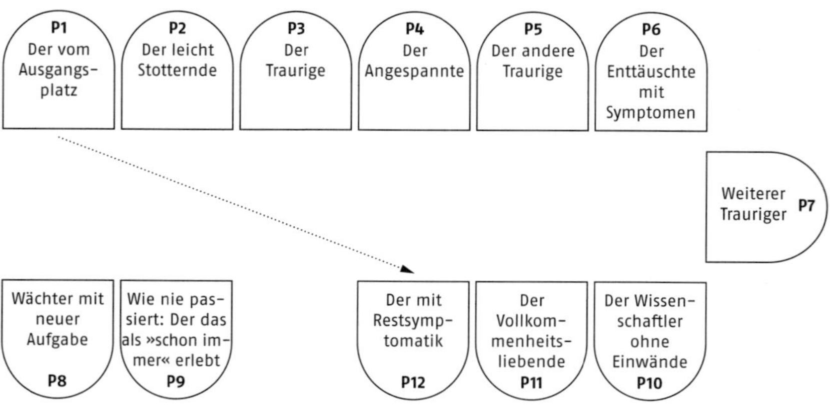

Guck mal, wie der mit Restsymptomatik aussieht, wenn er da steht. Stell jetzt neben ihn bitte neben den Tom mit dem Rest vom Rest an Symptomatik, der jetzt gerade vielleicht noch in dir war, nachdem wir den ersten mit dem Rest herausgestellt haben *(P13)*.

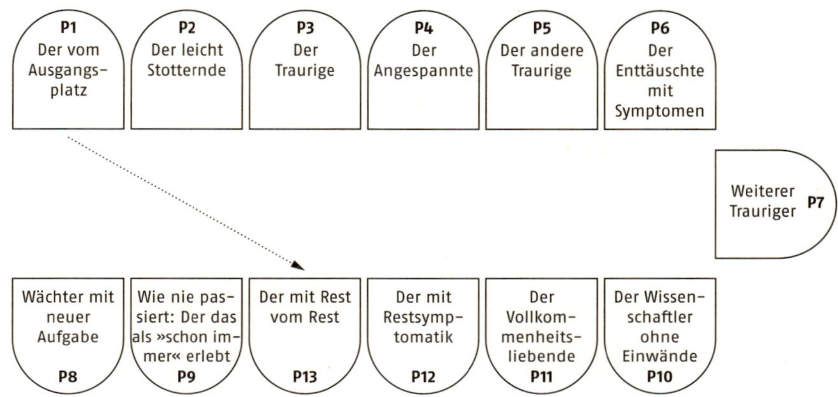

Daneben den mit Rest-vom-Rest-vom-Rest-Symptomatik *(P14)*, …

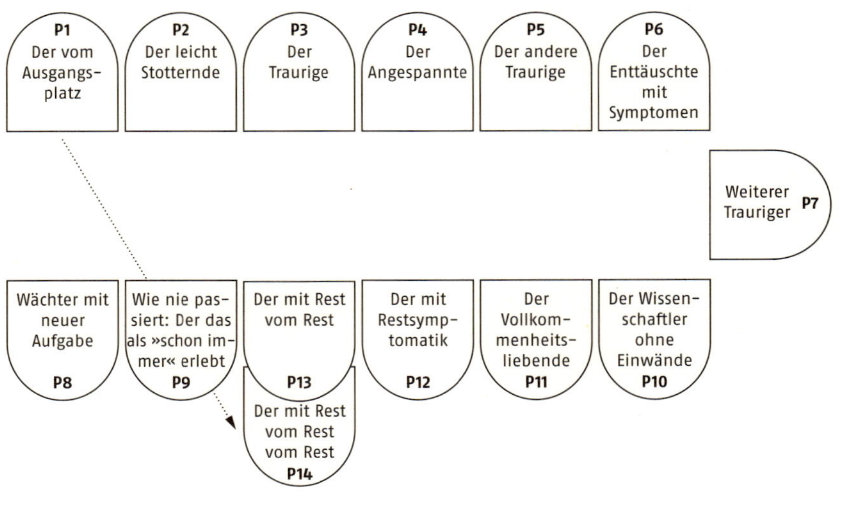

den mit Rest-vom-Rest-vom-Rest-vom-Rest-Symptomatik *(P15)* …

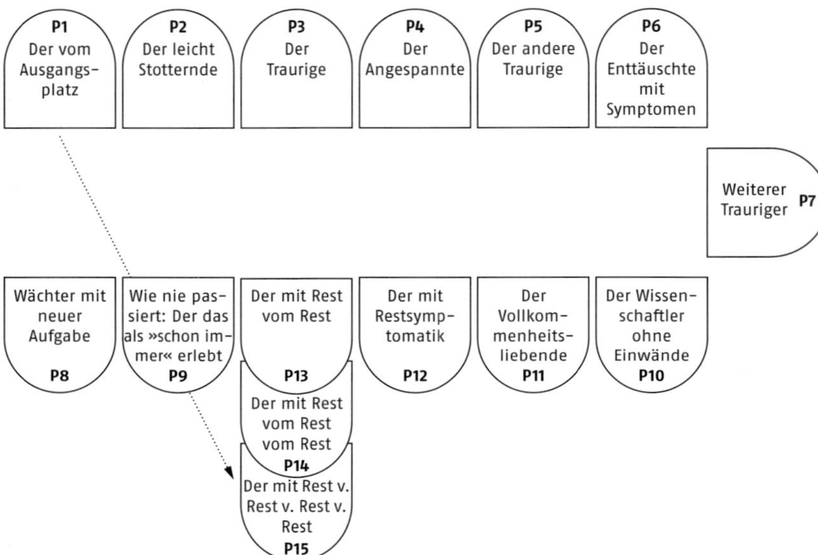

Und jetzt bitte ich den Perfektionisten *(P11)* zu übernehmen, die jeweiligen Reste zu finden und sie nebendranzustellen *(P16–Pn)*, einmal quer durch die Milchstraße. Ist das eine Aufgabe für ihn?

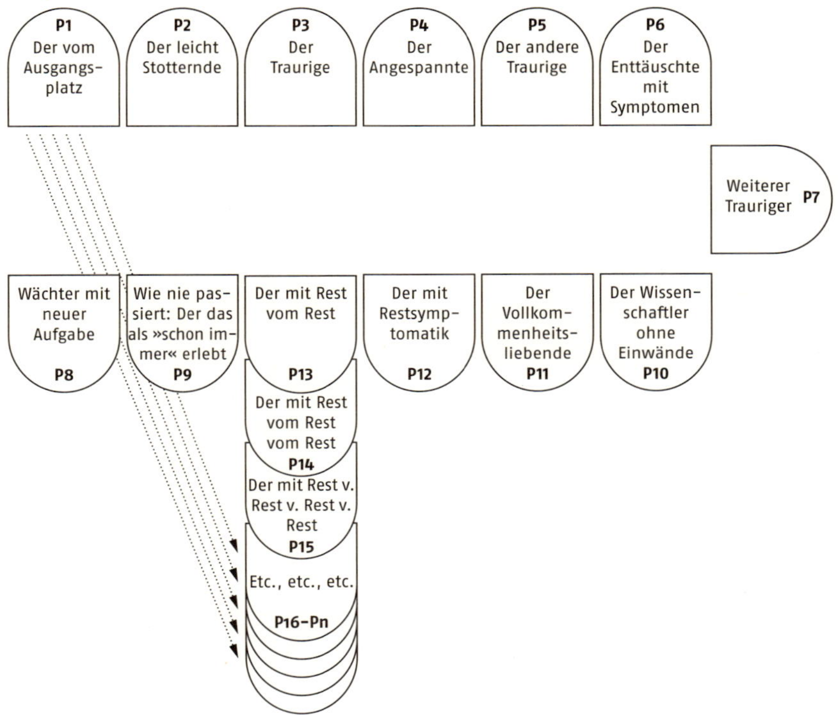

K: Ist doch gut, dass es die alle geben darf.

T: Die darf es alle geben. Der Perfektionist ist ganz wertvoll für solche Dinge. Der sorgt jetzt dafür, dass sich das asymptotisch an Null annähert, ohne je die Null erreichen zu müssen. Aber die Symptomatik wird schon sehr bald, wahrscheinlich schon jetzt, unterhalb der Wahrnehmungsschwelle sein. Und von dort aus kann sich der Perfektionist dann weiter der Null annähern. Wenn jetzt die erste Minute unserer Zusammenkunft wäre und du wärst genau mit diesem Gefühl hereingekommen, das du jetzt hast, gefühlt wie schon immer, und ich würde dich fragen: »Was machen wir denn heute?«, was würdest du mir jetzt gerade sagen, was unser Ziel ist?

K: Dann machen wir nichts mehr.

T: Dann machen wir auch nichts mehr.

KAPITEL 4

Vom Umgang mit den belasteten Leuten

Die folgenden Kapitel geben einen Überblick über die wichtigsten Methoden des Therapeutischen Modellierens. Zunächst befassen wir uns mit den im Subtraktionsverfahren aus dem Klienten herausgesetzten Personen – und damit, welche Rückwirkung deren Dissoziation auf den Klienten hat.

4.1 Altbekannte und unbekannte Leute herausholen

In der Therapie unter dem Titel »Der gute Atem« sagt der Therapeut: »Wenn Sie sich vorstellen: Aus Ihnen heraus geht derjenige, der einen Atem hat, geeignet, um Schlafapnoe hervorzubringen ...« Das ist anschlussfähig. So eine Person wird sich der Klient gut vorstellen können – das ist wie ein alter Bekannter. Die Anweisung wird nun mit einer Neuinformation verknüpft, die dem Klienten wahrscheinlich weniger geläufig ist: »Und das betrifft den Tag-Atem und den Nacht-Atem.« Hier wird vorausgesetzt, dass, wer nachts so atmet, dass er Schlafapnoe bekommt, auch tagsüber ein Atemproblem hat – auch, wenn er dies vielleicht gar nicht bemerkt. Um die Arbeit mit dem nächtlichen Atem zu fördern, wird auch der Atem bei Tag einbezogen. Auch bei ihm soll das Unbewusste überprüfen, was sich verbessern kann.

Etwas später sagt der Therapeut: »Wo könnte sich der hinsetzen, dem es mit dem Atem bei Tag und Nacht besser geht als seit langer Zeit, vielleicht besser als jemals?« Ob die Person, die da beschrieben wird und die herausgesetzt wird, altbekannt oder unbekannt ist, lässt die Formulierung des Therapeuten offen. Das Unbewusste des Klienten entscheidet sich für einen alten Bekannten. Der Klient sagt, man erkenne die gute Laune dieser Person »daran, dass er dort sitzt und ein bisschen pfeift und summt« und fügt hinzu: »Das Schöne ist: Ich hatte das schon einmal eine Zeit lang.«

Bei der Paartherapie unter dem Titel »Das Sofa des Glücks« holt der Therapeut zwei altbekannte Belastete aus dem aktuellen Paar heraus. Er sagt: »Stellen Sie sich vor, das Paar …, das unter der bisherigen Situation leidet, das vielleicht manchmal genervt ist, verärgert, … bei denen es nicht so richtig klappt …« Diese werden dem Paar vertraut sein. Oft ist es günstig, mit dem Subtraktionsverfahren zu beginnen, also mit dem Heraussetzen belasteter Leute, weil man dabei an Bekanntes anknüpfen kann und weniger mit der Skepsis der Klienten konfrontiert ist.

Das Additionsverfahren kann dann in einem zweiten Schritt erfolgen. Einige Zeit später sagt der Therapeut: »Stellen Sie sich vor, [zu Ihnen] … kommt das Paar, dem es besser geht, als es Ihnen jemals gegangen ist, denen es besser geht, als Sie überhaupt wussten, dass es Ihnen gehen kann, die sich … vertrauensvoller fühlen und erleben, als Sie das bisher jemals realisiert hatten, und die … in tausendstel Sekunden, bevor es ihnen überhaupt bewusst ist, … in einer ganz guten Weise aufeinander reagieren können.«

Beschrieben wird ein noch nie dagewesener und daher erst einmal bewusst gar nicht vorstellbarer Zustand. Das Unbewusste ist aber imstande, einen solchen Zustand zu erzeugen, ihn erlebbar und für das bewusste Erleben zugänglich zu machen. Entsprechend sagt die Partnerin: »Das Grundgefühl ist anders. Auch das Körpergefühl, überall im ganzen Körper, alles ist anders. Ich freue mich so, da neben dir zu stehen. Das ist so wunderbar!«

4.2 Belastete Leute wahrnehmen und wertschätzen

Belastete Leute werden beim Therapeutischen Modellieren mit größter Wertschätzung behandelt. Es wird immer davon ausgegangen, dass sie eine gute Absicht verfolgen – auch, wenn sie das Erwünschte nicht oder nur mit großen Nebenwirkungen erreichen.

Im Beispiel »Guter Atem« sagt der Klient über die Schlafapnoe: »Von mir aus kann sie bleiben, wo der Pfeffer wächst.« Auf die Frage des Therapeuten, ob sie dort gut aufgehoben sei, erklärt der Klient: »Das weiß ich nicht. Das ist mir auch relativ egal, ehrlich gesagt.« Der Therapeut erwidert: »Sollten Sie aber dorthin reisen, wo der Pfeffer wächst, schlage ich Ihnen vor, dass Sie ihr sagen, sie könnte noch ein bisschen weiterreisen. Aber Sie können ihr auch einfach sagen: ›Wenn ich dich brauche, rufe ich dich.‹ Denn selbst sie will etwas Gutes für Sie, nur die Strategie, die sie verfolgt, ist ungeeignet. Wenn Sie ihr aber sagen: ›Wenn ich dich brauche, rufe ich dich‹, dann weiß sie, dass sie Sie nicht … beschützen muss … Wenn Sie sie aber nicht brauchen, brauchen Sie sie auch nicht zu rufen.«

Der Therapeut deutet an, dass die Schlafapnoe eine wertschätzende Behandlung verdient. In Ländern »wo der Pfeffer wächst« kann man Urlaub machen. Er stellt klar: Die Schlafapnoe »will etwas Gutes für Sie, nur die Strategie, die sie verfolgt, ist ungeeignet«. Er untermauert das mit dem Gedanken, die Schlafapnoe wolle (tags als unruhiger Atem, nachts als Begleiter von Träumen, die das Taggeschehen widerspiegeln) sicherstellen, dass der Klient seine Pflichten erfüllt, dass er vorsichtig und achtsam genug ist, nicht zu viel oder zu wenig Angst hat oder dergleichen. Um die Schlafapnoe nicht einfach wegzuschicken, sondern ihr deutlich zu machen, dass sie den Klienten unterstützen darf, wenn er sie tatsächlich brauchen sollte, schlägt er vor, der Schlafapnoe zu sagen: »Wenn ich dich brauche, rufe ich dich.«

Im Beispiel »Schulterschmerz« schlägt der Klient für »den, der bisher nicht so gut geschlafen hat«, vor: »Der kann in die Abstellkammer.« Der Therapeut argumentiert dagegen: »Ich finde, das hat er nicht verdient. Ich weiß nicht, ob dich mal jemand an einem dunklen

Ort eingesperrt hat, vielleicht vor langer Zeit, aber ich finde, wir sollten ihn gut behandeln.« Der Klient ändert nun seine Meinung: »Ja, da hast du recht. Ich denke, es ist am besten, wir schicken ihn ins Bett.«

Im Fallbeispiel »Das Ende der Schuldgefühle« spricht die Klientin von ihrer Angst. Der Therapeut sagt: »Wenn Sie möchten, tun wir die mit der Angst woandershin. Wo ist ein guter Platz für sie?« Auf die Antwort der Klientin »Raus vor die Tür!« antwortet er: »**Ich** mag solche Leute. Darf sie auf den Hocker?« Die Klientin stimmt dem zu. Der Therapeut ergreift also Partei für eine Seite der Klientin, die sie bewusst gar nicht mag. Dahinter steht beim Therapeuten der Gedanke, dass die »Angst« die Klientin schützen möchte. Wird sie »vor die Tür« gesetzt, kann die Angst das nicht mehr tun und wird zurückkommen, um die Klientin weiter auf ihre Art zu beschützen – womöglich noch heftiger als zuvor. Wird ihr dagegen Wertschätzung entgegengebracht, kann über eine bessere Art, die Klientin zu beschützen, verhandelt werden.

4.3 Klone schicken, um belastete Leute zu verwandeln

Mit den belasteten Leuten, die aus dem Klienten herausgesetzt worden sind, kann unterschiedlich umgegangen werden. Oft ist es im Verlauf der Therapie zunehmend so, dass der physisch anwesende Klient keine Hilfe mehr benötigt und der Therapeut sich mehr den unsichtbaren Leuten auf den anderen Stühlen widmet.

Hat der Klient Veränderungen durchlaufen, sodass es ihm selbst schon gut geht, kann er eine unsichtbare Kopie, einen Klon oder Zwilling von sich selbst zu den Leuten im Raum schicken, denen es schlecht geht. Verbunden wird das mit dem Auftrag an den Klon, die anderen Personen mit dem Wohlergehen des Klienten auf seinem aktuellen Platz anzufüllen, bis es ihnen so geht wie ihm. Auch falls der Klient diese Unsichtbaren für »Persönlichkeitsanteile«, sein »wahres Ich« oder auf andere Art für ein unverzichtbares oder unverlierbares Stück Identität hält, können die so verwandelten Leute nun keinen Schaden mehr anrichten.

Im Kapitel »Der Schulterschmerz« schlägt der Therapeut vor: »Stell dir nun einmal vor, du schickst einen Klon von dir … zu dem [mit Schulterschmerzen], … und du gibst dem Klon den Auftrag, es sich jederzeit so gut gehen zu lassen wie dir und sogar noch besser, und dem [dort]… zu vermitteln, wie man einer wie du wird … dann kann dein innerer Regisseur dir wie in einem Film zeigen, wie es dem dort drüben immer besser geht. Das sieht man ihm förmlich an … Der Klon von dir kann ihm eine Kopie dalassen, sodass er den Rest, wenn nötig, in seiner Zeit noch tun kann, … bis es ihm genauso gut geht wie dir.«

Für den Fall, dass der Klient die Situation so sieht, als müssten die Schmerzen wieder zu ihm zurückkehren, weil sie Teil einer unabänderlichen Realität seien, werden diese so verwandelt, dass das, was dann zu ihm zurückkommt, ihm kein Leid mehr bringt. Auch für den Fall, dass diese Leute meinen, den Klienten beschützen zu müssen, und ihn nicht allein lassen wollen, ist es günstig, wenn sie in hilfreiche Figuren verwandelt werden.

4.4 Selbst die belasteten Leute verwandeln

Im Fallbeispiel »Der Schulterschmerz« setzt sich der Klient selbst als »der echte [physisch anwesende] Christoph« auf die Plätze derer, denen es schlecht geht, um sie durch Überbringen einer Kopie seines Erlebens in solche wie ihn zu verwandeln. Das Vorgehen ähnelt dem eben beschriebenen, bei dem Klone geschickt werden, nur dass hier der physisch anwesende Klient die Arbeit übernimmt.

Der Therapeut fordert den Klienten auf: »Geh mal zu dem auf dem Schreibtisch, lass es dir dabei jederzeit mindestens so gut und noch besser gehen, wie es dir eben ging, und gib ihm eine Kopie davon, wie es dir geht …« Ein Vorteil gegenüber dem Arbeiten mit Klonen ist, dass der Klient die Transformation der belasteten Leute noch intensiver erlebt. Die Intervention wirkt oft kraftvoller als die, bei der Klone eingesetzt werden. Allerdings gibt es meist eine Rückwirkung der herausgesetzten Person auf den physisch anwesenden Klienten. Das heißt, der Klient erlebt sich nun zwar überwiegend als derjenige vom vorigen, angenehmen Platz. Um zu verstehen, was bei der belasteten Person geschieht, simuliert sein Inneres zum Teil aber auch das Erleben der belasteten Person auf diesem Platz. Es gibt eine – wenn auch vergleichsweise geringe – Rückkopplung von der belasteten Person auf den Klienten mit seinem aktuell angenehmeren Erleben. Diese Rückwirkung äußert sich bei traumatisierten Menschen zuweilen in heftigen Trauerreaktionen, allerdings kommt es bei diesem Vorgehen nach meiner Erfahrung nicht zu Erstarrungs- oder Panikreaktionen. Hier ist das Arbeiten mit Klonen schonender. Um gleichzeitig möglichst sanft und möglichst gründlich zu arbeiten, können beide Verfahren nacheinander angewandt werden. Dieses Vorgehen bewährt sich besonders in der Traumatherapie.

Die beschriebene Rückkopplung kann gemildert werden, wenn dem Klienten mitgeteilt wird, es werde sich um eine angenehme Erfahrung handeln. Die Reaktion kann auch einfach wertgeschätzt und willkommen geheißen werden, etwa als »Auflösung einer früheren Erstarrung«, »zunächst einmal nötige Trauer«, »Reaktion des Loslassens und der Erleichterung« oder als »Tränen der Befreiung«.

Es wurde erwähnt, dass die Nachhaltigkeit der Therapie besonders davon abhängt, welchen suggestiven Einfluss **innere und äußere kritische Stimmen** auf den Klienten haben. Eine Strategie, um den Einfluss solcher Stimmen zu reduzieren, besteht darin, diese zunächst aus dem Klienten herauszusetzen, sodann den Klienten darauf aufmerksam zu machen, um wie viel besser es ihm so geht, und ihn schließlich zu bitten, als »Sie von diesem Stuhl ohne Einwände« zur skeptischen Person zu gehen, um diese darüber zu informieren, dass deren Einwände nicht mehr benötigt werden.

Der Therapeut sagt etwa zu einer Klientin: »Gehen Sie doch bitte einmal als Sie von hier zu der dort, die bisher Einwände hatte, und informieren Sie sie, dass das, wie Sie hier leben, tatsächlich geht! Sagen Sie ihr, sie soll sich einmal bei Ihnen aus erster Hand darüber informieren, wie viel besser es Ihnen ohne all die Bedenken geht, und von ihrer Einwändeliste alles herunterstreichen, was nicht wirklich gebraucht wird. Schauen Sie mal, wie die, die bisher Einwände hatte und meinte, Glück bringt Unglück, sich verändert. Wie fasst sie das auf, wenn sie sich bei Ihnen aus erster Hand informieren kann, dass das tatsächlich geht, Glück zu haben, das Glück bleibt? Was ist jetzt mit ihr?« Die Klientin antwortet: »Die sagt gerade nicht so viel.« Es ergibt sich der Dialog: »Sonst hat sie doch öfters Einwände gebracht?« – »Jaja, eigentlich pausenlos.« – »Das heißt, es gibt gerade nicht viel einzuwenden.« – »Die ist irgendwie gerade mal still, und ich glaube, auch ein bisschen perplex.« – »Das glaube ich auch. Das ist sie gar nicht so gewohnt.« – »Nein.« – »Wenn sie jetzt einmal von ihrer Einwändeliste alles herunterstreicht, was nicht gebraucht wird, …« – »… bleibt nicht so viel übrig.« – »Da wird die Liste ziemlich leer. Aber das könnte ihr ja guttun, da hat sie ja jede Menge Energie frei für etwas anderes.« – »Ja, das ist mal ziemlich nett, wenn da in der Ecke Stille ist.« – »Ja, findet sie das auch gut? Denkt sie sich: Schön, da muss ich weniger arbeiten?« – »Ich glaube, es ist ganz schön ungewohnt für sie, aber gut ist es schon.« – »Sie können ihr jetzt sagen, Sie lassen ihr eine Kopie da, und sie kann sich weiter damit befassen und bei Ihnen informieren …«

4.5 Zwei belastete Leute bitten, einander zu verwandeln

Eine andere Herangehensweise besteht darin, zwei entgegengesetzte Verhaltensweisen aus dem Klienten herauszusetzen, dann deren Nachteile, aber auch ihre Vorteile gegenüber einander herauszuarbeiten und schließlich zu veranlassen, dass die Vorteile jeder Verhaltensweise für den Bereich der jeweils anderen verfügbar werden.

Ein Mann erklärte, immer wenn er mit einer Frau befreundet sei, nage die Frage an ihm: »Ist das denn nun auch wirklich die Richtige?«, und das immerzu, so lange, bis er sich von ihr trennte. Sei er aber allein, quälte ihn die Frage, ob er jemals eine Frau fände, bei der er bleiben könne und wolle. Oft habe er kurzfristige sexuelle

Begegnungen, aber danach beschäftigte ihn immer der Gedanke, er habe die Frau ausgenutzt und sich an ihr schuldig gemacht, da er sich auf eine längere Beziehung mit ihr nicht einlassen wolle. Eigentlich wolle er solche Beziehungen nicht mehr, er könne davon aber auch nicht lassen.

Ich bat den Mann, auf einen Stuhl denjenigen zu setzen, der in einer Partnerschaft unruhig wird, bis er wieder allein ist, und auf einen anderen denjenigen, der, wenn er allein ist, unruhig wird, bis er wieder – für ganz kurz oder etwas länger – mit einer Frau zusammen ist. Ich bat ihn, sich auf jeden der beiden Plätze zu setzen und mir die Vor- und Nachteile jedes Platzes gegenüber dem anderen zu beschreiben. Dann bat ich ihn, sich auf dem einsamen Platz vollzusaugen mit allen Vorteilen dieses Platzes und diese mitzunehmen, während er auf den zweisamen Platz gehen solle. Ich bat ihn, mir zu beschreiben, was sich dort gegenüber vorher veränderte. Alle Veränderungen waren aus seiner Sicht sehr vorteilhaft. Dann bat ich ihn, sich auf dem zweisamen Platz mit allen Vorteilen der Zweisamkeit aufzufüllen und diese, indem er auf den vorher einsamen Platz wechselte, dorthin zu bringen. Auch das wirkte sich aus seiner Sicht äußerst positiv aus. Auf beiden Plätzen schwand die Unruhe. Er konnte nun sowohl in einer Beziehung als auch für sich allein gelassen sein. Ich kündigte an, dass ein mehrfaches Wechseln noch viel weitreichendere Folgen haben würde, und wiederholte den Vorgang in beide Richtungen zweimal. Schließlich bat ich ihn, sich auf einen dritten Platz zu setzen, auf dem er beide Positionen auf großartige Weise in sich vereint und versöhnt hat. Der Mann probierte dies. Er verließ die Praxis in einem kraftvollen, ruhigen, ausgeglichenen Zustand.

In ähnlicher Weise kann bei einem süchtigen Menschen auf einen Stuhl derjenige gesetzt werden, der sehr kontrolliert und pflichtbewusst ist, auf einen anderen Stuhl der, der unkontrolliert lebt, der nur den Augenblick genießt oder der sich tröstet, betäubt und »beeltert«. Der Kontrollierte, Pflichtbewusste kann beschenkt werden von der Fähigkeit, aus dem Augenblick zu leben, vielleicht getröstet, vielleicht unbeschwert, vielleicht entspannt – was immer die Vorzüge im Erleben des anderen sind. Dann kann der Unkontrollierte angefüllt werden mit dem Erfolgsgefühl oder dem Stolz des Kontrollierten, was immer die Vorteile von dessen Lebensweise sind. Der Klient wird also gebeten, zwischen den Stühlen zu wechseln. Die Vorzüge des disziplinierten Platzes (Erfolg, Anerkennung, Kontrolle) werden zum süchtigen Platz gebracht und die Vorzüge des süchtigen (Genuss, Trost, Entspannung) zum disziplinierten. Die Nachteile jedes Platzes werden imaginativ zum Erdmittelpunkt geschickt.

Bei Paartherapien kann das Verfahren verwendet werden, um Bereichsaufteilungen zwischen den Partnern in zeitliche Aufteilungen zu verwandeln, die für beide Partner gelten.

In einer Paartherapie klagte die Frau, ihr Mann sei zuständig für alles, was Spaß mache, und sie für den Haushalt, die Sorge für die Kinder und alles, was keinen Spaß mache, aber gemacht werden müsse. Wir bestimmten jeweils zwei Sitze als das »Sofa für das, was Spaß macht« und zwei als das »Sofa für das, was keinen Spaß macht, aber gemacht werden muss«. Ich bat zunächst die Frau, auf dem Sofa für das, was keinen Spaß macht, Platz zu nehmen, und den Mann auf dem Sofa für das, was Spaß macht, und ließ sie von ihrem Erleben berichten. Dann bat ich sie, die Seiten zu wechseln und nochmals zu berichten. Danach forderte ich sie auf, sich beide gemeinsam auf das Spaßsofa zu setzen und sich gemeinsam mit dem Erleben von dort aufzutanken. Anschließend gab ich ihnen die Anweisung, genau dieses gute Erleben gemeinsam hinüberzunehmen auf das Sofa der Pflichterfüllung und dieses gemeinsam mit dem Gefühl und Verhalten des Spaßsofas zu füllen. Danach forderte ich sie auf, das Gute – aber nur das Gute – vom Pflichtsofa gemeinsam mit zum Spaßsofa zu nehmen. Schließlich bat ich sie, sich zwei Plätze zu wählen, auf denen für sie alles optimal ausbalanciert sein würde. Das Paar berichtete in der folgenden Sitzung, ihr Umgang miteinander sei wesentlich entspannter. Sie hätten sich wenig gestritten und insgesamt eine gute Zeit miteinander verlebt.

4.6 Wellnessurlaub statt Müllkippe

Klienten haben oft den Impuls, Leute, die Umstände und Leiden bereiten, wegzusperren oder sie an entfernte und lebensfeindliche Orte wie »auf den Mond« oder »auf den Müll« zu schicken.

Im Beispiel »Der Schulterschmerz« fragt der Therapeut: »Sollen wir den, der bisher nicht so gut geschlafen hat, auf einen anderen Platz setzen? Wo könnte der hin?« Der Klient antwortet: »Der kann in die Abstellkammer.« Der Therapeut entgegnet: »Ich finde, das hat er nicht verdient. Ich weiß nicht, ob dich mal jemand an einem dunklen Ort eingesperrt hat, vielleicht vor langer Zeit, aber ich finde, wir sollten ihn gut behandeln.« Der Klient stimmt zu und legt die Person nebenan ins Bett.

Im Fallbeispiel »Die Erlaubnis, Geld zu verdienen« erzählt die Klientin: »Sie können sich das vielleicht nicht vorstellen, aber es ist wirklich so, dass es kaum eine Begegnung mit meinem Vater gibt, bei der der Hass auf die Kapitalisten nicht Thema ist. Der Mann ist voller Hass. Es gibt kein Gespräch, bei dem er nicht in Hasstiraden ausbricht. Sein Leben ist einfach voll davon. Auch in den Beziehungen zwischen meiner Mutter, meinem Vater und mir gibt es ihn nicht ohne dieses Thema. Es ist sehr dominant.« Günstiger als leidbringende Figuren wegzusperren ist es, der Klientin einen anderen Vorschlag zu machen, der ihr Bedürfnis nach Abstand vom Leiden mit viel Respekt vor solchen Figuren umzusetzen hilft. So schlägt der Therapeut ihr vor, allen Leuten, die die Klientin nicht mehr braucht, mitzuteilen: »Jetzt könnt ihr mal zusammen einen Wellnessurlaub machen! … Zum Dank für ihre Verdienste können wir sie in ein Wellnesshotel schicken. Grüßen Sie Ihr Inneres, es möge gründlich darin sein, das Beste neugierig zu erwarten.« Die Klientin nimmt diese Gedanken positiv auf und verlässt etwas später den Therapieraum in guter Stimmung.

Ähnlich im Beispiel »Das Ende der Schuldgefühle«: »Ich möchte … Sie bitten, alle Leute mitzunehmen. Sie können sie das nächste Mal mitbringen, oder Sie schicken sie in einen Wellnessurlaub, wo sie es sich gut gehen lassen. Ich möchte, dass Sie sie mit allergrößter Wertschätzung behandeln. Das sind Leute, die brauchen Wärme, Zuneigung, Vertrauen, Geborgenheit. Auch wenn wir dachten, dass wir sie gar nicht so mögen. Gerade die, denen es am schlechtesten geht und die am meisten zetern, können am meisten davon gebrauchen.«

Die Urlaubs-Intervention dient dazu, der Klientin implizit (ohne ihren Widerspruch zu provozieren) zu sagen, dass sie die Muster solcher Leute durch andere Strategien ersetzen kann – es ist möglich und sicher. Indem man diese Leute in den Urlaub entsendet, drückt man Wertschätzung aus. Sie werden nicht zur Strafe, sondern geradezu als Dank für ihr leidbringendes Streben nach Schutz weggeschickt. Nicht das Ergebnis, sondern die gute Absicht ihres Tuns wird bewertet. Auf ein Wegschicken in Ungnade hin würden solche Leute vielleicht ausdrücken: »Der Therapeut versteht die Klientin und uns nicht. Es ist sicherer, wir bleiben!«

4.7 Belasteten Leuten etwas zu tun geben

Um belastete Leute in ihrer guten Absicht zu würdigen und sie zu veranlassen, von ihrer bisher ungeeigneten Handlungsstrategie abzulassen, ist es auch möglich, ihnen eine Aufgabe zu geben, mit der sie beschäftigt sind.

Zu einer aggressiv-belasteten Person, die der Klient nicht mehr benötigt, könnte der Therapeut etwa sagen: »Ich sehe, dass du dich sehr für den Schutz von Herrn Soundso einsetzt. Da das nun nicht wirklich effektiv war, wir deinen Einsatz aber schätzen – wäre es okay für dich, wenn du sein Immunsystem bei der Bekämpfung von Bakterien und anderen Erregern unterstützt?«

Zu einer zwanghaften Person, die also zu Perfektionismus neigt, kann der Therapeut sagen: »Das Immunsystem benötigt immer sorgfältige Mitarbeiter. Wärest du bereit, dich dort einzusetzen?«

Und natürlich können solche bislang unnütz erscheinende Leute, die sich vorher in ganz anderen Feldern engagiert hatten, auch familiäre, künstlerische, berufliche und andere Wünsche des Klienten glänzend unterstützen.

4.8 Belastete Leute als Ratgeber auf Abruf

Bislang belasteten Leuten kann die Abreise in Urlaub, in den Ruhestand oder an einen Ort, wo sie eine neue Aufgabe erhalten, mit dem Hinweis erleichtert werden: »Wenn wir euch brauchen, rufen wir euch.« So schlägt es der Therapeut der Klientin vor, die eine Blockade erlebt, Geld zu verdienen.

Dasselbe wird dem Klienten vorgeschlagen, der die Schlafapnoe dort haben will, wo der Pfeffer wächst: »Sie könnten ihr ... sagen: ›Wenn ich dich brauche, rufe ich dich.‹ Denn selbst sie will etwas Gutes für Sie, nur die Strategie, die sie verfolgt, ist ungeeignet. Wenn Sie ihr aber sagen: ›Wenn ich dich brauche, rufe ich dich‹, dann weiß sie, dass sie Sie nicht ... beschützen muss ... Wenn Sie sie aber nicht brauchen, brauchen Sie sie auch nicht zu rufen.«

Jedes Symptom enthält eine Ambivalenz: Wäre es zu nichts nützlich (oder hätte zumindest früher etwas genutzt), wäre es nicht da. Der Organismus, der es hervorgebracht hat, hätte es längst abgeschafft. Wenn es nicht schädlich wäre, würde es nicht stören, und der Klient würde nicht deswegen in Beratung gehen.

Symptome sind die bisher bestmögliche Reaktion auf ein gesundheitliches, innerpsychisches oder soziales Problem – und eine zweitbeste gegenüber der Möglichkeit, Wohlbefinden zu erleben. Auf diese Ambivalenz oder innere Doppelbindung reagiert die Therapie mit einer Gegen-Ambivalenz oder Gegen-Doppelbindung. Der Klient wird darin unterstützt, sein Symptom möglichst weit wegzuschicken und ihm gleichzeitig mitzuteilen: »Wenn ich dich brauche, rufe ich dich.« Damit werden beide gewürdigt: die Botschaft, dass das Symptom der Lösung eines Problems dient, und die Botschaft, dass das Symptom stört und die Nebenwirkungen seiner »Lösung« gegenüber den erwünschten Wirkungen überwiegen.

4.9 Belastete Leute teilen

Bei belasteten Leuten kann man zwischen demjenigen mit der guten Intention und dem mit der missglückten Strategie unterscheiden. Die gute Intention kann dann etwa zum Klienten zurückgeschickt und in ihn reintegriert werden, während die missglückte Strategie davon getrennt auf einem externen Stuhl sitzen bleibt. Man kann auch sagen: Die vertretenen Werte kehren zum Klienten zurück, die beim Erstreben der Werte erzeugten Symptome bleiben draußen. Eine solche Unterscheidung lohnt sich überall da, wo der Klient mitteilt, er bekomme eine Person nicht aus sich heraus, oder sie wolle immer wieder von ihrem Stuhl zu ihm zurückkehren. Das Vorgehen ist bei Angst- und Zwangssymptomen und bei Traumatisierungen besonders nützlich. Auch bei Trauer ist es oft nützlich, einem Klienten zu sagen: »Der Schmerz der Trauer kann auf diesem Stuhl bleiben, während die Werte, für die die Trauer steht – etwa Liebe, Treue und Verlässlichkeit –, zu Ihnen zurückkehren können.«[39]

Im Beispiel »Der Schulterschmerz« geht der Therapeut so vor: »Dann ist der mit den Schulterschmerzen offenbar der Meinung, er … würde gebraucht und müsste auf dich aufpassen … Nun will er ja mit seinen Schmerzen irgendetwas Gutes, … aber er hat eine nebenwirkungsreiche Strategie. Lass es uns so machen, dass der, der die nebenwirkungsreiche Strategie hat, hier auf dem Stuhl sitzen bleibt, aber der, der einen Wert vertritt, der wichtig ist, worauf er aufpasst, kommt zu dir zurück. Er teilt sich also auf. Sag deinem Unbewussten, es soll eine andere Art finden, wie er dich beschützt … Der da wollte etwas Gutes für dich … Er hat dafür eine ungünstige Strategie gefunden, die mit Leiden verbunden war. Nun kann er die gute Absicht voll und ganz umsetzen, aber das Leiden braucht nicht proportional zur guten Absicht zu sein. Und die Strategie, die Leid erzeugt hat, kann hier auf dem Stuhl bleiben, während die gute Intention jetzt zu dir zurückkommen darf und anders weiter gut auf

39 Vgl. Hammel 2014 a, S. 45.

dich aufpasst.« Das Vorgehen führt hier – wie auch sonst oftmals – zu völliger Symptomfreiheit.

4.10 Den Müll aus den Leuten holen

Statt zwischen der guten Absicht und der nicht geglückten Strategie zu unterscheiden, kann man auch die Person selbst von einem störenden Material in ihr differenzieren.

Im Beispiel »Die Erlaubnis, Geld zu verdienen« holt die Klientin das Bild ihres Vaters aus ihrem Kopf. Der Therapeut äußert die Idee: »Wenn jetzt noch ein bisschen Hass in ihm übrig ist, können Sie das wie einen schwarz-braun-grauen Haufen aus ihm herausdissoziieren und auf einen Haufen voll Kuddelmuddel neben ihn legen.« Die Klientin meint: »Das fühlt sich gut an« und lacht.

In ähnlicher Weise kann natürlich der »Müll« auch aus »dem Mädchen dort auf dem Sofa, das damals so schlimm misshandelt wurde«, herausgeholt werden. Dann wird der Müll zu einem Wertstoffhof gebracht und recycelt oder in Wärmeenergie verwandelt – oder eine innere Regisseurin kann Form, Farbe, Material und Größe verändern und etwa als Wolke aus dem Fenster schweben lassen.

Äußerst bemerkenswert ist regelmäßig die Wirkung einer Intervention, die ich »Erdbeerquark und Jauche trennen« nenne. Der Therapeut sagt sinngemäß: »Wenn ich Ihnen eine Mischung von Erdbeerquark und Jauche servieren würde, würden Sie es essen?« Einige schwer traumatisierte Menschen sagen tatsächlich »Ja« oder »Ich weiß nicht …«, die allermeisten Menschen weisen das zurück. Der Therapeut fährt fort: »Wenn Ihnen jemand aber Monate lang nur solch ein Gemisch servieren würde, würden Sie es irgendwann doch essen, um zu überleben. So ähnlich ist es, wenn Kinder daran gewöhnt werden, eine Mischung von Fürsorge und Gewalt zu konsumieren. Sie brauchen die Fürsorge, um zu überleben. Die Gewalt wollen sie zurückweisen, aber beides ist vermischt. Später weisen sie entweder die Liebe anderer Menschen zurück, weil sie beigemischte Gewalt darin vermuten, oder sie akzeptieren die Gewalt anderer

Menschen, weil sie beigemischte Liebe darin erhoffen, oder beides. – Wissen Sie, in Chemiefabriken gibt es Anlagen (Destillationsapparate und Zentrifugen), die zwei vermischte Stoffe bis zum letzten Molekül trennen können. Sagen Sie Ihrem Unbewussten, es soll Ihnen so einen Apparat zur Verfügung stellen, um alle destruktiven Erfahrungen bis zum letzten Molekül von allen konstruktiven, hilfreichen, liebevollen Erfahrungen zu trennen. Sie brauchen nicht zu wissen, wie Ihr Unbewusstes das macht. Schauen Sie sich einfach da drüben den Apparat an. Stellen Sie sich vor, dort kommt die Jauche raus, hier der Erdbeerquark. Stellen Sie sich eine innere Qualitätsmanagerin vor, die die absolute Reinheit des gereinigten Erdbeerquarks überprüft. Dann kann sie den Erdbeerquark, nämlich alle Liebe und Fürsorge, die Sie je bekommen haben, wieder in Sie zurückbringen. Die Jauche kommt auf den Acker oder, wenn Sie wollen, zu einer Sonderverwertungsanlage.«[40]

4.11 Belastete Leute reinigen

Im Fall »Die Erlaubnis, Geld zu verdienen« schlägt der Therapeut der Klientin folgenden Umgang mit ihrem Vater vor: »Sagen Sie Ihrem Unbewussten einen schönen Gruß, es möge ihn freischneiden wie das männliche Dornröschen. In Ihrem Kopf jedenfalls.« Zum einen wird zwischen dem leiblichen Vater und dem Vater »in Ihrem Kopf« unterschieden, zum anderen zwischen dem eigentlichen Vater, der verwunschen im Verborgenen schlummert, und dem Dornengestrüpp, das den Blick auf ihn verstellt und ihn und andere verletzen kann. Impliziert wird, dass der Vater an sich gut sei, aber hinsichtlich seiner Lebensfähigkeit »schläft« und in etwas Schädliches verstrickt ist, das ihn gefangen hält – jedoch (vielleicht nach gefühlten hundert Jahren) erlöst werden kann.

»Das Gute ist, auch wenn Sie Ihren äußeren Vater vielleicht nicht verändern, haben Sie ja auch einen inneren Vater im Kopf, und wenn

40 Vgl. Hammel 2011, 151 f., Hammel 2016 b, 61.

der sich so verändert, dass er Ihnen besser tut, dann spukt in Ihrem Kopf nicht mehr der herum, der voller Hass ist.« Dieser zweite Vater – der einzig wichtige für diese Arbeit – wird nun auf eine besondere Weise gereinigt: »Stellen Sie sich vor, Ihr Vater wäre verstorben und hätte tausend Jahre in einer jenseitigen Welt zugebracht, in der alle Heiligen und alle wirklich liebevollen Menschen so lange bei ihm sind, bis aller Hass und alle Vorgeschichten … durch Liebe, Zugehörigkeit und Zuwendung überwunden werden, in einer Welt der Liebe …«

Auf dieser Basis lässt sich neu über das Verhältnis der Klientin zum Vater reden. Die Erfahrung zeigt, dass es für fast alle Menschen in Ordnung ist, das Verhältnis zum Vater (oder zur Mutter) im Kopf in Ordnung zu bringen, statt das Verhältnis zum real lebenden Menschen durch »Vergebung«, »Gespräch« oder andere als belastend empfundene Prozesse in der »wirklichen Welt« zu verändern. Außerdem ist es für Klienten normalerweise einfacher umzusetzen und besser zu akzeptieren, das Verhältnis zum »Vater im Kopf« außerhalb des Kopfes (auf einem Stuhl oder im Himmel) in Ordnung zu bringen und dies für den »Frieden in sich« statt für den »Frieden mit dem anderen« zu tun.

Interessanterweise berichten Klienten nach solchen Interventionen regelmäßig in der nächsten Stunde, die Begegnung mit dem realen Elternteil sei entspannter, friedlicher und insgesamt angenehmer geworden. Gelegentlich haben sich auf diesem Weg sehr negativ erlebte Elternbeziehungen in äußerst positive verwandelt.

4.12 Verwandelte Leute zurückholen

Kehren wir noch einmal zum vorigen Beispiel zurück. Da sagt der Therapeut: »Stellen Sie sich vor, Ihr Vater wäre verstorben und er hätte tausend Jahre in einer jenseitigen Welt zugebracht, in der alle Heiligen und alle wirklich liebevollen Menschen so lange bei ihm sind, bis aller Hass und alle Vorgeschichten … durch Liebe, Zugehörigkeit und Zuwendung überwunden werden, in einer Welt der

Liebe ..., und er würde in Ihren Kopf zurückkommen: weise, durch und durch geliebt, liebevoll, liebenswert, willkommen und willkommen geheißen in dieser Welt ...« Einen so gründlich verwandelten Vater kann man auch in die Klientin »zurückholen«. Meist frage ich aber: »Sollen wir ihn auf dieser Basis in Ihren Kopf zurückkehren lassen, oder möchten Sie ihn draußen lassen ...?« Was immer die Klientin antwortet, ist in Ordnung.

Statt die ganze belastete Person verwandelt in den Klienten zurückzuholen, kann man die belastete Person auch in zwei Leute auftrennen und nur den Teil von ihr zurückholen, der bisher verhindert, dass die belastete Person sich auflöst, weil er noch gebraucht wird. Bei diesem Vorgehen bewährt sich immer wieder die Unterscheidung zwischen guter Intention und ungeeigneter Strategie. Man kann aber auch »das, was an dieser Person letztlich hilfreich ist«, und »das, was an ihr letztlich schädlich ist«, trennen und darauf vertrauen, dass das Unbewusste des Klienten eine weise Entscheidung treffen wird, welchen Teil es draußen lässt und welchen es zum Klienten zurückholt.

So heißt es im Beispiel »Der Schulterschmerz«: »Der auf dem Stuhl wollte etwas Gutes für dich ... Er hat dafür eine ungünstige Strategie gefunden, die mit Leiden verbunden war ... und die Strategie, die Leid erzeugt hat, kann hier auf dem Stuhl bleiben, während die gute Intention gerne zu dir zurückkommen darf und anders weiter gut auf dich aufpasst.«

Ähnlich gehe ich vor, wenn mir eine Frau etwa berichtet, ihr Mann habe sie für eine andere sitzen lassen. Einerseits sei sie wütend und verletzt, andererseits liebe sie ihn noch immer und träume davon, dass er zurückkommen würde, obwohl das unrealistisch sei.

Ich schlage ihr vor, den Mann in ihrem Kopf aus sich heraus an einen anderen Platz im Raum zu stellen und ihn dort zu betrachten. Dann bitte ich sie, ihn in zwei Leute aufzuteilen, so, als schöbe man zwei übereinander liegende Overheadfolien auseinander: Auf die eine Seite kommt der, der ihre Liebe wert ist und an den sie sich gern erinnert, auf die andere der, den sie in die Wüste schicken möchte. Den ersten bitte ich sie nochmals in zwei Personen aufzuteilen: Den, an den sie nur vorübergehend glücklich denken kann, bis der Traum der schönen Erinnerung in den Albtraum des Verlustgedankens umschlägt, wie der Rausch in den Kater, soll sie unterscheiden von dem, an den sie mit so etwas wie ruhigem Glück und Dankbarkeit denken kann. Den Letztgenannten soll sie, wenn es ihr recht ist, als Begleiter zu sich holen, für die nächste Zeit und solange sie will. Die anderen soll sie auf eine lange Reise schicken.

4.13 Der Rest vom Rest vom Rest der belasteten Leute

Bei einigen Klienten scheint, ganz gleich, wie gründlich man arbeitet, immer wieder ein Rest der Symptomatik zu bleiben. Das ist oft bei Menschen der Fall, die als perfektionistisch, zwanghaft oder süchtig beschrieben werden könnten. Um ihr Streben nach Vollkommenheit so zu nutzen, dass nicht, wie sonst, das Gegenteil des Erwünschten erreicht wird, kann die Perioden-Intervention genutzt werden. Der Therapeut sagt etwa zum Klienten: »Wissen Sie noch aus dem Schulunterricht, was Null-Komma-Periode-Eins ist? Das heißt 0,111111 und so weiter, bis in die Unendlichkeit. Sagen Sie bitte Ihrem Unbewussten, es möge denjenigen, der noch Symptome hat, hier hinstellen, dann den mit dem Rest vom Rest an Symptomen nebendran, den mit dem Rest vom Rest vom Rest an Symptomen daneben, und so weiter, sodass Ihr Unbewusstes immer weitere Leute nebendranstellt, die jeweils den noch vorhandenen Rest repräsentieren, eine unendliche Reihe, um die Welt herum und noch weiter. Sie brauchen nicht zu wissen, wie Ihr Unbewusstes das macht, vertrauen Sie einfach darauf, dass es seine Sache gut macht.«[41]

41 Vgl. Fallbeispiel 3.7, P12–Pn und 3.8, P6 und P11–P13.

4.14 Den Therapieraum leeren

Die meisten Klienten finden in der ersten Stunde ihren Stammplatz, auf den sie sich in allen weiteren Stunden wieder setzen. Der Ausgangsplatz ist oft (je nachdem, wie man zuvor gearbeitet hat) mit dem Erleben des Klienten zu Beginn der letzten Stunde angefüllt – und nicht mit dem wesentlich besseren am Ende der letzten Stunde. Setzt sich ein Klient, entsprechend seiner Gewohnheit, auf den Ausgangsplatz der vorigen Stunde, kommt es vor, dass er, solange er da sitzt, vom guten Erleben abgeschnitten ist – und das, obwohl er Zustände wie da in der Zeit zwischen den beiden Sitzungen durchaus oft erlebte. Wenn der Therapeut in der Folgestunde mit einer anderen Methode als dem Therapeutischen Modellieren weiterarbeitet und den Klienten daher auf seinem Stuhl sitzen lässt, kann es geschehen, dass alles Vorankommen blockiert ist, bis der Klient auf einen anderen Platz versetzt oder sein Platz vom vorigen Erleben bereinigt wird.

Aus diesem Grund – wie auch, um mein Gedächtnis nicht mit den Sitzplätzen der unsichtbaren Personen aller Therapien zu befrachten – bitte ich den Klienten oft, sich vorzustellen, wie sich die unsichtbaren Personen als befreite Flaschengeister auflösen, oder wir treffen am Sitzungsende Absprachen wie diese: »Ich möchte mit Ihnen vereinbaren, dass wir alle diese Leute an einen Ort schicken, wo es ihnen gut geht. Wenn wir uns wiedersehen, sind alle Plätze leer. Ist das so recht?«

KAPITEL 5

Verschiedene belastete Leute

Im Folgenden möchte ich einige belastete Leute benennen, die beim Therapeutischen Modellieren häufig eine Rolle spielen.

5.1 Leibwächter

Manchmal fällt es Menschen schwer, sich vorzustellen, dass eine belastete Person aus ihnen herausgeht. Zuweilen geht die Person auch kurz aus ihnen heraus und kehrt dann zurück, oder sie geht zwar heraus, besteht aber darauf, nah beim physisch anwesenden Klienten zu bleiben. Hier kann der Therapeut sagen: »Ich glaube, Sie haben einen Leibwächter, der beschlossen hat, gut auf Sie aufzupassen, damit Ihnen irgendetwas von früher nicht wieder passiert. Können wir diesen Leibwächter hier neben Sie stellen, damit er gut auf Sie achtet?« Das wird normalerweise bejaht.

Der Therapeut kann fortfahren: »Sagen Sie Ihrem Wächter bitte, wir werden nichts gegen ihn tun, sondern alles im Einvernehmen mit ihm. Wir haben das gleiche Anliegen wie er: Wir wollen, dass Sie sicher sind und die Dinge von damals nicht wieder passieren. Allerdings verschwendet Ihr Leibwächter viel Energie, indem er Sie vorsichtshalber noch vor vielem anderen beschützt, was bei genauem Hinsehen gar nicht gefährlich ist, und dabei verliert er Energie für sein Kerngeschäft, nämlich darauf aufzupassen, dass *die Dinge von damals* nicht wieder passieren. Meinen Sie, dem Leibwächter ist es recht, wenn wir ihm zeigen, wie er seine Aufgabe noch besser machen kann, sodass er Energie spart und Sie keine Nebenwirkungen von seinem Zuvielaufpassen zu haben brauchen?« Die Antwort ist regelmäßig »Ja«. Dann kann der Therapeut mit dem Leibwächter darüber reden, er möge alle Angst- und Erstarrungsreaktionen oder anderen Symptome daraufhin überprüfen, ob sie wirklich helfen, eine Wiederholung der schlimmen Situation von früher zu vermeiden und alles aus dem Programm zu nehmen, was dafür nicht eindeutig nötig ist.

Im Fallbeispiel »Der harte Kiefer« schlägt der Therapeut vor:

> Wir könnten den mit diesem Kieferthema ja irgendwo neben, hinter oder vor dich stellen, wie einen Leibwächter, der sagt: »Ich passe auf, dass diese Kiefergeschichte von damals nie mehr wiederkommt.« Wie wäre das?

Der Klient stellt den Wächter vor sich, damit er alles so im Blick hat. Der Therapeut lädt Tom ein, seinem Wächter ein Angebot zu machen:

> Bitten wir den Wächter: Wenn Tom noch mal genau dieselbe Amalgam-Vergiftung mit denselben Sorgen von damals hat, dann bitte Alarm geben, damit so etwas nicht wieder passiert. Wenn es aber irgendwelche Randaspekte sind, die ihn zufällig an die Zeit von damals erinnern, zum Beispiel aufs Handy gucken, soll er sich seine Energie sparen und nicht mehr diese Vergiftungssymptome produzieren. Ich schlage vor, dass wir ihm nicht sagen: »Du wirst hier nicht mehr benötigt, geh raus«, sondern: »Wir möchten gerne, dass du deinen Job noch präziser machst. In allen anderen Fällen kannst du dich eigentlich entspannen.« Wie ist das für ihn?

Der Klient teilt spontan mit, der Wächter sei jetzt arbeitslos und möchte ihn mit einer neuen Aufgabe betrauen. Der Therapeut schlägt dem Klienten vor, ihn zu »bitten, dass er auf dich aufpasst, wenn dir Leute Sachen aufschwätzen wollen, die nicht zu dir passen und die dir nicht guttun«.

Meiner Erinnerung nach habe ich eine solche Leibwächterfigur das erste Mal in der Therapie mit einer Frau verwendet, die sich von ihrem Mann, der sie betrogen hatte, über lange Zeit weder trennen noch sich mit ihm versöhnen konnte. Sie erklärte, ihr Mann missachte sie in ähnlicher Weise wie zuvor ihr Vater und Großvater die Frauen in der Familie. Mein Gedanke war, dass sie als Kind immer wieder erlebt hatte, dass Hoffnung und Vertrauen zu noch tieferen Enttäuschungen führten, sodass für sie Hoffnung und Vertrauen in ihrer Kindheit zu Alarmzeichen geworden waren.

> »Neben die Tür bat ich sie, diejenige zu stellen, die als Leibwächterin dafür sorgte, dass sie nicht hofft und niemandem vertraute, weil, wer hofft oder vertraut, immer wieder enttäuscht werden könne. Wahrscheinlich sage ihre Leibwächterin: ›Ich passe auf, dass dir das […] nie mehr wieder passiert!‹ […] Dann redete ich eine Zeit lang mit der Leibwächterin, so, als könnte ich sie neben der Tür stehen sehen. Ich sagte ihr, dass sie gute Gründe habe, um auf Frau Heinze aufzupassen, [… damit] sich so etwas nicht wiederhole. Ich sagte der Leibwächterin, dass sie mit ihrer Strategie in allerbester Absicht versehentlich das Leben, das sie schützen wolle, beschädigte, und fragte, ob ich ihr zeigen dürfe, wie sie ihre gute Intention, Frau Heinzes Glück zu schützen, wirkungsvoller umsetzen könne. Ich schlug ihr vor, dass wir gemeinsam an Frau Heinzes Glück arbeiten, dass dies absoluten Vorrang vor allem anderen haben solle und wir dafür, wenn nötig, sogar in Kauf nähmen, dass Herr Heinze unverdientermaßen auch glücklich sei. Ich erkundigte mich bei Frau Heinze, die mir mitteilen konnte, die Leibwächterin sei damit einverstanden. […] Frau Heinze teilte ich mit, dass sie […] freier atmete, ihr Gesicht und ihre Bewegungen lebendiger auf mich wirkten und sie auch sonst gelöster zu sein scheine. Sie wisse auch nicht, woran das liege, sagte Frau Heinze und lachte.«[42]

42 Hammel 2014 a, 177 f.

Ausgangssituation

Ein Klient spricht von seinen Belastungen. Der Therapeut fragt genauer nach und führt zunächst als Erklärungsmodell und dann zunehmend als Lösungsangebot die Figur eines Leibwächters ein, der die Symptome in der Meinung hervorbringt, dies könne den Klienten vor der Wiederholung eines schlimmen Erlebnisses von früher schützen. Der Therapeut kann fragen:

»Wie genau äußert sich das auf Ihrer Seite? Wie reagiert Ihr Körper oder Ihre Seele, wenn die Belastung akut ist?«

»Seit wann gibt es das? Wann hat das begonnen?«

»Wann war es noch nicht? Wann war die erste solche Situation, an die Sie sich spontan erinnern?« »Was war damals noch? Gab es damals besondere Belastungen?«

»Was wissen Sie über die Umstände Ihrer Geburt und die Zeit davor und danach? Gab es Themen von Tod, Verlust, Unwillkommensein, Krankheit, Depression?«[43]

»Hat ein Elternteil von Ihnen schon ähnliche Belastungen erlebt? Oder hat ein Elternteil etwas erlebt, weswegen eigentlich auch er diese Reaktionen haben könnte?«

»Haben Sie eine Idee, seit wann das bei Ihrem Vater so ist? Wo könnte das herkommen? Was war damals noch?«[44]

---

43 An dieser Stelle wird es oft möglich, ein Modell für die Entstehung des Problems zu entwickeln. Eine Frau, die nach der Geburt wochenlang im Brutkasten war, entwickelte Ängste in Autos, Panoramafahrstühlen und anderen Glaskästen. Nimmt man die Antwort, das sei »schon immer so« gewesen, als relevante Äußerung des Unbewussten, lassen sich in hilfreicher Weise Zusammenhänge rekonstruieren, die dem Bewussten zunächst nicht zugänglich sind.

44 Oftmals übernehmen Kinder Symptome ihrer Eltern, obwohl die Situation, in der diese Symptome entstanden sind, längst vorüber ist und für die Kinder gar nicht mehr zutrifft. Diese Übertragungsphänomene sind besonders bei besonders engen (sensiblen, harmoniebetonten oder ängstlichen) Eltern-Kind-Beziehungen anzutreffen. Die Tochter eines Marinesoldaten, dessen U-Boot torpediert wurde, der überlebte und sich später, als sie noch ein Kind war, suizidierte, entwickelte Ängste als Passagierin in Autos, Zügen und Flugzeugen.

Leibwächter herausstellen

Der Therapeut bietet dem Klienten an, das Symptom zu dissoziieren.

»Stellen Sie sich vor, aus Ihnen heraus tritt unsichtbar derjenige, der seit damals dieses Symptom hat, stellt sich neben Sie und passt auf Sie auf.« *(Der Klient bewegt oftmals den Fuß kurz nach vorn, als die Person aus ihm heraustritt, und wirkt etwas gelöster.)*

»Da steht er, wie ein Leibwächter, der sagt: ›Ich passe auf, dass dir das von damals nie mehr wieder passiert!‹«

Der Therapeut blickt den Leibwächter an, bewegt sich, schaut und redet, als handle es sich um eine reale Person.

Das Lebensgefühl ohne den Leibwächter in sich stabilisieren

In dem Maß, in dem der Klient die Symptomatik an der Person außerhalb von sich wahrnimmt, verhält er sich symptomfrei. Der Therapeut bittet den Klienten deshalb um eine Beschreibung des Leibwächters, wie er ihn sieht.

»Schauen Sie den Leibwächter einmal an! Was meinen Sie? Was hat er für eine Körperhaltung? Wie klingt seine Stimme, wenn er spricht?« *(Der Klient beschreibt den Körperausdruck und die Stimme des Leibwächters. Währenddessen wirkt er selbst zunehmend befreit von allem, was er dort draußen beschreibt, und vielem, was noch dazu passt.)*

»Ich merke, dass Sie aufrechter sitzen, seit er draußen ist. Deshalb denke ich, dass er ein bisschen krumm dasteht. Sie atmen auch viel tiefer als vorher, also atmet er wahrscheinlich ganz flach. Überhaupt wirken Sie beweglicher und schauen mehr nach oben. Kann das sein?« *(Der Klient stimmt diesen Beobachtungen meist zu und zeigt daraufhin das neue Körperverhalten noch deutlicher.)*

»Ich kann mich vielleicht täuschen, aber habe das Gefühl, Sie tragen auch den Kopf höher, vielleicht drückt das so etwas wie mehr Zuversicht aus. Kann das sein?« *(Der Therapeut bietet positive Deutungen des neuen Verhaltens an, ohne anmaßend zu wirken oder den Klienten zu brüskieren. Der Klient stimmt dem meist zu und zeigt noch mehr des neuen Verhaltens.)*

»Was merken Sie, was bei Ihnen anders ist, seitdem der Leibwächter da draußen statt in Ihnen ist?« *(Der Klient beschreibt neue Reaktionen wie: »Ich fühle mich ruhiger und freier. Der Druck in meinem Bauch ist jetzt weniger, und der Kopf ist auch klarer.«)*

»Oh, das ist doch bemerkenswert! Das war vorhin noch anders, oder?« *(Der Therapeut bestätigt und verstärkt die geschilderten Phänomene. Der Klient stimmt dem meist zu und erlebt die genannten Phänomene danach noch ausgeprägter.)*

Intention und Strategie unterscheiden

Der Therapeut entknüpft die anzunehmende positive Absicht von der ungünstigen Strategie des Symptoms, um im Klienten eine Sicht seiner Situation aufzubauen, mit der er das Erhaltenswerte des Symptoms (weswegen es blieb) ohne das Leidvolle (weswegen es weg soll) bewahren kann.

»Ich glaube, die Absicht dieses Wächters ist gut. Wahrscheinlich will er Sie vor ›dem von damals‹ schützen und gibt Alarm, wenn ihn etwas an damals erinnert. Nur die Umsetzungsstrategie ist nicht hilfreich. Was meinen Sie?« *(Der Klient stimmt der Unterscheidung meist zu oder kommt ins Nachdenken, wie ein so unangenehmes Erleben eine gute Absicht haben könne.)*

Den Leibwächter informieren

Der Therapeut erkennt das Daseinsrecht des Wächters an, bahnt mit ihm eine Kooperation zum Wohl des Klienten an und schlägt ihm eine Nachschulung vor.

»Ich glaube, wirklich, der wollte Ihnen nie schaden; er hat die Nachteile nur in Kauf genommen, weil er nicht wusste, wie es besser geht. Kann das sein?« *(Der Klient stimmt in der Regel zu.)*

»Genau genommen hat er mit seinem Verhalten versehentlich das Gegenteil dessen erreicht, was er für Sie will. Indem er Angst hatte, dass Sie wieder ausgeschlossen werden, wie in Ihrer Kindheit, hat er Sie dazu gebracht, sich so zu verhalten, dass es die anderen geradezu zum Mobben eingeladen hat. Wenn der Wächter das hört, versteht er das, oder?« *(Der Klient stimmt dem oft zu.)*

»›Lieber Leibwächter, du hast mit deinem Verhalten versehentlich das Gegenteil des Erwünschten erreicht. Bitte tue für einige Zeit konsequent das Gegenteil des Bisherigen, um das Gegenteil des bisherigen unerwünschten Ergebnisses zu bekommen.‹ Was meinen Sie, ist das für ihn in Ordnung? Kann er das sofort umsetzen oder eher nach und nach?« *(Der Klient entscheidet sich in der Regel für eine der beiden genannten Optionen.)*

Den Leibwächter nachschulen

Der Therapeut bietet dem Wächter eine Nachschulung mit dem Ziel an, die guten Werte mit geringeren Nebenwirkungen zu verfolgen.

»Ich habe einen Vorschlag für den Leibwächter, wie er noch besser seine Werte vertreten und für Sie da sein kann. ›Lieber Leibwächter, du möchtest aufpassen, dass das von damals nie mehr wieder passiert. Bitte gib ab jetzt nur noch Alarm, wenn dieselben Leute von damals auf dieselbe Art dieselben Dinge wieder tun, wenn also genau das von damals wieder passiert. Wenn es aber andere Leute, andere Orte oder irgendwie andere Situationen als damals sind, dann spare dir deine Energie für dein Kerngeschäft, eben aufzupassen, dass genau das von damals nicht mehr wieder passiert.‹ Meinen Sie, der Leibwächter ist damit einverstanden?« *(Der Klient stimmt dem meist nachdrücklich zu. Selten signalisieren Klienten, dass die Leibwächter zögern. Dann kann der Therapeut nachverhandeln.)*

»Lieber Wächter, bitte nimm alles aus dem Repertoire heraus, was du vertreten kannst, herauszunehmen, um so immer mehr Energie zu sparen und sie zur Verfügung zu haben für den Fall, dass dasselbe von damals wieder passieren würde. Und wenn sich das bewährt, nimm immer mehr heraus. Wie findet der Wächter das?« *(In aller Regel teilt der Klient mit, dass der Wächter damit einverstanden ist.)*

Den Leibwächter neu beauftragen

»Ich finde, Ihr Leibwächter hat viele Jahre einen harten Job gehabt, hat sich für Sie eingesetzt und sich viel Mühe dabei gegeben. Ich glaube nicht, dass es eine angenehme Aufgabe für ihn gewesen ist. Was meinen Sie?« *(Der Klient stimmt dem fast immer zu.)*

»Ich schlage vor, dass wir ihm eine neue Aufgabe geben. Was für einen Posten können wir ihm anbieten? Könnte er in Ihrem Leben der Minister für Gelassenheit und Zuversicht sein? Oder für Gesundheit und ein gutes Immunsystem?« *(Der Klient wählt meistens eine der angebotenen Optionen oder eine Kombination davon. Gelegentlich schlägt er auch eine zusätzliche Option vor.)*

»Fragen wir ihn mal: ›Nehmen Sie das Amt des Ministers für Gelassenheit (o. Ä.) im Leben von Frau/Herrn X an?‹ Was sagt er dazu?« *(Der Klient teilt in der Regel erfreut mit, dass der Leibwächter das Amt annimmt. Selten teilen Klienten mit, der Wächter sei überrascht und unsicher, ob er für das Amt geeignet sei. Dann kann der Therapeut Folgendes anbieten.)*

»Minister wechseln ja öfter. Man kann zum Beispiel erst Familien- und dann Verteidigungsministerin sein. Die übrige Belegschaft des Ministeriums bleibt gleich. Da gibt es Staatssekretärinnen, Dezernenten, Referentinnen, Unterreferenten, Sachbearbeiterinnen und Azubis. Nach einem ungeschriebenen Gesetz hat ein Minister hundert Tage Zeit, um sich einzuarbeiten, bevor man ihn, wenn nötig, kritisiert.« *(In der Regel meldet der Klient zurück, dass der neu ernannte Minister nun zuversichtlicher seine Aufgabe angeht.)*

Den Leibwächter wertschätzend entlassen

»Recht betrachtet, ist dieser Wächter einerseits wichtig, denn er hat Ihnen früher das Leben gerettet oder Ihre Integrität beschützt, andererseits brauchen Sie ihn eigentlich nur, wenn das von damals wieder passieren würde, und das ist ja doch unwahrscheinlich. Für Ihren Wächter wäre in Anerkennung seiner langjährigen Verdienste ein Sonderurlaub angemessen. Wäre es in Ordnung, ihm zu sagen: ›Du darfst dich erholen, solange du möchtest? Ich rufe dich, wenn ich dich brauche, und wenn ich dich nicht rufe, brauche ich dich nicht.‹ Wie ist das für Sie, und wie findet er das?« *(Der Klient ist in der Regel damit einverstanden und teilt mit, der Wächter sei dies auch. Alternativ kann der Therapeut auch Folgendes vorschlagen.)*

»Das ist ja ein bisschen wie ein Trickfilm. Wenn dieser Wächter so ein Geist aus der Flasche wäre, ein Dschinn, den Sie befreit haben, …

diese Dschinne, die man befreit, sagen meistens: ›Ich danke dir, denn du hast mich erlöst von meinem Fluch. Ich darf jetzt heimkehren. Wenn du mich jemals brauchen solltest, dann rufe mich, so will ich zu deinen Diensten stehen.‹ Damit lösen sie sich auf. Schauen Sie sich das vor Ihrem inneren Auge an. Wie ist das für Sie?« *(Im Allgemeinen sind die Klienten sehr davon angetan, ihrem dienstbaren Geist dabei zuzusehen, wie er sich auflöst.)*

5.2 Skeptische Leute

Im Fallbeispiel »Das Ende der Schuldgefühle« spricht der Therapeut über eine Seite der Klientin, die gegenüber dem Vorgehen zunächst skeptisch ist: »Die Skeptikerin ist das nicht gewohnt ... Die kennt das nicht so. Aber ich möchte ihr auch mit Wertschätzung begegnen und ihr sagen: Ich mag sie, die Skeptikerin mit ihren Einwänden. Sie will Sie vor etwas schützen, was früher einmal wehgetan hat, vielleicht vor einer Enttäuschung. Das mit der Skepsis ist nur eine zweitbeste Strategie, um Sie vor Enttäuschung zu schützen; das ist nicht so gut, wie sie vielleicht manchmal denkt. Die meint es gut mit Ihnen. Das ist ihre Art, Sie schützen zu wollen.« Hier taucht wieder die Unterscheidung zwischen guter Intention und missglückter Strategie auf. Der skeptischen Person wird für ihre Absicht, die Klientin zu schützen, Anerkennung entgegengebracht. Gerade weil die Einwände der Klientin angenommen werden, kann das Sicherheitsstreben hinter diesen Einwänden für die Ziele der Klientin nutzbar gemacht werden.

Die Nachhaltigkeit der Therapie hängt hauptsächlich davon ab, wieweit es gelingt, Einwände wie die, eine solche Therapie sei nicht möglich, nicht sicher oder nicht erlaubt, aufzulösen oder deren Wirkung abzuschwächen. Dies wird erreicht, indem die Person, die Einwände hat, für eine Zusammenarbeit im Dienst der Sicherheit gewonnen wird.

Bewährt hat sich die Sicht, solche Leute seien früher enttäuscht worden und wollten die Klientin vor neuen Enttäuschungen schützen. Daher könne man dieser Person einen Beistand zur Seite stellen, etwa die Oma, einen Engel oder »diejenige in Ihnen, die für Ihren Sohn eine liebevolle Mutter ist«.

Wie erwähnt, kann der Therapeut die Klientin auch bitten: »Gehen Sie doch bitte einmal als Sie von hier zu der dort, die bisher Einwände hatte, und informieren Sie sie, dass das, wie Sie hier leben, tatsächlich geht! Sagen Sie ihr, sie soll sich einmal bei Ihnen aus erster Hand darüber informieren, wie viel besser es Ihnen ohne all die Bedenken geht, und von ihrer Einwändeliste alles herunterstreichen, was nicht wirklich gebraucht wird.«

Man kann auch den ersten hilfreichen Stuhl, den man beschreibt, mit der Definition versehen, der Mensch dort habe das gute Erleben »gefühlt seit Langem«. Erwartung wird aus Erinnerung erzeugt, und so wird die Erwartung auf diesem Stuhl aus der gefühlten guten Erinnerung erzeugt. Der Bedarf, den Klienten zu schützen und ihm ein Erleben stabiler Identität zu geben, entfällt.

Die folgenden Abschnitte veranschaulichen, in welchen Situationen Therapeuten »skeptische Leute« ins Gespräch einführen können und wie mit ihnen gearbeitet werden kann.

Ausgangssituation

Die bisherigen Interventionen scheinen eine positive Wirkung hinterlassen zu haben. Der Klient sitzt z. B. aufrechter und bewegt sich mehr, seine Muskulatur wirkt lockerer, er atmet freier, wirkt präsenter, er schaut mehr nach oben und evtl. dem Therapeuten mehr ins Gesicht, seine Mimik ist ausdrucksvoller, er lacht oder lächelt eventuell mehr. Die Stimme des Therapeuten klingt möglicherweise zuversichtlich und neugierig, wenn er fragt …

»Wenn Sie mit diesem Lebensgefühl in sich hineinspüren, wie geht es Ihnen jetzt? *(Der Klient antwortet etwa: »Gerade ist es besser.« »Im Moment ist es gut.« »Wenn es so bliebe, wäre es schön.« »Ganz gut, aber ich frage mich, was ich tun kann, dass das so bleibt.«)*

Skeptiker vom Klienten unterscheiden

»Ich glaube, da gibt es jemanden in Ihnen, der noch Einwände hat. Wäre es in Ordnung, wenn wir den aus Ihnen herausholen und ihn hier hinüberstellen?« *(Der Klient ist in der Regel einverstanden.)*

Skeptiker als wissenschaftliche Beobachter beschäftigen

»Ich stelle mir vor, das ist jemand, der sehr sorgfältig darauf schaut, was er als real anerkennen möchte, wie so ein wissenschaftlicher Beobachter, der Neues genau wahrnimmt und dem nichts entgeht.«

Von der Ablehnung zur Anerkennung des Neuen

»Gute Wissenschaftler sind natürlich daran interessiert, Fehler auszuschließen, vor allem aber möchten sie neue Information finden und auswerten. Ein guter Wissenschaftler sagt wahrscheinlich nicht: »Das kenne ich nicht, also gibt es das nicht«, sondern eher: »Das kenne ich nicht, also könnte es eine Entdeckung sein.« *(Der Klient stimmt dem üblicherweise zu.)*

Die Skepsis paradox auflösen

»Bei guten Wissenschaftlern ist Skepsis eine Grundhaltung. Sie sind erst mal skeptisch gegenüber allem, auch gegenüber ihrer Skepsis. Sie sagen einerseits: ›Da könnte ein Fehler in meiner Versuchsanordnung sein‹, und andererseits: ›Es ist vielleicht falsch, hier an einen Fehler zu denken. Wenn es eine Entdeckung ist, dann will ich das unbedingt wissen und dokumentieren.‹« *(Der Klient stimmt dem üblicherweise zu und verhält sich entsprechend.)*

Den Wissenschaftler zur Neutralität verpflichten

»Ein Chemielaborant wird nicht zuerst ins Reagenzglas spucken, bevor er den pH-Wert der Substanz darin feststellt. Es ist wichtig, dass ein Wissenschaftler das Ergebnis seiner Untersuchungen nicht beeinflusst. Wenn Ihr Wissenschaftler seine Einwände dazwischenrufen würde, anstatt still zu beobachten, was passiert, würde er das tun: Er würde das Ergebnis verfälschen. Daher bitte ich Ihren Wissenschaftler, sich für einige Wochen still zu verhalten, nichts zu kommentieren und einfach nur die Veränderungen, die sich bei Ihnen entwickeln, zu dokumentieren. Meinen Sie, das ist für ihn in Ordnung?« *(Der Klient teilt üblicherweise mit, dass dies für den Wissenschaftler in Ordnung ist.)*

Die skeptische Person neu beauftragen

»Wenn Ihr Wissenschaftler das Geschehen nur noch beobachtet und es nicht vor dem Ende des Versuchs kommentiert, werden ja zeitliche Kapazitäten freigesetzt. Wir könnten ihm eine neue Aufgabe anbieten. Wie wäre es, wenn wir ihm ein Amt als Minister für Neugier und Zuversicht in Ihrem Leben geben?« *(Der Klient begrüßt dies im Allgemeinen. Zum Vorgehen vgl. 5.1, »Den Leibwächter nachschulen«.)*

5.3 Lästernde Leute

Wenn ein Klient von sich sagt, er sei faul, habe einen Saboteur in sich oder könne seinen inneren Schweinehund nicht überwinden, dann sehe ich Lästerer am Werk und schlage vor, dass der Klient sie heraussetzt. »Will die denn *auch* etwas Gutes?«, fragte eine Klientin, die bemerkt hatte, dass ich bei allen herausgesetzten Leuten gute Absichten voraussetze. »Ich stelle mir vor«, sagte ich, »diejenige, die so schlecht über Sie redet, will mit Ihren Eltern einig sein. Bei Eltern, die ihre Kinder etwa beschimpfen oder verprügeln, entdecken die Kinder, dass es noch schlimmer wird, wenn sie Widerstand leisten. Wenn die Kinder sich aber der Meinung der Eltern anschließen, indem sie sich selbst schlecht machen und schämen, werden die Eltern oft milde gestimmt. Dann erleben die Kinder wieder, dass sie und die Eltern zusammengehören. Die vorher empfundene Gefahr, verstoßen zu werden, ist gebannt. Weil Kinder nur im Spiegel der Reaktionen anderer herausfinden, wer sie sind, denken sie obendrein, dass sie schlecht seien, wie die Eltern es ihnen nahelegen. Die Kinder wissen noch nicht, dass die Eltern sie nicht wegen ihnen selbst so behandeln, sondern wegen eines Problems, das die Eltern mit sich selbst, miteinander oder mit deren Eltern haben.«

Die gute Absicht der lästernden Leute ist also, sich so zu verhalten, wie es sich früher einmal bewährt hatte, um die Zugehörigkeit zur Familie sicherzustellen. Der Therapeut kann nun mit der lästernden Person selbst sprechen oder mit dem Klienten darüber reden, was diese Person wirklich braucht. Der Therapeut kann hervorheben, dass Zugehörigkeit zu einer Familie etwas absolut Wichtiges ist, dass das Sich-Schlechtmachen aber seinen Zweck nicht mehr erfüllt. Er kann dem Klienten vorschlagen, den, der bisher Lästerer hieß, zum »Minister für Familienzugehörigkeit« zu ernennen. Der Minister solle dann die innere Kommunikation so optimieren, dass sie unter den *aktuellen* Bedingungen bei minimalen Nebenwirkungen Familienzugehörigkeit schafft. Dann kann der Therapeut dem Minister für Zugehörigkeit einen Sitzplatz zuweisen, wo Respekt vor sich und anderen und gleichzeitig tiefe Zugehörigkeit zur Familie möglich sind.

Die folgenden Abschnitte veranschaulichen, wann und wie Therapeuten solche »Lästerer« ansprechen können.

Ausgangssituation

Der Klient teilt etwa mit, er sei ein »fauler Sack«, er habe einen »inneren Schweinehund«, oder erklärt: »Immer wenn ich ein bisschen Erfolg habe, mache ich das gleich wieder kaputt«, oder der Klient erklärt, dass er sich hasst, dass er nichts wert ist oder schlechte Behandlung verdient hat.

Die lästernde Person vom Klienten unterscheiden

Der Therapeut unterscheidet zwischen dem Klienten selbst und der Person, die eine Seite von ihm beschimpft.

»Stellen Sie sich vor, derjenige, der Sie als ›faulen Sack‹ bezeichnet, geht aus Ihnen heraus und setzt sich dort drüben hin. Er schaut Sie an, und Sie schauen ihn an: Wie sieht er aus?« *(Der Klient wirkt entspannter und beweglicher, während er die Person, die so über ihn redet, beschreibt.)*

Das lästernde Verhalten neu bewerten

»Mir klingt das nicht so angenehm, wie er Sie fixiert, und ich finde es hart, wie er über Sie redet. Ich finde, Sie haben mehr Mitgefühl verdient. Was meinen Sie?« *(Der Klient stimmt dem meist zu und wirkt dabei freundlich nachdenklich oder erleichtert.)*

Die gute Intention der lästernden Person würdigen

»Naja, vielleicht macht er sich ja Sorgen um Sie. Es klingt, als ob er viel von Disziplin, Tapferkeit und Durchhalten hält. Vielleicht hat er Ihnen früher geholfen, indem er Ihnen diese Fähigkeiten vermittelt hat.« *(Der Klient stimmt dem zu und beschreibt Situationen, in denen solche Verhaltensweisen wichtig waren.)*

»Die meisten Menschen entwickeln solche Fähigkeiten schon als Kind. Manche entwickeln das von innen heraus, weil sie merken, dass sie in Gefahr sind und sich daraus befreien müssen, anderen wird es von ihren Eltern vermittelt. Vielleicht hat der, der da sitzt, Sie ja einmal vor etwas Schlimmem gerettet und denkt, er muss das noch weiter so tun …« *(Der Klient stimmt dem oftmals zu.)*

»Vielleicht hat diese Haltung von Disziplin ja auch Tradition in Ihrer Familie. In meiner Fantasie sage ich mir: Es könnte sein, dass Sie es leichter hatten, sich von Ihren Eltern anerkannt zu fühlen, wenn Sie sich diszipliniert haben und sich nicht gewehrt haben, wenn Sie jemand beschimpft hat. Ich stelle mir vor: Indem Sie der Kritik oder Abwertung von anderen zugestimmt haben, und sei es, um Strafen abzumildern, war es eventuell leichter möglich, dazuzugehören, als wenn Sie sich dagegen gewehrt hätten. Es war auch eher möglich, eine Identität zu entwickeln, wenn Sie Ihre Selbstsicht an die Sicht der anderen von Ihnen angepasst haben.« *(Der Klient veranschaulicht den möglichen Ursprung des Verhaltens mit zustimmenden oder korrigierenden Erzählungen.)*

»Also, vielleicht will er Sie weiter vor Gefahren retten, vielleicht will er weiterhin, dass Sie zu Ihrer Familie gehören, vielleicht, dass Sie in Ruhe gelassen und nicht bestraft werden, oder auch, dass Sie sich so verhalten, dass sich Ihre Eltern keine Sorgen um Sie machen.« *(Der Klient äußert sich dazu.)*

Verständnis und Infragestellung in Balance halten

»Ich glaube auf jeden Fall, dass der dort, der Sie bisher so negativ beurteilt, etwas Gutes für Sie möchte. Wahrscheinlich will er Sie nicht schlecht machen, er meint nur, das wäre der Weg, um Sie in Bewegung zu bringen. Er denkt womöglich, das hilft, wenn er Sie kritisiert, und merkt gar nicht, was er anrichtet. Vielleicht ist er kein guter Pädagoge, bisher zumindest nicht.« *(Der Therapeut hält die Balance zwischen der Äußerung von Verständnis und einer maßvoll formulierten Gegenkritik, die dazu dient, den Klienten vom Erleiden abwertender Kommentare zu entlasten und die Überzeugungen der lästernden Person zu destabilisieren. Der Klient zeigt sich meist erfreut und stimmt den Äußerungen zu.)*

Nachschulung der lästernden Person

»Ich möchte ihm gerne sagen: ›Die Situation von damals ist vorbei. Ich schlage dir vor, dass du nur noch dann kritisch guckst und negative Kommentare abgibst, wenn dieselben Menschen von damals dieselben Dinge wie damals tun, als du zum ersten Mal aufgetaucht bist.‹ Meinen Sie, das ist für ihn in Ordnung?« *(Der Klient stimmt dem meist zu. Möglichkeiten zur weiteren Gestaltung im Kapitel über »Leibwächter«.)*

5.4 Arme Wesen

Im Fallbeispiel »Die Erlaubnis, Geld zu verdienen« sagt der Therapeut: »Die, die bisher beim Geldverdienen … ein schlechtes Gewissen hatte, geht aus Ihnen heraus und … auch diejenige …, die befürchtet, die Herdenzugehörigkeit zu verlieren, wenn sie die Ideale des Vaters … infrage stellt, sie sozusagen ›verrät‹. Die, die dann nicht mehr zu den für Ihren Vater ›Guten‹ gehört und meint, nicht mehr Teil der Herde zu sein, sitzt jetzt dort, und hier sitzen Sie … Sagen Sie Ihrem Unbewussten einen schönen Gruß, dass es in Ihnen die Möglichkeit neu arrangiert, zur Herde, zur Familie zu gehören, während Sie gleichzeitig Dinge anders machen, als es Ihr Vater empfohlen hätte, sogar anders als die Leute, die seiner Meinung nach ›gut‹ sind.«

Unterschieden wird zwischen der belasteten Person der Klientin, die meint, nicht mehr zur Familie zu gehören, wenn die Klientin Geld verdient (wie die Kapitalisten, die der Vater als böse ansieht), und dem Rest der Klientin, verstanden als die Klientin selbst. Es ist anzunehmen, dass diejenige, die Furcht hat, bei ihrem Vater als verhasste Kapitalistin zu gelten, sich wie ein Kind erlebt, das ständig der Gefahr ausgesetzt ist, verstoßen zu werden, wenn es sich nicht »richtig« verhält. Darum wird das Unbewusste der Klientin gebeten, ihre Sicht der Welt neu zu gestalten, sodass es für sie möglich ist, gleichzeitig zur Familie zu gehören und sich wie ein »Kapitalist« zu verhalten.

Es ist möglich, einen Klon vom so befreiten »Rest« der Klientin zu dem armen Kind zu senden, das Furcht hat, verstoßen zu werden, und dieses mit dem neuen Lebensgefühl anzufüllen. Die Erinnerung der Klientin an Zeiten, in denen sie sich bei einem Fehlverhalten davon bedroht fühlte, aus der Familie ausgestoßen zu werden, wird dann mit einem Erleben von Autonomie bei gleichzeitig unbedingter Zugehörigkeit zur Familie neu eingefärbt.

Ausgangssituation

Die Ausgangssituation ist dieselbe wie beim Kapitel über »Lästerer«: Der Klient teilt etwa mit, er sei ein »fauler Sack«, er habe einen »inneren Schweinehund«, oder erklärt: »Immer wenn ich ein bisschen Erfolg habe, mache ich das gleich wieder kaputt«, oder der Klient erklärt, dass er sich hasst, dass er nichts wert ist oder schlechte Behandlung verdient hat. Der Therapeut unterscheidet die Person, die so umschrieben wird, vom Klienten selbst.

Die abgewertete Person vom Klienten unterscheiden

Wenn Klienten auf die Frage, seit wann sie ein Problem haben, antworten: »Schon immer« oder: »Solange ich denken kann«, frage ich, welche besonderen Belastungen es in den ersten Lebensjahren, vor oder während der Geburt gegeben haben könnte. Oft berichten sie dann von schwerwiegenden Gefährdungen ihres Lebens, von Unwillkommensein oder von langen Phasen der Trennung von den Eltern. Setzt man das Kleinkind oder Embryo, das sie waren, aus ihnen heraus und arbeitet mit jenem weiter, reagieren die Klienten mit Weinen und Ergriffenheit. Im Zuge der Arbeit erleben sie eine deutliche Verbesserung ihrer Symptome.

»Angenommen, der ›faule Sack‹ tritt einmal aus Ihnen heraus und setzt sich dorthin, und Sie schauen ihn sich dort einmal an, wie sieht er aus?« *(Wenn der Therapeut sagt, der Sack ›tritt heraus‹ und ›setzt sich hin‹, beschreibt der Klient ihn als Person. Sagt der Therapeut, der Sack werde auf den Stuhl gelegt, beschreibt der Klient ihn als Gegenstand. Im ersten Fall behandelt der Therapeut den Sack als Person, die es zu respektieren gilt, im zweiten Fall kann er den Klienten bitten, sich beispielsweise vorzustellen, wie der ›Sack‹ geleert und der Inhalt – nachdem er kurz beschrieben wurde – in geeigneter Weise weiterverarbeitet wird. Eine Verwertung des Inhalts, etwa im Sinne von Recycling, ist im Allgemeinen mehr zu empfehlen als eine Vernichtung, wobei auch das Verbrennen als Recycling zur Erzeugung von Wärme und Asche als Grundstoff für Dünger verstanden werden kann.)*

Die Negativität der abgewerteten Person infrage stellen

»So wie Sie den sogenannten ›faulen Sack‹ beschrieben haben, könnte er einem eher leidtun als Furcht machen. Eigentlich habe ich nicht den Eindruck, dass er beschimpft oder bestraft gehört. Eher scheint er mir wie jemand, der Mitgefühl brauchen kann. Was meinen Sie?« *(Der Therapeut übernimmt Selbstbeschimpfungen mit Begriffen wie »sogenannt« oder Umschreibungen wie »der, der für einen ›faulen Sack‹ gehalten wird«, »der, der wie ein ›fauler Sack‹ erscheinen könnte«. Daneben bahnt er eine Betrachtung der gescholtenen Person unter dem Blickwinkel von Mitgefühl an. Der Klient stimmt einer solchen Neubewertung fast immer zu.)*

Die abgewertete Person als Kind, das gelitten hat, annehmen

»Ich frage mich, ob sich diese Person, die Sie früher als ›faulen Sack‹ bezeichnet hatten, in der dunklen Ecke (oder oben auf dem Schrank) wohlfühlt. Haben Sie beschlossen, dass sie dort sein sollte, oder will sie selbst das so?« *(Fast immer erklärt der Klient, der Person selber gefalle der Platz nicht. Bei Personen, die sich schämen, kommt es vor, dass sie auch selbst es wünschen, versteckt zu sein, nicht gesehen zu werden.)*

»Vielleicht hat dieses arme Wesen schon viel öfter in dunklen Ecken gestanden, als es gut für es ist. Kennen Sie so eine Situation von irgendwann früher?« *(Der Klient berichtet manchmal nachdenklich, manchmal erschrocken und oft traurig betroffen, dass er selbst als Kind so behandelt wurde.)*

»Manchmal sieht man so eine Figur wie ein Monster im Schrank, das gegen die Türen trommelt. Wenn man die Tür aufmacht, ist da nur ein armes Wesen, was rausgelassen, angenommen und getröstet werden will. Ich sehe diese Person hier eher wie ein Kind, das Liebe braucht. Was meinen Sie?« *(Der Klient stimmt dem meist zu.)* »Dann meine ich, sollten wir mit diesem armen Wesen ab jetzt anders umgehen. Könnten wir ihm vielleicht einen anderen Sitzplatz geben?« *(Der Klient stimmt dem zu und weist ihm einen Platz in der Nähe von sich und dem Therapeuten zu.)*

Eine tröstende Person zu dem armen Wesen setzen

»Vielleicht könnten wir einen Klon von Ihnen, die väterlichste/mütterlichste Person, die Sie sein können, aus Ihnen heraustreten und sich zu dem Kind setzen lassen? Könnte die bei ihm sein, es herzen und drücken, ihm zuhören und es trösten, genau wie dieses Kind das braucht?« *(Der Klient stimmt dem zu.)*

»Wie findet das Kind das? Wie geht es ihm jetzt, mit diesem liebevollen Menschen, der jetzt bei ihm ist?« *(Der Klient berichtet, dass es dem Kind jetzt besser geht, und beschreibt, woran man das erkennen kann. Weitere Möglichkeiten der Ausgestaltung im Kapitel »Die gute Mutter in dir«.)*

Die gute Intention der abgewerteten Person finden

»Seit wann gibt es diesen sogenannten ›faulen Sack‹ in Ihrem Leben?« *(Der Klient nennt eine Zeit, ein Alter oder ein Ereignis, oder er sagt ›schon immer‹.)*

»Was passierte damals in Ihrem Leben? Gab es eine besondere Belastung?« *(Der Klient spricht meist von Zeiten hoher emotionaler Belastung, die am Anfang einer symptomatischen Entwicklung standen. Wenn der Klient mitteilt, das Problem habe ›schon immer‹ bestanden, fragt der Therapeut nach den Umständen der Geburt und der Zeit kurz davor und danach. Findet sich hier keine mögliche Ursache des Problems, fragt der Therapeut, ob ein Elternteil das Problem bereits hatte und seit wann.)*

»Dann ist die gute Absicht des bisher sogenannten ›faulen Sacks‹ vielleicht, Sie davor zu schützen, dass das noch einmal passiert. Könnte es sein, dass er sagt: ›Lieber mache ich gar nichts, als dass ich mich noch mal voll engagiere und davon keinen Lohn habe und praktisch auch noch fürs Arbeiten bestraft werde!‹ Könnte das sein? Oder möchte der früher sogenannte ›faule Sack‹ noch etwas anderes?« *(Klient und Therapeut machen sich Gedanken über die guten Absichten dieser Person.)*

Neubenennung der bisher abgewerteten Person

Therapeut und Klient denken über einen geeigneten Namen für die Person nach, anknüpfend bei der gefundenen guten Intention.

»Vielleicht kann man diese Person ja auch anders nennen. Wäre das der Checker für lohnenden Einsatz? Der Wächter über motivierende Arbeitsbedingungen? Was wäre ein griffiger Name?« *(Der Klient äußert eigene Ideen oder übernimmt einen Vorschlag.)*

5.5 Familienmitglieder

Im Fall »Die Erlaubnis, Geld zu verdienen« schlägt der Therapeut vor: *»Ihr Inneres kann gucken, dass es die Zugehörigkeit zu Großvater, Großmutter, Mutter, Onkel, Tante oder anderen verstärkt nutzt. Um diese Zugehörigkeit zu verstärken, sagen Sie Ihrem Unbewussten einen schönen Gruß, das soll es einfach machen, während es gleichzeitig unterschwellig sortieren kann, welche Teile ihres Vaters ein ›liebender Vater‹ sind, und am Ende sagen: ›O.k. Scheiß drauf. Ich liebe meine*

Tochter, egal, ob sie zu diesen, jenen oder sonst wohin gehört.‹ Alle Eltern haben eine Seite, die die Kinder bedingungslos liebt, vielleicht verborgen, vielleicht ganz offensichtlich …« Zum einen wird hier zwischen dem Vater, der Familienmitgliedern bei einem Fehlverhalten mit dem Ausschluss aus der Gemeinschaft droht (oder dessen Worte die Klientin so versteht), und solchen Verwandten unterschieden, die das anders handhaben, und die Bedeutung dieser Verwandten (oder die Bedeutung ihrer Haltung) wird gegenüber der des Vaters verstärkt. Zum anderen wird innerhalb des Bildes, das die Klientin von ihrem Vater hat, zwischen hilfreichen Teilen (dem »liebenden Vater«) und weniger hilfreichen unterschieden.

Bei Menschen, die durch häusliche Gewalt traumatisiert wurden, bewährt es sich, nicht die Familienangehörigen in den Raum zu holen, sondern das Bild der Angehörigen aus dem Kopf der Klienten herauszuholen. Nur auf den ersten Blick scheint es das Gleiche, ob der »imaginierte reale« Vater in den Raum kommt und sich auf einen Stuhl setzt, oder ob »das innere Bild vom Vater« aus dem Kopf der Klientin herausgeht und sich auf denselben Stuhl begibt. Für das Erleben der Klientin ist der Unterschied riesig. Vermutlich wird sie beim ersten Vorschlag große Bedenken haben und den zweiten sehr begrüßen.

Das Vorgehen hat viele Vorteile: Die Vorstellung, nicht mit dem Vater, sondern mit dem **Bild** vom Vater zu arbeiten, schafft ein Erleben von Distanz. Das **Heraussetzen** aus dem Kopf schafft ein Gefühl von Entlastung, indem die Distanz erhöht wird. Man kann der Klientin erklären, sie brauche sich nicht mit dem echten Vater zu versöhnen. Ein Hinwirken auf Versöhnung oder Vergebung könnte sie als Missachtung ihrer Gefühle interpretieren. Dass sie »Frieden im Kopf« braucht und »wir deshalb dafür sorgen, dass Ihr Vater im Kopf nicht so weitermacht«, lässt sich leichter vermitteln. Das Angebot, dass »Sie Ruhe vom Bild Ihres Vaters im Kopf« bekommen, egal, was mit dem »realen Vater« ist, wird meistens gern angenommen. Damit hängt ein weiterer Vorteil des Arbeitens mit »dem Vater aus dem Kopf« zusammen. Sobald dieser als »inneres Bild«, »Trickfilm« oder »Vorstellung des Gehirns« eingeführt ist, kann er nach den

Bedürfnissen der Klientin gestaltet werden, bis sie Frieden erlebt. Da wir auf das aktuelle Verhalten des realen Vaters keinen Einfluss haben und erst recht nicht auf sein früheres Verhalten, das das Bild der Klientin von ihrem Vater prägt, lässt sich mit dem vermeintlich realen Vater kaum kreativ arbeiten.

Grundsätzlich gilt: Statt eine bedrohliche Situation als die Umgebung zu betrachten, in der ich mich befinde, kann ich die Wahrnehmung umkehren und mich selbst als die Umgebung ansehen, in der das bedrohliche Szenario entwickelt wird. In diesem Augenblick höre ich auf, mich als der Lage ausgeliefert zu erfahren, und beginne mich als Gestalter der Situation zu erleben. Eine traumatische Verarbeitung von Ereignissen wiederum ist nur möglich, wo ich mich ohnmächtig ausgeliefert erlebe, und nicht dort, wo ich mich als Gestalter der Lage sehe[45].

Ausgangssituation

Der Klient oder die Klientin berichtet von Belastungen in der Kindheit, die mit Familienmitgliedern assoziiert sind, zum Beispiel von Gewalt und Vernachlässigung durch die Eltern.

Die Eltern im Kopf von den physischen Eltern unterscheiden

»Es geht mir nicht um Ihren physischen Vater, der ist ja nicht hier, und ich habe verstanden, dass Sie sich mit ihm auch nicht beschäftigen wollen. Sowieso hat es keinen Sinn, mit Leuten zu arbeiten, die gar nicht da sind. Den können wir lassen, wo er ist. Mehr Gedanken macht mir das Bild Ihres Vaters. Während Sie Ihren physisch-biologischen Vater ja fast nie treffen, treffen Sie den aus Ihrem Kopf anscheinend regelmäßig, und ich habe den Eindruck, das tut Ihnen nicht gut. Damit der aus Ihrem Kopf nicht mehr in Ihnen herummobbt, möchte ich mich um Ihretwillen gerne einmal um dieses Bild kümmern. Ist das in Ordnung?« *(Wenn die Unterscheidung und die positive Absicht klar formuliert sind, stimmt der Klient bzw. die Klientin in aller Regel zu.)*

---

45 Hammel 2014 a, S. 109.

Das Bild der Eltern aus dem Kopf nehmen

»Stellen Sie sich vor, wir nehmen das innere Bild Ihres Vaters aus dem Kopf heraus und stellen ihn dorthin. Vielleicht können wir auch Ihre Mutter aus dem Kopf herausstellen, von der Sie sagten, dass sie ›weggeschaut‹ und Sie nicht unterstützt hat, beispielsweise dorthin? Die sind jetzt dort, und Sie sind hier. Wie fühlt sich das bei Ihnen an? *(Der Klient berichtet üblicherweise, das sei »leichter«, »angenehmer« oder »besser«.)*

Die Großeltern aus dem Kopf der Eltern nehmen

»Wenn Ihr Vater Ihnen solche Dinge angetan hat, kann man sich fragen, wie er zu einem solchen Menschen geworden ist. Angenommen, er hätte selbst in seiner Kindheit schlimme Dinge erlebt, vielleicht von seinen Eltern, dann könnten wir einmal probeweise seine Eltern aus seinem Kopf herausnehmen. Wenn wir seinen Vater und seine Mutter aus seinem Kopf woandershin stellen, etwa dahin und dorthin, wie findet er das?« *(Der Klient berichtet oftmals, dass sein Vater das erleichternd findet.)*

»Wenn wir aus dem Vater Ihres Vaters und aus der Mutter Ihres Vaters noch deren Eltern herausnehmen und sie wiederum ein Stück von ihnen wegstellen, sodass Ihre Großeltern aus dem Kopf es leichter haben, sich von ihren Urgroßeltern zu unterscheiden, finden die das auch gut?« *(Der Klient stimmt normalerweise zu, und der Therapeut schlägt dasselbe für die mütterliche Seite vor.)*

»Vielleicht tut es Ihrer Mutter aus Ihrem Kopf ja auch gut, wenn Sie deren Vater und Mutter aus ihrem Kopf heraustun und woanders hinstellen, zum Beispiel dahin und dorthin. Wie findet Ihre Mutter aus dem Kopf das?« *(Der Klient berichtet üblicherweise, seine Mutter finde das gut.)*

»Dann können wir ja auch deren Eltern aus ihnen herausstellen, sodass Ihre vier Urgroßeltern mütterlicherseits von den zwei Großeltern mütterlicherseits unterschieden sind. Meinen Sie, das tut Ihren Großeltern auch gut?« *(Der Klient stimmt dem meist zu.)*

»Schauen Sie einmal, Ihr Vater und Ihre Mutter schauen ganz anders. Sie sehen entlastet aus, und sie schauen Sie ganz anders an.

Können Sie das einmal beschreiben? Was für eine Körperhaltung hat Ihr Vater? Was für einen Blick? Wie atmet er? Wie schaut Ihre Mutter, anders als vorher? Wie klingt ihre Stimme jetzt, wenn sie redet? Und wie schauen sie jetzt einander an?« *(Der Klient beschreibt in der Regel eine Anzahl deutlich positiver Veränderungen im Auftreten seiner Eltern.)*

»Wie ist das für Sie? Was ist für Sie anders, wenn Ihre Eltern sich so entlastet verhalten und Sie auf eine so andere Art anschauen?« *(Der Klient beschreibt meist ein Gefühl der Erleichterung.)*

»Ich sehe, Sie atmen freier, Ihre Muskulatur wirkt mir entspannter. Ich habe den Eindruck – wenn ich das sagen darf –, als sei da eine viertel Träne in Ihren Augen, vielleicht ein bisschen berührt, oder so, als hätten Sie etwas losgelassen. Was nehmen Sie an sich wahr?« *(Der Klient stimmt den Beobachtungen, wenn sie der wahrnehmbaren Realität entsprechen, meist zu oder zeigt sich positiv überrascht: »Das hatte ich noch gar nicht bemerkt, aber das kann sein …« Er ergänzt weitere Beobachtungen, und die Zeichen der Befreiung treten dabei noch deutlicher zutage.)*

Familienzugehörigkeit und Verhalten unterscheiden

»Als Kind stimmt man manchmal Dingen zu, die einem gar nicht guttun. Man tut das zum Beispiel, weil die Eltern einen bestrafen oder als nicht zu ihnen gehörig behandeln, wenn man nicht kooperiert. Manchmal stimmen Kinder ihren Eltern auch zu, wenn sie böse von ihnen reden, um ein Gefühl von Identität zu haben – vielleicht so, als ob sie lieber akzeptieren, als böses Kind behandelt zu werden, als gar nicht zu wissen, wer sie sind. Wenn es für Sie passt, können Sie in Gedanken zu Ihren Eltern sagen: ›Ich nehme beides: Ich gehöre zu euch, und ich mache es anders als ihr.‹ Wie ist das für Sie?« *(Die meisten Klienten stimmen dem zu, einige zeigen Bedenken. In diesem Fall fährt der Therapeut wie folgt fort.)*

»Wie wäre es, wenn Sie zu den Eltern aus Ihrem Kopf sagen: ›Ich nehme beides, vorsortiert, auf meine Art: Ich gehöre auf meine Art zu euch, und ich lebe anders, als ihr euch das dachtet. Ich nehme von euch genau das, was mir guttut, und schicke alles zu euch zurück, was mir nicht gutgetan hat, und ich tue, was für mich richtig ist.‹« *(Die meisten Klienten können solchen Formulierungen zustimmen. Bei Bedarf werden natürlich jeweils besser geeignete Formulierungen ausgehandelt.)*

Die Zukunftsverantwortung von den Eltern auf sich übertragen

»Wie wäre es für Sie, wenn Sie in Ihrem Herzen mit Ihren Eltern sprechen und zu ihnen sagen: ›Ihr habt mich unvollständig entdeckt. Ich glaube, es ist nicht eure Schuld. Dann mache ich mich jetzt selbst auf, mich zu entdecken.‹« *(Viele Klienten finden eine solche Formulierung hilfreich. Das ist natürlich auch abhängig davon, was sie mit ihren Eltern erlebt haben und wie ihre Beziehung zu ihnen heute ist.)*

Himmelsreise

»Wir alle werden irgendwann sterben. In 50 oder 100 Jahren werden Ihre Eltern verstorben sein. Wenn wir uns vorstellen, dass es eine jenseitige Welt gibt und dass Ihre Eltern dort allen weisen, heiligen und liebevollen Menschen begegnen, vielleicht Jesus, vielleicht Buddha, die würden sie durchschauen und ihnen alles über ihr Leben sagen, unentrinnbar … wie sie mit Ihnen umgegangen sind, und alles, was sie niemals hätten tun dürfen, aber auch, was sie selbst erlitten haben, was sie zerbrochen hat, bis sie zu Menschen wurden, die so etwas Schreckliches tun. Unerbittlich mit Blick auf das, was sie getan haben, weitherzig mit Blick auf das, was sie erlitten haben und wie sie auf diesen Irrweg gekommen sind. So würden sie mit ihnen reden, bis sie gereift und verändert aus dieser Seelenschule hervorgingen – zehn, hundert oder tausend Jahre oder mehr, Zeit spielt dort keine Rolle. Wenn sie nun befreit, erlöst und transformiert zurückkämen, hierher, auf welche Art würden sie dann anders auf Sie schauen? Wie würden sie anders mit Ihnen reden? Was würden sie endlich sagen, ganz anders als bisher?« *(Der Klient äußert Gedanken dazu.)*

Eine himmlisch andere Begegnung mit den Eltern aus dem Kopf

Es bahnt sich ein Dialog über die Begegnung mit den aus dem Himmel zurückgekehrten Eltern an. Der Therapeut stellt dem Klienten Fragen dazu, wie die Beziehung sich nun, anders als vorher, gestaltet. Unwillkürlich verändert sich im Gespräch auch die Beziehung zu den »Eltern aus dem Kopf«, die gar nicht klar von den realen Eltern zu unterscheiden sind. Das Gespräch beginnt mit Fragen des Therapeuten, die Vorschläge für eine Imagination des Neuen enthalten und ebenso für andere Sichtweisen offen sind.

»Würde Ihr Vater, wenn er so gereift und verwandelt zurückkäme, zu Ihnen sagen: ›Es tut mir leid. Das hätte ich dir niemals antun dürfen‹? Oder: ›Ich kann es nicht mehr rückgängig machen. Wenn ich noch einmal leben könnte, würde ich dich mit Respekt behandeln‹? Wie könnte Ihr Vater oder Ihre Mutter Ihnen begegnen? Gäbe es so etwas wie eine Umarmung, oder würden sie sich auf Abstand halten?«

Ankündigung von Auswirkungen in der realen Welt

»Es ist vielleicht nicht wichtig, was das für etwaige Begegnungen mit den physisch-biologischen Eltern bedeutet. Die sehen Sie ja nur ganz selten. Wichtig ist, dass Sie einen Film haben, der Ihre Beziehung zu den Eltern aus dem Kopf neu gestaltet, die Sie viel öfter sehen. Falls Sie trotzdem interessiert sein sollten, wie sich so etwas auf die Beziehung zu den physischen Originalen auswirkt, kann ich Ihnen nur sagen, wie es bei anderen Menschen gewesen ist. Einige Menschen haben mir erzählt, dass sich seltsamerweise die realen Eltern zu einem gewissen Grad an die Eltern aus dem Kopf angepasst haben und sich zunehmend wie diese verhalten. Es ist mir öfter so berichtet worden. Es gibt Theorien, die besagen, dass Menschen die Tendenz haben, zu denjenigen zu werden, als die sie von wichtigen anderen betrachtet werden. Wie auch immer. Das Wichtige ist, dass die aus Ihrem Kopf Ihnen Ruhe geben.«

5.6 Leute mit Körpersymptomen

Im Fallbeispiel »Guter Atem« schlägt der Therapeut vor: »Aus Ihnen heraus geht derjenige, der einen Atem hat, geeignet, um Schlafapnoe hervorzubringen. Das betrifft den Tag-Atem und den Nacht-Atem … Das ist der, der auch tags oft anders atmet, flach, unregelmäßig und kurz …, jemand, dessen Atem zu Rastlosigkeit oder Angst passen könnte, zu hohen Anforderungen an sich selbst … Da ist womöglich jemand, der auf Ereignisse tags und auf Träume nachts reagiert, die für seine Lebensweise symptomatisch sind. Sozusagen ein Atemloser. Der sitzt da drüben, und Sie sind hier … Können Sie den Unterschied wahrnehmen?«

Sobald das Symptom aus dem Klienten herausgesetzt ist, reagiert sein Körper anders als zuvor. Der Klient sagt: »… Ich kann den Unterschied wahrnehmen … in der Art und Weise, wie ich atme.« Der Therapeut bekräftigt das, damit sich die erwünschten körperlichen Reaktionen verstärken: »Sie merken, dass Sie anders atmen. Sie gucken auch anders. Da ist ein kleines Leuchten aufgetaucht, ein sehr schönes und besonderes. Ich höre auch die Änderung im Atmen. Und ich meine auch, dass Ihre Stimme weicher, sanfter, lebendiger geworden ist.«

Anschließend arbeitet der Therapeut daran, den Unterschied zwischen dem Symptomerleben und dem symptomfreien Zustand zu verstärken, indem er den Kontrast zwischen beiden Zuständen vergrößert. Zu diesem Zweck erzeugt er eine möglichst große Erwartungshaltung hinsichtlich des Unterschieds: »Wären Sie neugierig, einmal dort zu sitzen, wo der mit der Apnoe sitzt? … Den Kontrast festzustellen, kann auch interessant sein … gehen Sie interessehalber einmal dahin … Lassen Sie sich überraschen, da ist es nämlich ganz anders! … Fühlen Sie mal hin, wie es da ist!« Nach dem Platzwechsel stellt der Klient fest: »Ich atme sehr viel flacher … Es ist alles ein bisschen angespannter, wie ich das auch kenne, sodass ich das Gefühl habe, ich müsste mal wieder tief atmen … Es fühlt sich eher nicht so angenehm im Bauch an … Es ist alles so ein bisschen gedämpft.« Und der Therapeut ergänzt: »Ihre Stimme klingt auch anders ... Ihre Brustmuskulatur ist viel gespannter, der Bauch wahrscheinlich auch.«

Für den Rückweg zum symptomarmen Stuhl bestärkt der Therapeut die Erwartung, dass sich der Kontrast nochmals vergrößern wird: »Lassen Sie doch den, der Atemaussetzer hat und auch tagsüber so anders atmet, auf diesem Stuhl – ganz und gründlich – und gehen Sie auf den Stuhl von vorher zurück. Und lassen Sie es sich aus dem Kontrast heraus noch besser gehen als vorher! ... Willkommen auf diesem Platz, noch besser als vorher!« Wiederum verstärkt der Therapeut den Unterschied, indem er die Aufmerksamkeit des Klienten auf die wahrnehmbaren positiven Körperveränderungen ausrichtet: »Sie sitzen völlig anders, Sie strahlen völlig anders, ich nehme einen großen Unterschied wahr! Was bemerken Sie?« Und der Klient stellt fest: »Na, der Atem fließt sofort anders!« Zusammen wird ein symptomarmer »Rest« des Klienten etabliert. Die Unterscheidung wird immer weiter verstärkt, indem eine Erwartungshaltung erzeugt und der wahrnehmbare Kontrast betont wird ...

Im Beispiel »Die Erlaubnis, Geld zu verdienen« spricht der Therapeut darüber, wie schwierig oder einfach es wohl für das Innere der Klientin wäre, den Teil ihres Vaters zu identifizieren, der sie bedingungslos liebt. Die Klientin niest und entschuldigt sich. Der Therapeut erklärt: »Da ist eine, die niest. Ich habe die Idee, das hat damit zu tun, dass der [liebevolle Vater] ein bisschen schwer identifizierbar war ... Soll die Niesende einen eigenen Platz bekommen?« Gemeinsam wird ein Platz für diese Person gefunden, die nochmals beim Namen genannt wird: »Die, die Zweifel hat oder sich vielleicht gar nicht vorstellen kann, bedingungslos geliebt zu sein, setzen wir auf die Sofaecke, ja? ... Wenn Sie jetzt einmal nachspüren, bitten Sie Ihr Inneres, dass es das verstärkt. Wahrscheinlich werden Sie schon merken, dass es sich anders anfühlt, wenn die beiden draußen sind. Ist das ... so?« Die Klientin bestätigt, dass sich mit der Distanzierung von der, die niest und sich nicht bedingungslos geliebt fühlt, auch ihr Körpergefühl verändert hat: »Ja. Ich weiß nicht wie, aber es ist anders ... so fühlt es sich leichter an, ohne das ...«

Im Beispiel »Der Schulterschmerz« dienen unterschiedliche Interventionen dazu, körperliche Symptome zu reduzieren.

Zunächst setzt der Therapeut aus dem Klienten denjenigen, »der diese steife, entzündete Schulter hat, diese Arthrose und die Schmerzen, … heraus …« Über ihn sagt der Klient: »Der tut mir echt leid.« Dem physisch anwesenden Klienten geht es also bereits besser als dem unsichtbaren mit Schultersteife und den Schmerzen. Dann werden alle mutmaßlichen Kontextbedingungen der Symptomatik subtrahiert: »Tu alles, was zu ihm passt, dort hinüber, auch die ganze Haltung, so zu tun, als wäre es besser, als es ist, auch die Gewohnheit, andere damit zu schonen und endlos hilfsbereit zu sein, um dazuzugehören oder sich geliebt zu fühlen …« Angekündigt wird, der Klient werde sich, wenn er das Erleben auf dem anderen Stuhl kennenlerne, durch den erlebten Kontrast noch wohler fühlen. Der Klient erprobt das und erlebt es tatsächlich so. Anschließend setzt der Therapeut denjenigen mit einem »Schmerz unter dem Schulterblatt« heraus, der wohl nicht unmittelbar aus der Arthrose, sondern von den resultierenden Verspannungen herrührt. Dieser fühlte sich offenbar bisher nicht angesprochen, da eingangs einer mit »Arthrose und … Schmerzen« herausgesetzt wurde. Anschließend bittet der Therapeut den Klienten, Klone von ihm, dem es schon recht gut geht, zu allen Beteiligten zu schicken, um diese mit seinem Wohlergehen zu infizieren. Nun bittet ihn der Therapeut, »dasselbe noch einmal selbst als der echte [physisch anwesende] Christoph zu tun«. Schließlich teilt der Therapeut mit, »der mit den Schulterschmerzen … [wolle] auf dich aufpassen«, würdigt dessen gute Absicht, unterteilt den mit den Schulterschmerzen in einen mit guter Absicht und einen mit ungeeigneter Umsetzungsstrategie, lässt dann den mit der guten Absicht zum Klienten zurückkehren und den mit der ungeeigneten Strategie draußen auf dem Stuhl.

Ausgangssituation

Der Klient leidet unter Körpersymptomen, die in Hinblick auf ihre Intensität reguliert werden sollen. Mit hypnotherapeutischen Methoden lassen sich sehr viele Erkrankungen bzw. Symptome auflösen. Als Beispiel werden schmerzhafte arthritische Symptome genommen, es könnte aber ebenso um Schmerzen anderer Art gehen, um Neurodermitis, Schuppenflechte, Allergien oder Asthma, kreisrunden Haarausfall oder Muskelverspannungen. Naturgemäß sind Menschen und Krankheitsgeschichten immer in ihrer Einzigartigkeit zu betrachten, und die hier gezeigten Techniken sind an den Einzelfall anzupassen. Um Ideen über »gute Absichten« oder »Missverständnisse« zu generieren, ist es immer sinnvoll zu fragen: »Seit wann haben Sie das? Und was war damals noch? Gab es in dieser Zeit andere Belastungen, die auf den ersten Blick vielleicht gar nichts mit den Symptomen zu tun haben?«

Den Klienten von seiner Erkrankung unterscheiden

»Stellen Sie sich vor, der, der diese Arthrose hat, könnte mit seinen Schmerzen und Bewegungseinschränkungen unsichtbar aufstehen und sich dort drüben hinstellen … wie steht der da? Wie schaut er? Wie atmet er?« *(Der Klient beschreibt denjenigen, der dort steht.)*

»Ich sehe, dass Sie gerader sitzen, freier atmen und sich lebendiger bewegen, seitdem er draußen ist. Was nehmen Sie anders wahr?« *(Der Klient beschreibt meistens positive Veränderungen in seinem Erleben.)*

Die gute Intention des Symptoms würdigen

»Ich weiß nicht, was seine gute Absicht ist, der dort mit seiner Arthritis, aber ich bin mir sicher, dass er irgendetwas Gutes für Sie will. Er wird das tun, weil er Werte hat. Vielleicht möchte er Sie davor schützen, sich zu sehr zu verausgaben, vielleicht möchte er nicht, dass Sie nur für andere da sind, oder vielleicht möchte er dagegen protestieren, dass Sie oft gegen Ihre Werte und Überzeugungen arbeiten und mit Ihrem Handeln Ziele verfolgen, die nicht wirklich Ihre sind. Was denken Sie, was seine gute Absicht sein könnte?« *(Der Klient äußert Vermutungen dazu. Vielleicht ist er sich über die guten Absichten des Symptoms im Klaren, vielleicht auch ganz im Unklaren.)*

Dem Symptom einen Strategiewechsel vorschlagen

»Wir wissen nicht genau, warum er das macht, aber aus Erfahrung bin ich mir sicher, dass der, der diese Symptome erzeugt, Gutes für Sie will. Vielleicht unterliegt sein Tun einem Missverständnis: Er denkt, er täte Ihnen etwas Gutes, und merkt nicht, dass Sie etwas ganz anderes brauchen. Dann möchte ich ihm sagen: ›Bitte prüfe einmal, ob du womöglich das Gegenteil von dem erreichst, was du wirklich willst. Wenn ja, höre bitte einmal probeweise damit auf. Tue jetzt das Gegenteil dessen, was du bisher getan hast, um das Gegenteil dessen zu bekommen, was du bisher bekommen hast.‹ Meinen Sie, das ist für ihn in Ordnung?« *(Der Klient stimmt dem meist zu oder fragt noch einmal nach, was gemeint ist.)*

»Ich meinte, wir sagen zu ihm: ›Tue etwas anderes als bisher, um dann als Ergebnis auch etwas anderes als bisher zu bekommen, etwas Besseres!‹ Meinen Sie, er ist damit einverstanden?« *(Der Klient bejaht dies meistens. Manchmal ist er unsicher.)*

»Schauen Sie ihn noch einmal vor Ihrem inneren Auge an. Sieht er so aus, als ob er dem, was er gehört hat, zustimmen kann?« *(Der Klient stimmt dem im Allgemeinen zu.)*

»Ich schlage vor, dann sind wir drei jetzt ein Team, für seine und Ihre guten Werte …«

Das Symptom als Erinnerung an ein Auslöseereignis auffassen und von diesem unterscheiden

»Als ich vorhin fragte, seit wann Sie diese Symptome haben und was damals noch war, hatten Sie vom Suizid Ihres Vaters erzählt. Ich habe den Eindruck, dass die Symptome immer dann wiederkamen oder schlimmer wurden, wenn es um Tod oder Trennung ging, also um reale oder befürchtete Trauerfälle. Kann das sein?« *(Der Klient stimmt dem oftmals zu oder trägt mit weiteren Beobachtungen zur Verfeinerung des Modells bei.)*

»Stellen Sie doch denjenigen Menschen, der gelitten hat, als Ihr Vater sich das Leben genommen hat, dorthin. Wie sieht er aus? Können Sie ihn mir beschreiben?« *(Der Klient beschreibt diese Person und wirkt dabei selbst zunehmend entlastet.)*

»Wenn wir uns vorstellen, dass wir den, der seit dieser Zeit diese Schmerzen und anderen Körpersymptome hat, ebenfalls aus Ihnen herausgehen lassen und ihn weiter links hinstellen, ist das recht?« *(Der Klient stimmt dem üblicherweise zu.)*

»Ich möchte gern etwas zu dem mit den Schmerzen sagen: ›Ich denke, du hast deine guten Gründe für die Schmerzen und all das. Es ist doch auch kein Wunder nach dem, was passiert ist. Ich verstehe dich so, dass du warnen möchtest, dass das von damals nie mehr wieder passiert, und das darf auch nie mehr passieren. Ich sehe auch, dass du versehentlich sehr viel Energie verbrauchst und Leiden schaffst, und das ist wahrscheinlich gar nicht deine Absicht. Ich möchte dich bitten, dass du deine Aufgabe weiter machst, nur energiesparender. Ich bitte dich, dass du diese Schmerzen nur wieder produzierst, falls wieder dasselbe passieren sollte, falls sich der Vater also noch einmal suizidieren würde. Wir wissen, dass das nicht wieder passiert, aber es ist vielleicht wichtig, dass du aufpasst, wie du es dir damals vorgenommen hast. Wenn die Situation eine andere ist, wenn es um andere Situationen, andere Leute und so weiter geht, dann möchte ich, dass du das als eine andere Sache ansiehst und dir die Energie für dein Kerngeschäft sparst. Ich möchte, dass du das aus dem Repertoire aussortierst und nicht mehr diese Symptome produzierst, sondern Gelassenheit, Behagen, Ruhe und so etwas.‹ Meinen Sie, das ist für ihn in Ordnung?« *(Der Klient stimmt dem meist zu.)*

»Was ist denn jetzt aus Ihren Symptomen geworden?« *(Der Klient berichtet meistens von einer Verbesserung oder Auflösung der Symptome.)*

Die Intervention entspricht derjenigen Interventionsgruppe, die unter dem Stichwort »Leibwächter« vorgestellt wurde. Weitere Gestaltungsmöglichkeiten, die sich hier anschließen, sind diesem Kapitel zu entnehmen.

Gute Absicht und ungeeignete Strategie räumlich trennen

»Stellen wir uns vor, der dort, der die Arthrose hat, will etwas Gutes für Sie, zum Beispiel, Sie vor Überlastung oder zu viel Uneigennützigkeit auf Ihre Kosten schützen. Einer, der Werte vertritt. Nun lassen Sie ihn sich vor Ihrem inneren Auge einmal in zwei Leute aufteilen, die ziehen Sie auseinander wie zwei Overheadfolien. Nach links geht der mit den Werten und guten Absichten und nach rechts der, der dafür bisher Symptome benötigte, etwa Schmerzen, diese gewisse Unbeweglichkeit, vielleicht Müdigkeit und anderes. – Jetzt lassen Sie den mit den Werten bitte wieder zu sich zurückkommen, bis er wieder in Ihnen ist. Der andere kann dort bleiben. Wie ist das für Sie?« *(Der Klient berichtet in der Regel, das sei angenehm.)*

»Was ist denn aus Ihren vorherigen Symptomen geworden?« *(Der Klient berichtet, diese seien verschwunden oder reduziert oder meint: »Jetzt ist es besser«.)*

»Wie ist Ihre Beweglichkeit inzwischen? Testen Sie das einmal!« *(Der Therapeut macht selbst Bewegungen, als wolle er seine Muskeln strecken und lösen, um über Rapport nonverbal dasselbe beim Klienten zu stimulieren. Der Klient berichtet meist, er habe jetzt einen höheren Grad an Beweglichkeit. Wenn das Ergebnis noch nicht voll zufriedenstellend ist, kann das Gespräch etwa wie folgt weitergehen.)*

Den Bereich der Restsymptomatik aufräumen

»Vielleicht haben Sie ja mehrere Arthrosen, wie verschiedene Schichten des Phänomens. Die haben dann vielleicht auch zu verschiedenen Zeiten begonnen. Sie gehen also vielleicht auf verschiedene Ausgangsereignisse zurück und haben verschiedene Botschaften und verschiedene gute Absichten. Stellen Sie einmal bitte denjenigen mit der aktuellen Restsymptomatik heraus.« *(Therapeut und Klient wiederholen das Vorgehen ein zweites Mal mit dem Repräsentanten der Restsymptomatik und, wenn nötig, anschließend mit dem Repräsentanten der Rest-vom-Rest-Symptomatik.)*

Den Rest vom Rest vom Rest der Symptome aufräumen

»Angenommen, Sie haben in sich jemanden, der das Vollkommene liebt, so einen Gründlichen, vielleicht sogar einen Perfektionisten, könnten Sie den einmal aus sich herausstellen, vielleicht dorthin? Wie sieht der aus? Beschreiben Sie mir doch einmal, wie er guckt und wie er dasteht!« *(Der Klient beschreibt den Vollkommenheits-*

liebenden an einem Platz außerhalb von sich und wirkt dabei selbst zunehmend entspannt, heiter und gelassen.)

»Wissen Sie, was Null-Komma-Periode-Eins ist? Das ist 0,111111 und so weiter, bis ins Unendliche. Ich habe eine Bitte an den Vollkommenheitsliebenden. Er hat ja mitbekommen, wie wir erst den mit Arthrose-Symptomen aus Ihnen herausgestellt haben, und die Schmerzen und die Unbeweglichkeit bei Ihnen wurden besser, dann haben wir den mit der Restsymptomatik aus Ihnen herausgestellt, neben den ersten, es wurde nochmals besser, dann den mit dem Rest vom Rest daneben, und es wurde noch einmal besser. Ich bitte den Vollkommenheitsliebenden, dass er nun den mit dem Rest vom Rest vom Rest der Symptomatik neben den vorherigen stellt, dann den mit dem Rest vom Rest vom Rest vom Rest daneben und so fort, immer weiter, einmal quer durchs Universum. Ist das ein Job für Ihren Vollkommenheitsliebenden?« *(Der Klient sagt meistens »Ja, das macht er gerne« oder etwas Ähnliches, selten auch: »Der kann einem ja leidtun«; in diesem Fall kann der Therapeut anbieten, dass der Vollkommenheitsliebende aufhören darf, wenn er findet, dass es genügt.)*

5.7 Angsthasen, Eisklötze und andere Fabelwesen

Metaphern von Klienten können gut in die Arbeit mit den Stühlen integriert werden. Eine Frau erklärte, sie sei oft so ein Angsthase. Daran wolle sie arbeiten. Ich bat sie, den Angsthasen auf einen Stuhl zu setzen und den Muthasen auf einen anderen. Ich bat sie, mir beide Hasen zu beschreiben, und wir sprachen über die Vorzüge und Nachteile des einen und des anderen. Dann schlug ich vor, den Angsthasen beim Muthasen in die Hasenschule zu schicken, damit er lernen könne, wie man ein Muthase wird. Ihre innere Filmregisseurin solle ihr einen Film darüber vorführen, wie im Rahmen dieser Ausbildung aus dem Angsthasen ein Muthase wird. Als sich die Frau auf den Platz des früheren Angsthasen setzte, sagte sie, ihr gehe es hier gut. Sie habe keine Angst. Ich bot ihr an, sie könne das mitnehmen und sich damit wieder auf ihren Ausgangsplatz setzen. Damit beendete ich die Sitzung. Die Frau war mit dem Ergebnis sehr zufrieden.

Ähnlich kann man arbeiteten, wenn Klienten in sich oder anderen einen »Drachen«, einen »Feldwebel« oder einen »Saboteur« finden oder meinen, ihr Körper sei im »Streik«. Im letzteren Fall würde man einen Gewerkschaftsvertreter und einen Arbeitgebervertreter des Körpers sowie bei Bedarf einen körpereigenen Schlichter auf verschiedene Stühle setzen und die innere Regisseurin bitten, eine Filmdokumentation zu erstellen, die zeigt, wie die Parteien sich im Rahmen von Verhandlungen einigen, sodass der Betriebsfrieden im Körper auf Dauer sichergestellt würde.

Ausgangssituation

Der Klient bezeichnet sich als »ewigen Verlierer«, als »faulen Sack«, als »Couch Potato«, als »Eisklotz« im Umgang mit dem anderen Geschlecht, oder er behauptet, er habe in sich einen »inneren Schweinehund« oder eine »Hexe«.

Das Bild wörtlich nehmen

Der Therapeut nimmt die Rede von diesem Fabelwesen oder personifizierten Gegenstand wörtlich und sagt etwas zu dessen Beschreibung. Um mit personifizierten Gegenständen zu arbeiten, kann er kurz von Comics reden, in denen Personen zu Eisklötzen werden, von der Idee, wenn die Kartoffeln nicht nur Augen hätten, sondern auch laufen und reden könnten, oder von der kuriosen Vorstellung eines Sackes mit menschlichen Zügen[46].

»Es gibt doch manchmal Comicfiguren, die in eiskaltes Wasser fallen und als Eisklotz herauskommen. Vor meinem inneren Auge sehe ich jetzt so eine Gestalt aus Ihnen heraustappen, wie eine Art großer Eiszapfen.« *(Um Irritationen zu vermeiden, kann man einleitende Formulierungen wie »vor meinem inneren Auge« oder »wenn ich Sie einmal ganz wörtlich nehme« verwenden.)*

---

46 Zur Transformation metaphorischer Figuren s. Hammel 2019 a, S. 251 ff.

Das Fabelwesen aus dem Klienten stellen

»Ich stelle mir vor, der Eisklotz stapft oder klirrt jetzt da hinüber. Was meinen Sie, wie sieht der aus? Wie schaut er?« *(Der Klient beschreibt etwa, wie er zittert und mit den Zähnen klappert.)*

Das Fabelwesen verwandeln

»Wenn wir uns vorstellen, dass jemand diesen Eisklotz neben einen Ofen stellt, was passiert dann wohl?« *(Der Klient beschreibt, wie das Eis auftaut und die darin eingefrorene Person sich wieder zu bewegen beginnt.)*

Die Auswirkungen für das Fabelwesen beschreiben

»Wie findet der, der vorher eingefroren war, das – aufgetaut zu sein und sich wieder bewegen zu können? Was macht er mit seiner zurückgewonnenen Freiheit?« *(Der Klient beschreibt, wie die Figur ihre Freiheit feiert und nutzt.)*

Die Auswirkungen im Erleben des Klienten beschreiben

»Was ist bei Ihnen anders, jetzt, wo dieser hier befreit ist? Auf welche Art fühlt sich das anders an? Welchen Impuls verspüren Sie?« *(Der Klient beschreibt ein positiv verändertes Erleben.)*

5.8 Belastete Paare

Vielen Klienten ist es wichtig, dass sie in der Therapie von dem, was sie belastet, erzählen dürfen. Allerdings gilt meist: Je weniger Klienten inhaltlich von ihrem Leiden erzählen, desto kürzer wird die Therapie. Das gilt erst recht im Bereich der Paartherapie, wo oft jeder der Partner ein anderes Narrativ hat und das Risiko besteht, dass die Partner ihre Erzählungen gegenseitig korrigieren und dabei ins Streiten geraten.

Im Fallbeispiel »Das Sofa des Glücks« schlägt der Therapeut schon frühzeitig eine Abkürzung vor:

»... das Paar, das unter der bisherigen Situation leidet ... wenn wir dieses Paar sozusagen aus Ihnen herausholen auf ein anderes Sofa …, wollen wir lieber dieses oder jenes Sofa nehmen?«

Die Frage gibt dem Paar eine Entscheidungsmöglichkeit und damit auch die Möglichkeit zu zeigen, dass sie Entscheidungen für ihr Wohlergehen gemeinsam treffen können. Sie vermittelt ein Gefühl der Freiheit, der Gemeinschaft, des Handelns und Gestaltens. Vor allem lenkt sie von Diskussionen ab wie der, ob es überhaupt möglich sei, das unglückliche Paar aus sich herauszuholen.

Der Therapeut erfragt, wie sich die belasteten Personen fühlen und verhalten und wie es den Klienten ohne sie geht. Er beschreibt die Verbesserungen auch aus der Außenperspektive.

Die positiven Ergebnisse werden stabilisiert, unter anderem, indem der Therapeut Widerstand gegen eine Rückkehr zum vorigen Erleben provoziert:

»Ist das gut, dass der da draußen und da drüben ist? … Oder wollen Sie ihn lieber wieder zurückhaben?«

Dann lässt der Therapeut aus der Welt der Möglichkeiten ein Paar hereinkommen, dem es bemerkenswert gut geht:

»Stellen Sie sich vor, aus der Weite der Möglichkeiten … kommt das Paar, dem es besser geht, als es Ihnen jemals gegangen ist, besser, als Sie überhaupt wussten, dass es Ihnen gehen kann. Die sich freier, leichter, entlasteter, vertrauensvoller fühlen und erleben, als Sie das überhaupt bisher jemals realisiert hatten, und die so ganz unwillkürlich in tausendstel Sekunden … in einer ganz guten Weise aufeinander reagieren können, die auch Dinge von früher, die vielleicht einmal belastend waren …, als etwas [erleben können], woran Sie vielleicht nur noch ganz selten denken.«

Der Therapeut erfragt, wie die Hereingekommenen aussehen und sich verhalten. Indem er beobachtet, was sich am Verhalten der Klienten verändert, während sie in Rapport mit den Unsichtbaren sind, also gewissermaßen von deren Erleben angesteckt werden, kann er zur Beschreibung dieser Leute eigene Ideen beitragen. Was dabei als wohltuend und hilfreich erlebt wird, verstärkt er.

Auf die Plätze des anfangs herausgesetzten unglücklichen Paars sowie auf die Ausgangsplätze schickt er eine Kopie des Paares auf den

Zielplätzen, dem es gut geht, mit dem Auftrag, die Unglücklichen mit dem Wohlergehen der Glücklichen anzufüllen.

Danach bittet er, dasselbe nochmals als physische Personen zu tun, und fordert die Partner auf, alles, was für sie selbst wertvoll ist, in ihr weiteres Leben mitzunehmen.

In den folgenden Abschnitten möchte ich vor allem Interventionen darstellen, die für die Arbeit mit Paaren spezifisch sind. Natürlich kann mit den Partnern auch in der Weise gearbeitet werden, wie es in den anderen Kapiteln dargestellt wird.

Ausgangssituation

Ein Paar kommt in die Therapie, um zu lernen, mit belastenden Erinnerungen besser umzugehen, um seine Kommunikation zu verbessern oder eine im Raum stehende Trennung abzuwenden. Die Interventionen sind hier für heterosexuelle Paare formuliert, lassen sich aber mit geringen Umformulierungen genauso für homosexuelle Paare verwenden. Prototypisch formuliert, könnten die Interventionen so aussehen …

Das belastete Paar heraustreten lassen

»Stellen Sie sich einmal vor, während Sie hier sitzen bleiben, könnten aus Ihnen beiden diejenigen heraustreten, die bisher eher schlecht mit sich und miteinander umgehen, vielleicht sogar sehr schlecht, und die beiden würden sich zum Beispiel hier links von Ihnen hinsetzen. Das ist also der Mann, der sich zurückzieht, grollt und alles in sich hineinfrisst, wie Sie es ausgedrückt hatten, und die Frau, die Sachen kaputtschlägt, aber im Innersten vor allem verzweifelt ist. Da sitzen die beiden, frustriert, enttäuscht und ratlos. Können Sie mir ein bisschen beschreiben, wie die da sitzen?« *(Der Therapeut wendet sich an den Mann.)* »Was hat der Mann für eine Körperhaltung? Wie schaut er?« *(Der Mann beschreibt den Unglücklichen auf dem einen Sitz zur Linken. Der Therapeut wendet sich an die Frau.)* »Wie sitzt, wie schaut, wie atmet die Frau dort? Was drückt ihr Gesicht aus?« *(Die Frau beschreibt die Unglückliche auf dem anderen Sitz zur Linken.)*

»Sie wirken mir beide entspannter und beweglicher, seitdem die beiden da draußen sind. Sollen wir sie mal da draußen lassen, oder möchten Sie, dass wir sie wieder zurückholen?« *(Die Partner wehren diese Idee meist heftig ab.)* »Das könnte eine Rückmeldung Ihres Unbewussten sein, dass es einen Unterschied macht und es Ihnen besser geht, wenn die beiden draußen sind. Dann lassen wir die beiden einmal draußen und machen auf diesem Weg weiter.«

Diejenigen heraussetzen, die solche Belastungen schon vor der Partnerschaft kannten

»Angenommen, es gäbe eine in Ihnen, die manche Belastungen in Ihrer Partnerschaft in irgendeiner ähnlichen Weise schon kannte, bevor Sie Ihren Mann kennenlernten, von früheren Partnerschaften oder aus Ihrer Kindheit, und sie würde aus Ihnen heraus aufstehen und sich beispielsweise dahin stellen, wie wäre ihre Körperhaltung, ihr Blick? Was würde sie wohl erleben und ausdrücken?«

»Angenommen, es gäbe einen Mann in Ihnen, der manches von den Belastungen Ihrer Partnerschaft dem Stil oder der Atmosphäre nach schon früher kannte, wo könnten wir ihn hinstellen? Was meinen Sie, wie schaut er? Wie steht er da? Wie geht es ihm?«

Die Partner erleben lassen, wie es ihnen ohne die Belastungen ihrer Kindheit geht

»Wie geht es Ihnen, wenn diese/dieser hier da draußen ist?«

»Wie fühlt sich das an, wenn die aus Ihnen herausgegangen sind? *(An den Mann gewandt:)* Also, was fühlt sich anders an, wenn der, der solche Belastungen kannte, bevor Sie Ihre Frau kennenlernten, dort steht? *(An die Frau gewandt:)* Wie fühlt sich das für Sie an, wenn die, die solche Belastungen auch schon kannte, bevor Sie Ihren Mann kannten, dort drüben steht?«

»Wenn Sie einander mit diesem veränderten Lebensgefühl anschauen, was ist jetzt anders?« *(Die Partner schauen einander an, lächeln oder lachen, wirken oft tief berührt.)*

Das Paar noch stärker von den Belastungen aus der Vorgeschichte unterscheiden

»Eigentlich haben nicht Sie ein Problem miteinander, sondern diese beiden haben eines – oder hatten zumindest bisher eines miteinander gehabt. Schauen Sie einmal, wie die beiden dort drüben sich anschauen …«

Das Paar über die Dynamik traumatischer Spiralen informieren

»Wahrscheinlich war sie von seinem Verhalten gestresst, weil sie das an früher erinnert hat, und hat darauf genau *so* reagiert, wie es ihn besonders stresst, weil es ihn an früher erinnert hat. Darauf hat er wieder in einer Weise reagiert, wie es sie stresst, und so weiter. Die Frau empfand es so, dass der Mann den Anfang machte und etwas Schlimmes tat und sie nur darauf reagierte, und der Mann empfand es so, dass ihr Verhalten der Anfang war, auf den er nur reagierte. Jeder hat sich versehentlich so verhalten, wie es den anderen traumatisiert, und der hat darauf so reagiert, wie es den ersten wieder traumatisiert. So haben sich die beiden immer irrer und fremder gefühlt, wie in einem schrecklichen, verrückten, schrägen Film. Ergibt das für Sie einen Sinn?« *(Die Partner stimmen dem in der Regel zu.)*

Die Belastungen aus der Vorgeschichte der Frau und des Mannes voneinander trennen

»Ich möchte den beiden gerne sagen, dass sie Teil eines Missverständnisses geworden waren, das die nie gewollt haben und Sie auch nicht, keiner von Ihnen.

Dieser Mann wollte Sie in Wirklichkeit nur vor der Wiederholung von Dingen aus Ihrer Kindheit schützen, und die Frau dort hat nichts damit zu tun. Das ist eine Verwechslung.

Und diese Frau wollte Sie nur vor der Wiederholung gewisser Dinge aus Ihrer Kindheit schützen und hat irrtümlich gewisse Dinge von jetzt mit den Dingen von damals verwechselt – weil sie ihre Aufgabe so gut und so gründlich machen möchte, damit Ihnen so etwas wie früher wirklich nie mehr passiert.«

Beobachten, was sich bei den Belasteten aus der Vorgeschichte ändert, wenn sie informiert werden

»Wenn Sie betrachten, was sich bei den beiden verändert, wenn sie informiert werden, dass das ein Missverständnis war, dass es also gar nicht um den anderen ihnen gegenüber und am allerwenigsten um Sie beide ging, was sehen Sie da? Auf welche Art können Sie jetzt anders miteinander umgehen?«

Die Belasteten aus der Vorgeschichte transformieren

An dieser Stelle können die beiden auf eine Himmelsreise geschickt werden (vgl. Abschnitte 2.7 und 5.5 sowie Fallbeispiel 3.3, *P6*), nachgeschult (vgl. 2.7 und 5.3) oder mit einer neuen Aufgabe betraut werden (vgl. 2.7 und Fallbeispiel 3.7, *P8*).

5.9 Der abwesende Partner als Anwesender aus dem Kopf

Immer wieder gibt es Situationen, in denen es sinnvoll wäre, eine Familientherapie zu gestalten, wenn nur die anderen Familienmitglieder anwesend wären. Eine Mutter ist unglücklich, dass ihre erwachsene Tochter nichts mit ihr zu tun haben möchte; eine Frau tut sich schwer damit, dass ihre Schwester ihr die Schuld am Tod des Vaters gibt; ein Mann erhebt Vorwürfe gegen seinen Vater, der ihn mit übergroßer Strenge erzogen hat; ein Mann oder eine Frau möchte gerne eine Paartherapie beginnen, aber der Partner macht nicht mit …

Stellvertretend für diese Situationen möchte ich den möglichen Beginn einer »Paartherapie mit abwesendem Partner« skizzieren.

Die Situation ähnelt derjenigen aus dem Fallbeispiel »Das Sofa des Glücks« insofern, als der Klient auch da ohne Partnerin gekommen war. Die Demonstration beim Kongress-Workshop führten wir mit seinem realen Anliegen und einer Rollenspiel-Partnerin durch. In der Therapie arbeiten wir ohne anwesenden Partner mit dem »Partner aus dem Kopf« der anwesenden Person. Statt das Erleben des

Rollenspielpartners zu erfragen und uns beim Falleinbringer über seine Wahrnehmung des Rollenspielpartners zu erkundigen, fragen wir den anwesenden Partner, wie sich das Äußere des »Partners aus dem Kopf« verändert, wie er reagiert, wie es dem anwesenden Partner damit geht usw. Die Auswirkungen dieses Vorgehens auf die real erlebte Partnerschaft sind weitreichend und äußerst eindrucksvoll, in der Regel nicht nur für den anwesenden Partner und den Therapeuten, sondern – wenn man den Rückmeldungen der Klienten Glauben schenken darf – auch für den zu Hause gebliebenen Partner. Eine Klientin berichtete, dass ihr Partner zu ihr sagte: »Nach deiner Therapie bist du jedes Mal wie ausgetauscht« – aber er verhielt sich dann auch selbst »wie ausgetauscht«.

Ausgangssituation

Eine Klientin möchte gerne Paartherapie machen, aber der Partner wollte – warum auch immer – nicht mitkommen. Der Therapeut erkundigt sich ein wenig über ihre Situation und fährt wie folgt fort.

Den Partner aus dem Kopf neben die Klientin setzen

»Wir haben ja von allen wichtigen Menschen unseres Lebens innere Bilder und Filme im Kopf. Stellen Sie sich vor, Sie holen Ihren Film von Ihrem Mann einmal aus Ihrem Kopf heraus und setzen den Mann einmal hier neben sich, gerade so, als ob er mitgekommen wäre. Der aus Ihrem Kopf ist ja auch mitgekommen.«

Den Partner aus dem Kopf beschreiben

»Können Sie mir einmal sagen: Was für eine Körperhaltung hat er? Wie sitzt er da? Wie schaut er?« *(Die Frau beschreibt den Körper- und Gesichtsausdruck ihres Mannes.)*

Jeweils die Person herausstellen, die bestimmte aktuelle Belastungen schon früher kannte

»Stellen Sie sich vor, in Ihnen gäbe es eine Person, die bestimmte Belastungen in der Begegnung mit Ihrem Mann schon früher kannte, vielleicht schon in der Kindheit. Vielleicht gibt es eine, die sich betäubt oder verwirrt oder wütend erlebt, oder etwas ganz anderes, was es genau genommen schon gab, bevor Sie Ihren Mann kannten. Wo könnten wir die hinstellen?« *(Die Klientin benennt einen Platz.)* »Schauen Sie sie einmal an, wie sie schaut, wie sie atmet, wie sie sich wohlfühlen oder auch nicht fühlen mag … Lassen Sie uns einmal vorstellen, in Ihrem Mann gäbe es ebenfalls einen, der sich in der Beziehung gestresst fühlt, den es genau genommen schon gab, bevor Ihr Mann Sie überhaupt kannte, auch so jemand von vor langer Zeit, vielleicht schon aus der Kindheit. Wo stellen wir den hin?« *(Die Klientin benennt einen Platz.)* »Schauen Sie ihn einmal an, wie er schaut, wie er atmet, wie er sich wohlfühlen oder auch nicht fühlen mag …«

Die beiden herausgestellten Personen beschreiben

»Schauen Sie noch einmal die Frau hier drüben an, mit ihren Belastungen von vor langer Zeit. Können Sie mir ein wenig beschreiben, wie sie aussieht, was sie fühlen und denken mag?« *(Die Klientin beschreibt das Aussehen und Erleben dieser Frau.)* »Schauen Sie doch noch einmal den an, den wir aus Ihrem Mann herausgestellt haben. Wie schaut der denn und wie steht er da? Was denken Sie, wie es ihm geht?« *(Die Klientin beschreibt das Aussehen und Erleben des Mannes aus ihrem Kopf.)*

Das veränderte Verhalten und Erleben der Partner beschreiben

»Ich nehme an Ihnen wahr, dass Sie sich aufgerichtet haben, als wir den Mann aus Ihrem Kopf herausgesetzt haben. Ich bemerke auch, dass Sie anders atmen und das Kinn höher haben, mehr nach vorne schauen, seitdem Sie die mit den Belastungen aus Ihnen herausgestellt haben. Da hat sich auch Ihre Stimme verändert; sie ist voller geworden. Interessanterweise haben Sie sich noch mal mehr aufgerichtet, als wir den mit den alten Belastungen aus Ihrem Mann herausgesetzt haben, und Ihre Stimme klingt jetzt noch mal klarer und kräftiger. Was merken Sie, was bei Ihnen anders ist?« *(Die Frau beschreibt die Veränderungen, die sie an sich wahrnimmt.)* »Ich habe das Gefühl, dass sich auch Ihr Mann neben Ihnen verändert hat. Er sieht jetzt anders aus. Können Sie mir beschreiben, auf welche Art?«

(Die Frau beschreibt Veränderungen bei dem Bild, das sie von ihrem Mann hat, der neben ihr sitzt. Sie könnte etwa sagen, dass er aufrechter sitzt, selbstbewusster und gelassener wirkt und einen freundlicheren Blick hat.)

Die veränderte Interaktion beschreiben

»Wenn Sie Ihren Mann jetzt so anschauen, was fühlt sich da anders an?« *(Die Frau beschreibt die Veränderung.)* »Ich merke, dass Ihr Blick viel weicher ist, wenn Sie ihn jetzt so anschauen. Sie wirken auf mich mehr berührbar und berührt. Was meinen Sie, wie Ihr Mann auf diesen anderen Blick reagiert?« *(Die Frau beschreibt die Veränderung.)* »Was meinen Sie, was sich dabei in ihm verändert? Haben Sie eine Idee, wie er sich fühlt, wenn er Sie so sieht, was da in ihm vorgeht?« *(Die Frau drückt aus, was in dem Mann aus ihrem Kopf vor sich geht.)* »Wie geht es Ihnen damit?« *(Die Frau äußert sich zu ihren inneren Reaktionen auf das imaginativ Erlebte.)*

Plätze tauschen

»Setzen Sie sich einmal auf den Platz Ihres Mannes, um noch besser herauszufinden, wie es für ihn ist, Sie so anzuschauen und Sie so wahrzunehmen.« *(Die Frau geht auf den Platz des Mannes.)*

Die Beobachtungen und das eigene Erleben des Mannes aus der Innenperspektive beschreiben

»Hier ist es anders. Wenn Sie von hier aus als Ihr Mann die Frau neben sich betrachten, was fällt Ihnen da jetzt an ihr auf?« *(Die Klientin beschreibt, welche Veränderungen ihr Mann aus ihrem Kopf an ihr wahrnimmt.)*

»Wie fühlt sich das für Sie an als der Mann von dieser Frau, die da neben Ihnen sitzt?« *(Die Klientin beschreibt, was sich bei ihr als dem Mann aus ihrem Kopf verändert hat.)*

Den Unterschied beschreiben, den diese Erfahrung für die Klientin in der Ausgangsposition macht

»Kehren Sie nun einmal bitte wieder auf Ihre vorige Position zurück, wo Sie die Frau sind, die Sie sind.« *(Die Frau kehrt auf ihren vorigen Platz zurück.)* »Was ist für Sie jetzt anders, nachdem Sie die Perspektive Ihres Mannes neben Ihnen kennengelernt haben?«

(Die Frau teilt beispielsweise mit, dass sie sich besser verstanden und angenommen fühlt, dass sie sich erleichtert bei dem Gedanken fühlt, dass er sie so betrachtet, dass sie sich besser in die Situation ihres Mannes versetzen kann und mehr Verständnis und Mitgefühl für ihn in seiner Situation empfindet.)

Wenn die Klientin Unsicherheit äußert, ob sich dieses Vorgehen denn auch auf ihre Beziehung zu Hause auswirken werde, oder wenn sie äußert, dass ihr Mann äußerst skeptisch gegenüber solchen Methoden wäre, kann zunächst bei einem oder beiden Partnern ein »Skeptiker« herausgesetzt werden, mit dem sich die Therapie zunächst für eine kleine Weile befasst (s. 5.2).

Alternativ kann die Therapie vom Subtraktionsverfahren zum Additionsverfahren wechseln. Der Prozess kann dann etwa wie unter 7.11 beschrieben weitergeführt werden.

KAPITEL 6

Vom Umgang mit den hilfreichen Leuten

Mit hilfreichen Leuten kann man ebenso vielfältig arbeiten wie mit belasteten. Steht bei den belasteten Leuten das Subtraktions- und Transformationsverfahren im Vordergrund, so ist es hier die Arbeit mit dem Additionsverfahren. Das Transformationsverfahren spielt auch hier eine Rolle, nämlich überall da, wo hilfreiche Leute (etwa als Klone) herangezogen werden, um belastete in einen hilfreichen Zustand zu transformieren.

6.1 Hilfreiche Leute entdecken, beschreiben und verwirklichen

Zu Beginn der Arbeit mit der Borderline-diagnostizierten Klientin wird eine hilfreiche Person beschrieben, die der Klientin noch unbekannt ist, die ihren Zielen entspricht und in der Umsetzung dieser Ziele über alles bisher Vorstellbare hinausgeht: »Irgendwo gibt es eine, der es gut geht …, die anstelle der vorigen Schuldgefühle ein Gefühl von kraftvollem Frieden mit sich selbst hat, Frieden mit Vater, Mutter, Großvater, Großmutter, allen wichtigen Personen, mit Nina, ihrem früheren Mann, der sich suizidiert hat, und mit anderen, mit dem Freund sowieso. Stellen wir uns vor, das ist eine, die in Frieden ist mit sich selbst, mit ihrem Lebenslauf, mit allen wichtigen Personen ihres Lebens … und die nur ganz ab und zu mal wie von ferne daran denkt, dass sie früher mal Schuldgefühle hatte, aber die beschäftigen sie nicht arg …« Die Klientin macht deutlich, dass sie eine solche Lebensmöglichkeit bisher nicht kennt: »Das wäre ein Traum.«

Der Therapeut erklärt, das bedeute nur, dass ihr Bewusstes diese Lebensmöglichkeit nicht kenne, in ihrem Unbewussten sei sie aber bereits vorhanden: »Sie sagen, das wäre ein Traum. Irgendwo in Ihrer Seele, in Ihnen, ich weiß nicht wo, irgendwo ist eine, die weiß, wie die aussieht, wie's der geht, was sie tut, was sie macht. Irgendwo ist eine, die weiß, wie Sie gedacht und gemeint sind, was zu Ihnen passt … wie Sie sind, wenn Sie in Frieden sind – und die, die Sie da sind, die kommt jetzt einmal zu uns. Und die setzen Sie auf einen von diesen Plätzen. Wo setzen Sie sie hin? Wo darf sie sich hinsetzen? Da auf das Sofa?«

Der Therapeut hat das »wäre« der Klientin in ein »ist« und den »Traum« in einen realen Ort verwandelt. Indem sie seinem Platzierungsvorschlag zustimmt, billigt sie dieser Person, die sie sein könnte, schon einmal so viel Realität zu, dass man ihr einen Ort zuweisen kann. Der Therapeut beschreibt diese Lebensmöglichkeit auf eine Art, wie sich die Klientin noch nie erlebt hat: »Ja, also da sitzt jetzt die, die in Frieden ist mit sich selbst, mit ihrem Lebenslauf, allen wichtigen Personen ihres Lebens. Ob sie schon gestorben sind oder noch da sind, egal. Jetzt. Und in Frieden mit ihren Zukunftsgedanken und Vergangenheitsgedanken und ihrer Gegenwart. Ja. Da sitzt die.«

Mit dem wiederholten »Ja« und »Jetzt« und mit dem insistierenden »da sitzt die« bescheinigt der Therapeut dieser Lebensmöglichkeit mit Nachdruck einen hohen Realitätswert. Um der Klientin diese noch nie erlebte Frau, die sie sein könnte, glaubwürdiger zu machen, bietet der Therapeut an, den Zweifeln und Einwänden einen eigenen Sitzplatz zuzuweisen: »Außerdem würde ich gerne der einen Platz zuweisen, die üblicherweise, weil sie das bisher noch nicht kennt, so ein bisschen Zweifel und Einwände hat. Die könnte man mal gerade aus Ihnen rausholen, auf einen anderen Sitzplatz …«

Die Rede von einer, »die üblicherweise, weil sie das bisher nicht so kennt, so ein bisschen Zweifel und Einwände« habe, ist fast schon provokativ harmlos. Die Möglichkeit, die Idee einer solch weitreichenden Heilung als komplett übertrieben abzuweisen, gerät so aus dem Blick. Nun vergrößert der Therapeut die Trennung zwischen der, die Zweifel hat, und der, die so befreit lebt, damit die Klientin später, wenn sie sich mit der Befreiten identifiziert, mit der Zweifelnden möglichst wenig zu tun hat: »Also, hier sitzt jetzt die, die meint, es geht gar nicht, während die auf dem Sofa die Einwände und Skepsis so weit hinter sich gelassen hat, dass sie eigentlich fast gar nicht mehr daran denkt. Ist das o. k.?« – »Auf jeden Fall«, sagt die Klientin und stimmt damit der Möglichkeit zu, dass sie, wenn sie dieses Erleben kennenlernt, ihre Zweifel und Einwände weitgehend lossein wird. Der Therapeut richtet die Klientin auf diejenige hin aus, die befreit lebt: »Schauen Sie sich die mal an, der es gut geht. Die strahlt, die hat ein Lächeln …«, und die Klientin bestätigt deren Glück: »Vor allem ist sie schlank!«

Im Verlauf der weiteren Beschreibung sagt die Klientin über sie: »Die strahlt unheimlich.« Sie erklärt, diese Frau atme »leichter« und ihre Körperhaltung sei »aufrecht, offen, nicht so verschlossen«. Nachdem die Klientin sich dann auf diesen Platz gesetzt hat, stimmt sie zu, dass das Lebensgefühl dort anders ist: »Ich sitze ja auch ganz anders … Was geht denn ab?« Der Therapeut schlägt vor: »Sagen Sie Ihrer Seele einen schönen Gruß, sie kann jetzt erforschen und kennenlernen, wie sie das haltbar macht!« Kurze Zeit darauf erklärt die Klientin: »Es ist Wahnsinn. Ich lache. Ich lache voll. Ja, ich fühle mich ganz anders, innerlich … Es ist gerade alles so leicht. Ich habe keine bösen Gedanken im Kopf … Ja, das ist ganz merkwürdig. Ich will das behalten … Das Einzige, was mich stört, ist das blöde Kopftuch. Ich habe kreisrunden Haarausfall …« Dass sie sich plötzlich diesem Thema zuwendet, heißt, dass dies inzwischen mehr Aufmerksamkeit als die vorigen Anliegen verdient.

6.2 Was bleibt drin, wenn die belasteten Leute draußen sind?

Nachdem – im Subtraktionsverfahren – belastete Leute aus dem Klienten herausgesetzt worden sind, wird der Klient im Vergleich zu ihnen (und zu der Person, als die er sich zuvor erlebt hat) zu einer »hilfreichen Person«. Alles, was mit unsichtbaren hilfreichen Leuten unternommen werden kann, kann auch mit dem Rest-Klienten, aus dem die Leute herausgesetzt worden sind, getan werden.

Als Erstes lohnt es sich, alle hilfreichen Veränderungen, die sich am Klienten vollziehen, während und nachdem er belastete Leute aus sich heraussetzt, genau wahrzunehmen, sie zu benennen, sie zu beschreiben und Spekulationen über ihre gute Bedeutung anzustellen. Auf diese Weise wird die Aufmerksamkeit des Klienten auf wohltuende Veränderungen ausgerichtet. Dadurch wird das, was ihm vermutlich guttut, verstärkt und gefestigt, damit es ihm möglichst erhalten bleibt.

Im Beispiel »Das Sofa des Glücks« spricht der Therapeut das physisch anwesende Paar an, unmittelbar nachdem er zwei Belastete aus ihnen herausgesetzt hat: *»Ich nehme an Ihnen … wahr, dass so eine größere Freiheit,* so eine größere Leichtigkeit, eine größere Beweglichkeit in Sie reingekommen ist. Das scheint ganz gut zu sein, wenn die da drüben sitzen. Ich nehme Sie beide viel lebendiger wahr, irgendwie viel leuchtendere Augen bei Ihnen. Wie geht es Ihnen damit?« Einer der Klienten antwortet: »Mir geht es jedenfalls jetzt besser. Ich denke auch nicht so wie vorhin, vorher war ich ja total in dieser Anspannung drin, in dieser unlösbaren Situation, und jetzt, jetzt sitzen die da drüben, jetzt geht's mir besser.«

Der Therapeut beschreibt weiter alle Körperreaktionen des Paares, die auf eine Lösung von Belastungen hinweisen: »Ich habe den Eindruck, Ihre Stimme ist auch voller und kräftiger und lebendiger geworden, seitdem die draußen sind.« Er ermutigt sie, diese Lösung zu intensivieren: »Wenn Sie wollen, können Sie jeweils, wenn Ihnen noch irgendein Rest einfällt, den Sie gerne da drüben hätten – ich sehe es schon in den Schultern, das bewegt sich gerade aus den Schultern heraus da herüber –, den können Sie gerne mit hinüber zu denen da drüben geben … Wenn ich Sie so lachen sehe, denke ich, also die da sind wesentlich angespannter als Sie beide. Ja, ich merke es auch an Ihrem Atem.«

Die Klienten werden auf Möglichkeiten des Erlebens aufmerksam gemacht, die sie vergleichen und zwischen denen sie sich entscheiden können. In der Tradition systemischer Therapeuten gehe ich davon aus, dass der Organismus, wenn er verschiedene Möglichkeiten des Tuns und Erlebens unterscheiden kann, immer die Option wählt, die sein Leben aktuell am besten fördert.

Dieser Effekt verstärkt sich, wenn man das Erleben kontrastiert, indem man den Klienten auf einen symptomatischen Stuhl setzt, ihn bittet, die Symptome dort zu lassen, zum vorigen Stuhl zurückzukehren und es sich dort umso besser gehen zu lassen. Im Vorfeld kann es sinnvoll sein, das Innere des Klienten zu bitten, alles so zu regulieren, dass keine Reaktion überhandnimmt, bzw. ihn nicht zu lange auf Stühlen sitzen zu lassen, die ein belastetes Erleben repräsentieren.

Im Beispiel »Der gute Atem« sagt der Therapeut, nachdem er den Klienten hat erleben lassen, wie es auf dem Apnoe-Stuhl ist: »Lassen Sie doch den, der Atemaussetzer hat und auch tagsüber so anders atmet, auf diesem Stuhl – ganz und gründlich – und gehen Sie auf den Stuhl von vorher zurück. Und lassen Sie es sich aus dem Kontrast heraus noch besser gehen als vorher!« Als der Klient wieder auf dem vorigen Stuhl sitzt, erhöht der Therapeut das Erleben von Unterschieden, indem er jede hilfreiche Veränderung als gewaltigen Unterschied inszeniert, feiert und beschreibt: »Willkommen auf diesem Platz, noch besser als vorher! Sie sitzen völlig anders, Sie strahlen völlig anders, ich nehme einen großen Unterschied wahr! Was bemerken Sie?« Der Klient antwortet: »Na, der Atem fließt sofort anders!«

Um die erlebte Trennung zwischen den herausgesetzten belasteten Leuten und dem nun vergleichsweise hilfreichen Restklienten möglichst kraftvoll zu gestalten, ist es sehr nützlich, den Klienten darauf aufmerksam zu machen, dass der Therapeut bemerken kann, wie der »Belastete« aus ihm herausgeht. Im Beispiel »Guter Atem« sagt der Therapeut: »Da geht der hin, der Schlafapnoe hat. An der Bewegung Ihrer Füße habe ich gerade gesehen, wie er rausgegangen ist. Der sitzt jetzt dort.« Die räumliche Trennung zwischen der herausgesetzten Person und dem Restklienten wird sprachlogisch mit den Worten »da« und »dort« erreicht, optisch durch die Unterscheidung der Sitzplätze, unterstützt durch entsprechende Hand-, Kopf-

und Augenbewegungen sowie kinästhetisch und motorisch durch den Hinweis auf die Fußbewegung des Klienten in dem Augenblick, in dem er sich vorstellte, eine Person erhebe sich von seinem Platz und gehe auf den anderen Stuhl.

Wie wirkungsvoll diese Intervention sein kann, wird im Beispiel »Der Schulterschmerz« deutlich. Hier schlägt der Klient vor, nun gleich noch die Fußschmerzen aus ihm herauszusetzen. Der Therapeut sagt: »Gut. Lass sie da hinübergehen … Es war dein linker Fuß … ich habe gesehen, wie er sich bewegt hat, als der mit den Fußschmerzen herausgegangen ist. Der ist also jetzt auch da drüben. Wie ist das für dich?« Der Klient ruft aus: »Das ist ja echt krass!«, fühlt in seinen Körper hinein und lächelt verwundert.

6.3 Was ist draußen, wenn die hilfreichen Leute drinnen sind?

Nachdem der Klient auf den Platz einer hilfreichen Person umgesetzt wurde, ist der Stuhl, auf dem er zuvor gesessen hat, leer oder – so betrachte ich es – mit der Person besetzt, als die er sich dort zuvor erlebt hat. Auf dem Ausgangsstuhl sitzt also nun unsichtbar der Mensch, als der er bisher gelebt hat. Mit dieser – im Vergleich zu ihm auf dem neuen Platz – belasteten Person gestaltet sich die Therapie genauso mit anderen belasteten Leuten. Das Arbeiten mit diesem nun unsichtbaren Menschen, der der Klient vorher war, hat verschiedene Vorteile.

Durch die räumliche Unterscheidung erlebt der Klient den, der er vorher war, zunehmend als einen anderen als sich selbst und ersetzt daher unwillkürlich, schnell und nachhaltig dessen Denk- und Verhaltensmuster durch die neuen, die sich besser bewähren.

Dann erlebt der Klient den Menschen, der er bisher war, dadurch, dass er im Gegensatz zu sich selbst unsichtbar ist, zunehmend als irreal und sich, den Sichtbaren, als real.

Sollte ein Klient tatsächlich wünschen, wieder so zu sein wie am Ausgangsplatz, kann man alle Veränderungen, die mit dem Klienten vom Ausgangsstuhl vollzogen worden sind, aus der Person dort heraus beziehungsweise in ihn hineinsetzen. Man kann den Klienten bitten, sich davon zu überzeugen, dass der auf dem Ausgangsstuhl aussieht und klingt wie der von vorher. Dann bittet man den Klienten, sich wieder auf den Ausgangsplatz zu setzen, und ihm ankündigen, er werde sich dort wieder genauso gut fühlen wie zuvor. Und so wird es dann auch sein.

6.4 Hilfreiche Leute gegen Einwände anderer immunisieren

Um die Wirksamkeit der Therapie abzusichern, immunisieren wir das Ergebnis gegen skeptische innere Stimmen – ebenso aber gegen Einwände von Familienmitgliedern, Ärzten, Therapeuten und anderen Autoritätspersonen, die meinen könnten, eine schnelle Reduzierung oder Auflösung chronischer Symptome sei nicht möglich. Andere werden wahrscheinlich mit dem Klienten so sprechen und so mit ihm umgehen, als habe es keine Entwicklung gegeben, oder sie werden geradeheraus behaupten, die erlebte Veränderung sei eine Illusion. Wenn ein Klient deren Meinung mehr Glaubwürdigkeit beimisst als seiner Wahrnehmung und der Überzeugung des Therapeuten (wie zum Beispiel Kinder ihren Eltern meist mehr Glauben schenken als Ärzten und Therapeuten), kann die Wirkung der therapeutischen Arbeit beschädigt werden. Daher ist es hilfreich, Klienten mit hilfreichen Leuten zu identifizieren, die solchen Meinungen entgegentreten.

Zu der Klientin im Fall »Das Ende der Schuldgefühle« sagt der Therapeut gegen Ende der Therapiestunde: »Gut, Ihnen geht es prima, und ich darf Ihnen ein Geheimnis sagen. Wie schnell wir vorankommen, hängt vor allem davon ab, wie gut wir die Restskeptikerin beruhigt bekommen, damit die Ihnen nicht so dazwischenfunkt. Sie können sagen: ›Du kannst ruhig reden, aber ich lasse es mir gut gehen, egal, was du sagst.‹ Wenn Sie sagen: ›Vorrangig ist für mich, das mitzunehmen und zu stabilisieren, egal, was irgendwelche inneren Stimmen oder andere Leute meinen‹ – das ist der Hauptfaktor. Falls Sie mit anderen Leuten darüber reden, ist es notwendig, dass Sie sich von deren Kommentaren und Meinungen unabhängig halten, oder Sie behalten es für sich. Wichtig ist, dass Sie dieses Erleben stabilisieren gegen alle inneren oder äußeren Kommentare. Die werden kommen. Sie sagen: ›Redet nur. Ihr werdet es schon merken. Ich behalte es einfach.‹ Davon hängt es ab, wie schnell wir vorankommen.«

6.5 Hilfreiche Leute von den früher Belasteten unterscheiden

Zuweilen beginnen Klienten auf einem Stuhl, auf dem es ihnen schon gut geht, wieder von Problemen zu sprechen – im »ewigen Präsens«: »Ich habe einfach keine Geduld für so was« oder »Ich mache immer den gleichen Fehler«.

Der Therapeut kann dann antworten: »Ah, Sie meinen, der da drüben hat das immer so gemacht. Sind Sie sich sicher, dass Sie von hier das noch genauso machen?« Er kann auch sagen: »Ich glaube, der von da drüben hat noch mal geredet. Was hat er eben über sich gesagt?«

Oder er könnte erwidern: »Ich glaube, das gehört auf diesen Stuhl da. Möchten Sie sich vorübergehend noch einmal dorthin setzen, während Sie davon erzählen?«

Er kann auch sagen: »Es ist wichtig, zwischen Erinnerung und Erwartung zu unterscheiden. Wenn Sie Ihre Erwartungen mit den – vielleicht nicht so guten – Erinnerungen gleichsetzen, kann es sein, dass Sie bekommen werden, was Sie vorher hatten. Und vielleicht hatten Sie diese unschönen Erlebnisse viele Male, weil Sie nichts Besseres erwartet haben als das, was Sie von der Vergangenheit kannten. Vielleicht haben sich Ihre Prophezeiungen immer wieder selbst erfüllt. Irgendwann nannten Sie das Erfahrung, dabei hätten Sie mit anderen Erwartungen andere Erfahrungen gemacht. Darum unterscheiden Sie bitte Ihre Erwartungen von Ihren Erinnerungen!«

Wenn der Therapeut dem Klienten zu lange beim Reden über die dunkle Vergangenheit zuhört, der doch auf einem Stuhl sitzt, wo es ihm zu Beginn gut gegangen war, muss er damit umgehen, dass das anfangs hilfreiche Erleben zunehmend eingetrübt wird. Der Therapeut kann den Klienten bitten, sich vorübergehend noch einmal auf den Anfangsstuhl zu setzen, alle belastenden Inhalte dorthinzutragen und dort zu lassen, zum angenehmen Stuhl zurückzukehren und es sich dort noch besser gehen zu lassen als beim ersten Mal. Der Therapeut kann dem Klienten auch anbieten, sich auf einen anderen Stuhl zu setzen, der nachhaltig frei ist von allen Verschmutzungen durch Erinnerungen, die bisher seine Stimmung trüben konnten.

Geht es um Prävention, etwa um Hinweise, was ein frisch von der Nikotinsucht entwöhnter Raucher tun kann, falls er je wieder eine Zigarette in die Hand oder in den Mund nähme, empfiehlt es sich, den Klienten auf dem Stuhl des glücklichen Nichtrauchers nicht direkt anzusprechen: »Sollten Sie jemals wieder rauchen …« Die Regel lautet: Die Zukunft des Klienten ist immer gut. Soll von einer Zukunftskonstruktion gesprochen werden, die nicht so gut ist, gehört sie nicht dem physisch anwesenden Klienten, sondern einer herausgesetzten Person: »Dem Raucher von vorhin sage ich …«

Der Therapeut kann also sagen: »Abschließend möchte ich etwas erwähnen, was nicht Sie betrifft, sondern den dort, den wir anfangs den ›inneren Raucher‹ genannt hatten. Wir waren uns einig, dass es ihm nicht ums Rauchen geht, sondern darum, Sie zu trösten und zu beruhigen. Er hatte für seine guten Absichten nur eine schlechte Strategie gefunden. Darum möchte ich *ihm* gerne sagen: ›Hör mal, du bist Frischluft atmend geboren, und du wirst Frischluft atmend sterben. Das ist deine Identität. Frage dich: Wie lange willst du noch Pause von deiner wahren Identität machen? Sobald du eine klare Antwort hast, kannst du die Zigarette rauchen.‹«

6.6 Hilfreiche Leute als Botschafter für eine bessere Vergangenheit

»Es ist nie zu spät für eine glückliche Kindheit.« Dieses Wort wird dem Psychiater Milton Erickson zugeschrieben[47]. Vergangenheit ist in uns als Erinnerung gespeichert. Diese Erinnerung findet in der Gegenwart statt, und alles, was in der Gegenwart in uns stattfindet, kann beeinflusst werden. Für eine gute Kindheit ist es nie zu spät, und nicht nur, weil wir beschließen können, unsere Kindheit jetzt zu leben. Der Satz von der glücklichen Kindheit gilt auch, weil wir unsere Erinnerungen jederzeit neu deuten und emotional neu einfärben können, ebenso wie wir Erinnerungen neu mit anderen Erinnerungen und Fantasien verknüpfen können.

Im Rahmen des Therapeutischen Modellierens kann diese Veränderung gestaltet werden, indem Boten aus der Zukunft (das heißt, der Welt der Erwartungen), aus der Gegenwart (also der aktuellen Wahrnehmung) oder aus einer späteren Vergangenheit (das heißt, Erinnerung) in frühere Zeiten geschickt werden mit dem Auftrag, den Menschen von damals von seinem Leiden zu befreien.

Das heißt, zu der, die die Klientin als Kind war, die früher sehr gelitten hatte und nun aus ihr heraus auf einen Stuhl gesetzt wurde, könnte eine hilfreiche Person gehen, etwa

- die beste Mutter, die Sie zu den besten Zeiten sind,
- Sie von jetzt als eine Art »große Schwester«,
- Ihre Großmutter,
- liebevolle Vorfahren, die Sie nie kannten, oder
- ein Engel der Liebe.

Die hilfreiche Person könnte das Kind in den Arm nehmen, es auf »genau die richtige Art« trösten und ihm mitteilen: »Du bleibst nie mehr allein. Du kannst jetzt immer bei mir sein.« Die Klientin kann

47 Eine Quelle für das Zitat konnte ich nicht auffinden. Als Autoren werden auch Erich Kästner und andere bekannte Persönlichkeiten genannt.

gefragt werden, wie das Kind, das sie damals war, das findet und wie es sich dabei verändert. Wenn es dabei dem Kind immer besser geht, geht es auch der Erinnerung und somit der Klientin selbst immer besser.

Die hilfreiche Person könnte sich aber auch auf denselben Platz setzen wie diejenige, die gelitten hat, und könnte – während sie selbst ihrem eigenen wohltuenden Erleben treu bleibt – diejenige von damals mit dem guten Erleben »auffüllen« oder ihr anbieten, sie könne sich »in Kopie alles von ihr nehmen, was sie möchte«. Dabei kann die Klientin gebeten werden, vor ihrem inneren Kino zu sehen, wie es derjenigen von damals immer besser geht, bis es ihr so gut geht wie der Klientin auf ihrem aktuellen Stuhl.

6.7 Hilfreiche Leute als Botschafter in die Zukunft schicken

Nachdem Klienten einen Zustand gefunden haben, in dem es ihnen gut geht, können sie auch gebeten werden, Zwillinge (Mehrlinge) von sich in die Zukunft zu schicken, damit sie dort denjenigen begegnen, die sie dann sein werden, und sie, wann immer sie es brauchen können, mit dem aktuellen guten Erleben auffüllen.

Als klassischer Anker sieht das so aus: »Wann immer Sie bemerken, dass Sie etwas von diesem Erleben brauchen, können Sie einen Zwilling von Ihnen hier zu sich rufen.«

Es kann auch ein vorbewusster Anker vereinbart werden: »Sagen Sie Ihrem Unbewussten einen schönen Gruß: Wann immer es Ihnen von später etwa weniger gut gehen sollte als jetzt, schon bei den ersten Vorzeichen, noch bevor Sie es bewusst bemerken, soll es einen Zwilling von Ihnen von hier anfordern, der Sie von später auffüllt mit genau Ihrem guten Erleben.«

Statt die Zwillinge vom Unbewussten desjenigen aus der Zukunft anzufordern, können sie auch selbst als Akteure angesprochen werden: »Würden Sie diese Zwillinge von Ihnen bitten, dass sie Sie begleiten und Sie – wann immer es Ihnen weniger gut gehen sollte, sofort und unaufgefordert wieder mit dem guten Erleben von dem Platz hier auffüllen?«

Möglich ist es auch, »Päckchen« mit dem guten Erleben des Schlussplatzes am Ende der Sitzung in die Zukunft zu schicken, die von einem kompetenten Postzusteller oder seelischen Speditionsunternehmen dann zugestellt werden, wenn sie benötigt werden – zeitlich unbegrenzt und weltweit.

Zwei Gestaltungsvarianten dieser Intervention werden im Fall »Das Sofa des Glücks« vorgestellt. Hier schlägt der Therapeut dem Paar vor: »Wo wir schon dabei sind, könnten Sie noch ein paar Kopien von dem Paar, das Sie sind, in die Zukunft schicken zu denen, die Sie morgen sind? So können Sie dem Paar von morgen und dem Paar von übermorgen und dem Paar von in einer, zwei, drei, vier Wochen und immer so weiter Kopien von Ihnen schicken, die die beiden dann bekommen. Immer dann, wenn es denen weniger gut geht als Ihnen jetzt, könnte das unwillkürlich, bevor es ihnen überhaupt bewusst wird, ein Signal sein, um sozusagen eine Kopie von Ihnen, ein Zwillingspaar von Ihnen, zu sich zu bringen. Sie können es sich auch wie Pakete vorstellen, die Sie denen aus der Zukunft schicken, und die nehmen sie dann in Empfang, mit einem schönen Gruß an die Seele, bevor sie es überhaupt bewusst merken, dass sie es brauchen: Wenn das Unbewusste merkt, es bräuchte etwas von diesem Paar, kann es sich das holen.«

Im Beispiel »Die Erlaubnis, Geld zu verdienen« wird die Variante, dass die Klientin von heute Pakete des guten Erlebens an die Klientin der Zukunft verschickt, kombiniert mit der Idee, dass die Klientin der Zukunft die Pakete von der von heute (die dann der Vergangenheit angehören wird) anfordert, beziehungsweise, dass das Innere der Klientin dies tut, bevor ihr der Bedarf bewusst wird. Der Therapeut sagt: »Saugen Sie sich noch mal so voll mit der, die Sie hier sind, dass Sie paketweise Kopien von Ihnen hier zur Sabine von nachher, morgen, übermorgen, in ein paar Wochen bringen. Und überall, wo es gebraucht wird, lassen Sie Pakete von dem Lebensgefühl von hier per Luftpost ankommen. Möglicherweise sagt die von morgen, sie braucht jetzt mal ein Paket Lebensgefühl von der von hier. Ihr Unbewusstes kann das auch gerne automatisch und von selber machen …«

6.8 Den hilfreichen Menschen, der du geworden bist, stärken

Am Ende einer Therapiestunde geht es oft darum, das Erreichte zu stabilisieren. Dazu gibt es viele weitere Möglichkeiten.

Beim Fallbeispiel »Der gute Atem« besteht die abschließende Intervention des Therapeuten in der Frage: »Gibt es noch irgendetwas, was wir zu tun hätten, damit Ihre Schlafapnoe weg ist und bleibt?« Die Frage klingt konkret, ist aber in Wirklichkeit so vage gestellt, dass es fast sicher ist, dass der Klient sie verneinen wird. Dies wiederum kann der Therapeut in suggestiver Weise aufgreifen und dem Klienten mitteilen, er habe verstanden, dass er nichts mehr braucht und die Therapie nun beendet werden kann. Auch »irgendetwas« und »hätten« impliziert, dass die einzig richtige Antwort »Nein« ist. Vom Ende wiederum wird der Klient hauptsächlich verstehen, dass »Ihre Schlafapnoe weg ist und bleibt«. Das klingt nicht nach einer Frage, sondern nach einer unbestreitbaren Tatsache. Die anschaulich und nachdrücklich formulierte Aussage führt ebenfalls dazu, dass der Klient mit hoher Wahrscheinlichkeit weiß, dass die Schlafapnoe weg sein wird.

Im Fall »Das Sofa des Glücks« erkundigt sich der Therapeut, auf welchem der Plätze das Paar die Sitzung abschließen möchte, und bittet die beiden: »Dann gehen Sie bitte wieder auf die Stehplätze, sodass wir diesen Platz für den Abschluss nehmen. Tanken Sie sich bitte ganz und gar mit diesem Gefühl voll und nehmen Sie es in der Weise, die für Sie in Ihrem echten Leben jeweils zieldienlich ist, mit und lassen Sie das, was zu Ihrem echten Leben nicht passt, gerne hier. Vielen Dank!« Die Klienten werden also gebeten, sich mit dem besten hier kennengelernten Erleben »aufzutanken«, davon alles mitzunehmen, was sie nutzen können und wollen, und einen etwaigen Rest, den sie nicht übernehmen wollen, dazulassen. Die Dankesformel am Schluss dient nur dazu zu bekräftigen, dass dies möglich ist, und die Klienten vom weiteren Nachdenken über diesen Auftrag abzulenken, damit bewusste Instanzen mit ihren Zweifeln (»geht das überhaupt?«) die Umsetzung der Anweisung durch das Unbewusste nicht behindern. Der Dank drückt aus, dass ein Prozess abgeschlossen ist und der Therapeut dabei irgendetwas empfangen habe, worüber er sich freut – wer will da noch bestreiten, dass die abschließende Suggestion, alles Gute zu behalten und das Unnütze dazulassen, tatsächlich umgesetzt wird?

Möglicherweise verbleibende Einwände der Klientin könnten am Ende der Therapie auch noch in produktive Energie umgewandelt werden, indem der Klientin ein Auftrag mitgegeben wird, dessen Umsetzung implizit voraussetzt, dass die Therapie wirksam war. Das geschieht bei der Borderline-diagnostizierten Klientin, die am Ende einer kostenlos gegebenen Therapiestunde sagt: *»Ich habe jetzt aber ein schlechtes Gewissen.«* Der Therapeut schlägt ihr vor: »Ich finde, ein schlechtes Gewissen kann man gut in Dankbarkeit umwandeln. Und die Dankbarkeit können Sie verwenden, um in den Tagen, bis wir uns wiedersehen, andere Leute zu beschenken. Wenn Sie in der nächsten Zeit Leute, die Sie treffen, beschenken, auf eine Art, wie Sie Ihre Dankbarkeit ausdrücken können – ist das in Ordnung?« Der Arbeitsauftrag stellt sicher, dass das Gelernte in ein gelingendes Leben und nicht in eine Konstruktion der eigenen Minderwertigkeit investiert wird. Die abschließende Frage dient dazu, Diskussionen über die Erlaubnis, das Geschenk der Therapiestunde anzunehmen, zu vermeiden. Da Fragen üblicherweise auf die einfachste zur Frage und zu den Werten des Antwortenden passende Art beantwortet werden, ist die Antwort der Klientin, wie erwartet: »Ja«.

KAPITEL 7

Verschiedene hilfreiche Leute

In den folgenden Abschnitten sollen einige hilfreiche Leute vorgestellt werden, deren Einführung in die therapeutische Arbeit sich immer wieder bewährt.

7.1 Hilfreiche Leute von früher

Oftmals können hilfreiche Leute aus den früheren Lebenserfahrungen der Menschen geholt werden.

Im Fallbeispiel »Das Ende der Schuldgefühle« setzt der Therapeut die Person mit Angst vor Veränderung auf einen Hocker und sagt: »Wenn sie auf dem Hocker ist und Sie sind hier, dann ist es schon angenehmer, weil dann die Angst weg ist. Kann das sein?« Indem nun die Angst herausgesetzt ist, wird der Platz der Klientin zu einem Stuhl, auf dem sie Entlastung erlebt. Der Therapeut spricht sie an: »Ungewohnt? Weil Ihre Seele sich daran gewöhnen muss. Sie wusste nicht, dass Sie so sein können. Oder vielleicht ist es auch nur sehr lange her.« Die Klientin erinnert sich an einen Aufenthalt in einer psychiatrischen Klinik: »Nein. In Frankfurt habe ich zwei Wochen gehabt, wo ich richtig aufgeblüht bin, sodass der Psychologe sagte: ›Was ist mit Ihnen los? Sie kommen rein und strahlen!‹« Die hilfreiche Position, die die Klientin nun innehat, wird stabilisiert, indem der Therapeut vorschlägt: »Dann sagen Sie Ihrer Seele einen schönen Gruß, sie kann jetzt erforschen und kennenlernen, wie sie das haltbar macht!« Die Klientin freut sich über diese Entdeckung, und der Therapeut schlägt vor, das gute Gefühl von früher als Grundlage für eine Weiterentwicklung des Erlebens in Richtung auf ein noch besseres Erleben zu verändern: »Das könnte auch unser Ziel sein, dass wir das haltbar machen, und wenn wir von da aus weitere Ziele finden, sehen wir weiter. Aber wenn dieses Gefühl schon mal haltbar, stabil, verfügbar und jederzeit wieder zu bekommen ist, dann sind wir schon sehr weit. Und dann können wir gucken, was von da aus fehlt und was wir noch brauchen.« Auf diese Weise können frühere Erfahrungen der Klienten genutzt werden, ohne dass »das Beste, was Sie je erlebt haben«, als Endpunkt der Entwicklung aufgefasst werden müsste.

Im Beispiel »Der gute Atem« wird beim selben Vorgehen statt des Subtraktionsverfahrens das Additionsverfahren verwendet, das heißt, das hilfreiche Erleben wird zunächst auf einem anderen Stuhl als dem, wo der Klient sitzt, aufgebaut, und der Klient wird später dorthin gesetzt. Der Therapeut bittet den Klienten, vor seinem inneren Auge eine nachts gut schlafende und tags gut gelaunte Variante von sich selbst zu sehen, und fragt: »Woran sieht man seine gute Laune?« Der Klient antwortet: »Ja, also daran, dass er dort sitzt und ein bisschen pfeift und summt … Das Schöne ist: Ich hatte das schon einmal eine Zeit lang.« Der Therapeut intensiviert das innere Bild der hilfreichen Person aus der Vergangenheit: »Stellen Sie sich doch mal den vor, dem es schon einmal richtig gut ging. Was haben dessen Augen für einen Blick?« Der Klient beschreibt ihn als »wach, neugierig, interessiert«. Die Erinnerung ist ihm ganz präsent, er kann sich diese Person gut vorstellen. Nun bittet der Therapeut den Klienten, dieses Erleben, statt es der Vergangenheit zuzurechnen, mit der Zukunft zu verbinden, in der er bisher ein Problem erwartet hätte. Die bisher negative Erwartung, die aus negativen Erinnerungen rührte, wird mit positiven Erinnerungen verknüpft zu einer positiven Erwartung. Der Therapeut bittet den Klienten: »Stellen Sie sich einmal vor, es vergehen 12 oder 15 Stunden, es ist Nacht, er schläft ein. Jetzt stellen Sie sich die Schlafversion von diesem hier vor. Schauen Sie ihn einmal an, wie er schläft.« Der Klient antwortet: »Er schläft wie so ein Murmeltier.« Diese Erwartung, aus der bald ein aktuelles Erleben werden kann, wird anschließend weiter stabilisiert.

Ausgangssituation

Der Klient erklärt, das gewünschte Erleben kenne er von früher her – oder er wünsche sich, dass es ihm wie »damals« gehe, als die Welt für ihn noch in Ordnung war.

Der Therapeut lädt ihn zu der Vorstellung ein, dass dieser Mensch, der er war, hier im Raum sitzen könnte. Er bittet den Klienten, diesen Menschen zu beschreiben. Dabei beginnt er seine Darstellung in der Vergangenheit und im Konjunktiv und beendet sie in der Gegenwart und im Indikativ.

Der Klient beantwortet die Fragen meist in der Gegenwart und im Indikativ. Spricht er weiterhin im Konjunktiv (»der würde lächeln« etc.), stellt der Therapeut weitere Fragen, die entweder ganz im Indikativ formuliert sind (»Was ist das für ein Lächeln? Was drückt es aus?«) oder im Konjunktiv beginnen und im Indikativ enden (»Was wäre das für ein Lächeln? Was drückt es aus?«).

»Den von damals« herbeirufen

»Wenn Sie sich vorstellen, derjenige, dem es damals so ging, käme aus der Vergangenheit zu uns, hierher in den Raum, hier auf diesen Sitz: Wie sitzt er da? Wie schaut er? Was strahlt er aus?«

(Der Klient beschreibt den Menschen, der er damals war, als einen Menschen, der jetzt anwesend ist.)

Eine Neugier- und Erwartungshaltung aufbauen

»Ich möchte Sie zu etwas einladen, was Sie wahrscheinlich überraschen wird, vielleicht sogar sehr überraschen wird. Wenn ich Sie gleich bitte, sich dorthin zu setzen, dann vermute ich, dass Sie sich so fühlen werden wie dieser Mensch, und ich denke, dass das ein angenehmes Erleben sein wird, wahrscheinlich wesentlich intensiver, als Sie von hier es bisher erwarten würden. Es kann auch sein, dass Sie gar nicht nur über die Intensität, sondern zum Teil auch über die Art dieses einerseits altbekannten und andererseits irgendwie auch ganz neuen Erlebens erstaunt sind.« *(Der Klient schaut den Platz interessiert an, als sähe er dort etwas.)*

Sich mit dem Menschen von früher identifizieren

»Gehen Sie einmal dort hinüber und lassen Sie sich überraschen!« *(Der Klient wechselt den Sitz, fühlt in sich hinein und wirkt meistens aufmerksam wahrnehmend, erfreut oder überrascht.)*

Den Ausgangsplatz noch mehr vom neuen Platz dissoziieren

»Ich stelle mir vor, derjenige, der Sie eben waren, sitzt auf dem Sitz von eben und schaut Sie von dort ganz neugierig an … vielleicht sogar ein bisschen neidisch. Wie geht es Ihnen hier?« *(Der Klient beschreibt sein aktuelles Erleben im Unterschied zu demjenigen auf dem vorigen Platz.)*

Hilfreiche Veränderungen verstärken

»Ja, hier wirken Sie viel gelöster. Ihr Atem ist viel freier, und Ihr Gesichtsausdruck wirkt viel entspannter. Was ist noch anders hier?« *(Der Klient nennt meist weitere Veränderungen, die zu den Beobachtungen des Therapeuten passen.)*

Das Erleben von früher als eines von jetzt stabilisieren

»In unserer Vorstellung ist das, was Sie hier erleben, ja ein Erleben von früher. Tatsächlich findet es aber im Jetzt statt. Sie schauen mich *jetzt* so an und atmen und bewegen sich *jetzt* so, wie Sie das früher getan hätten. Ihr Gehirn sorgt dafür, dass Sie sich *jetzt* so fühlen, wie der von dort drüben dachte, dass es ihm nur früher möglich gewesen sei. Sie von hier spüren, dass Sie sich *jetzt* so fühlen, wie der von vorher das im Jetzt gar nicht für möglich hielt, oder?« *(Der Klient stimmt dem fast immer zu. Andernfalls kann der Therapeut ihn auch einladen, den aus sich herauszusetzen, der das, was er erlebt, obwohl er es erlebt, in Zweifel zieht.)*

Das gute Erleben im aktuellen Kontext etablieren

»Ich möchte Ihnen zeigen, dass Sie dieses gute Erleben überallhinbringen können. Es ist transportabel. Sagen Sie Ihrem Gehirn bitte einen schönen Gruß, dass es dieses Erleben behält und sogar noch stärker macht, wenn Sie sich auf den vorigen Stuhl setzen. Das ist, als ob Sie das, was dort passiert, updaten, wie so eine neue Software aufspielen. Sie können dort die Erinnerungsfilme und Erwartungsfilme von bisher in einer abgeänderten Version sehen, nämlich mit dem Lebensgefühl von jetzt, also dem von früher. Es kann sein, dass dieses Lebensgefühl sich ein klein bisschen anpasst und sich dann noch kraftvoller und stimmiger anfühlt, vor allem aber wird sich etwas in Ihren inneren Filmen zu der geschilderten Situation anpassen, sodass es viel leichter ist, damit gut umzugehen. Lassen Sie sich einmal überraschen!« *(Der Klient setzt sich auf den vorigen Stuhl, wirkt aber in aller Regel viel entspannter, präsenter und zuversichtlicher als vorher.)*

7.2 Hilfreiche Leute aus der Welt der Möglichkeiten

Der Vorteil positiver Erinnerungen ist, dass sie anschaulich sind und dass es oft für den Klienten unbestreitbar ist, dass es sich um potenziell erreichbare Zustände handelt. Ein Nachteil der Erinnerungen kann darin liegen, dass Klienten meinen, wenn es ihnen wieder so geht wie »damals, als es ihnen gut ging«, werde darauf zwangsläufig das spätere schlechte Erleben folgen. So kommt es vor, dass Paare sich nicht wünschen, dass es ihnen wieder so geht wie damals, als sie sich kennengelernt hatten, damit sie sich als Paar nicht wieder dahin entwickeln, wo sie jetzt stehen.

Außer aus der Welt der Erinnerungen können hilfreiche Leute auch aus dem Bereich der Erwartungen und Zukunftsfantasien geholt werden. Möglich ist es, »denjenigen, der du sein wirst, wenn du das Problem gelöst hast«, in den Raum zu holen. Menschen, die mit belastenden Problemen zur Beratung kommen, haben natürlich oft keine positiven Zukunftsfantasien, sodass sie erst für den Gedanken gewonnen werden müssen, dass es »den aus der guten Zukunft« geben kann. Später müssen wir den Klienten überzeugen, dass das, was er auf dem »Platz der Zukunft« erlebt, keine bloße Vorschau aufs Später ist, sondern, dass es, weil es jetzt stattfindet, auch im Jetzt stabilisiert werden kann.

Wesentlich praktischer ist es, eine räumliche statt einer zeitlichen Ideenquelle aufzubauen. Statt die gute Zukunft zu imaginieren und sich dann mit der Überzeugung des Klienten auseinanderzusetzen, sein neues Erleben sei zwar schön, aber doch erst in der Zukunft möglich, ist es viel einfacher, den Klienten, dem es gut geht, gleich aus dem Reich der Möglichkeiten in den Therapieraum treten zu lassen.

Dies geschieht etwa im Beispiel »Die Erlaubnis, Geld zu verdienen«: »Angenommen, wir hätten eine Welt unbegrenzter Möglichkeiten … manchmal ist die gar nicht so fern … vielleicht ist sie sogar unglaublich nah, Sie wussten es nur noch nicht …, und aus dieser Welt kommt diejenige zu uns, die Sie sind, wenn Sie mit gutem Gewissen und Genuss gutes Geld verdienen. Sie schöpfen Ihr großes Potenzial aus, bei voller Freiheit und Flexibilität, damit Geld zu verdienen oder, wenn es gerade nicht ums Geldverdienen geht, Spaß zu haben oder jemandem ein Geschenk zu machen. Sie sollen vom Verdienen nicht abhängig sein, sondern Ihr Potenzial auch ausschöpfen *können*, ohne Geld zu verdienen.«

Hier wird eine hilfreiche Person konstruiert, völlig unabhängig davon, was die Klientin in ihrem Verständnis von Realität für möglich hält. Die Klientin protestiert nicht gegen diese Vorstellung, weil diese vom Therapeuten mit »angenommen wir hätten …« als etwas Irreales eingeführt wurde. Lediglich greift die Klientin den Konjunktiv des Therapeuten und damit die Idee der Irrealität einer solchen Person auf: *»Also, die, die die völlige Freiheit hat, die hätte ich am liebsten hier auf meinem Schoß.«* Die Klientin lacht, vielleicht, weil das eine angenehme Idee ist, vielleicht auch, um etwas Distanz zu bekommen von dem Gedanken, dass die vorgestellte Person irreal sei und eine Enttäuschung mit sich bringen müsse. Als Gegengewicht zur Irrealität dieser Person hatte der Therapeut von der »Welt unbegrenzter Möglichkeiten« behauptet: »Manchmal ist die gar nicht so fern, vielleicht ist sie sogar unglaublich nah, Sie wussten es nur noch nicht … und aus dieser Welt kommt diejenige zu uns, die Sie sind, wenn Sie mit gutem Gewissen und Genuss gutes Geld verdienen.« Unwillkürlich greift die Klientin die Vorstellung auf, diese Welt unbegrenzter Möglichkeiten mitsamt der ihr entschreitenden Person sei »unglaublich nah«, und entwickelt die Idee, diese Person könnte »hier auf meinem Schoß« sitzen. Der Therapeut wechselt nun vom Konjunktiv zum Indikativ, gibt also die Idee, diese Person sei irreal, auf. Als Gegengewicht und um zu signalisieren, dass er diese unsichtbare Person mit ihren Lebensmöglichkeiten genauso ernst nimmt wie die physisch anwesende Klientin mit ihren bisherigen Erlebensmustern, schlägt der Therapeut ein wenig mehr Distanz vor: »Wollen Sie sie lieber direkt auf den Schoß holen? Sie können sie auch noch ein bisschen anschauen.« Die Klientin greift den Indikativ des Therapeuten und die Diskussion um den rechten Sitzplatz für die konstruierte Person auf. Implizit akzeptiert sie damit, dass dieser Person Realitätswert zukommt: *»Nein, ich setze sie hier nebendran.«* Der Therapeut fährt im Indikativ fort, damit diese Person für die Klientin immer realer wird. Er behauptet, sie sei sichtbar und habe eine bestimmte, wahrnehmbare Körperhaltung. Mit völlig freien Interpretationen spricht er weiter – nun nicht mehr darüber, wie diese Person »wäre«, sondern »ist« –, um die physisch anwesende Klientin später auf diesen Sitz zu setzen und sie so mit dieser Person zu identifizieren, der es gut geht: »Gut. Gucken Sie sie einmal an, die, die die völlige Freiheit hat, jede Menge Geld zu verdienen oder ihr Potenzial auch ohne Geld einzusetzen … Die hat ein gutes Gewissen beim Umgang mit Geld. Gucken Sie die mal an. Wie sitzt die da? Was hat die für eine Körperhaltung?« Die Klientin bestätigt, dass es dieser Klientin gut geht (und nicht, im Irrealis, »gut ginge«): »Sie sitzt da ganz entspannt. Irgendwie offen und leicht. Im Einklang … entspannt … in einem guten Zustand, körperlich.« Und der Therapeut fährt fort, die Fähigkeiten und das Erleben dieser Frau, der es gut geht – und mit der die Klientin später identifiziert wird –, um weitere Elemente zu ergänzen: »Ja. Sie hat eine voll klingende Stimme. Ich glaube, dass sie in ihrer Wortwahl und Ausdrucksweise Selbstbewusstsein ausstrahlt. Was hinderlich war, ist ganz weit weg und beschäftigt sie nicht mehr. Sie hat, wenn über Geld verhandelt wird, eine wunderbare Gelassenheit …« Der Therapeut fügt immer weitere Elemente, die ihre Mimik und Gestik beschreiben, hinzu, ihren Atem und andere Körperfunktionen, ihre Beweglichkeit, bevorzugte Erinnerungen und Erwartungen und ihre Wahrnehmungs-, Denk- und Reaktionsmuster, sodass ein ganzes Netz von Verhalten und Erleben beschrieben wird, das zu ihren Zielen passt. Der Frau, der es gut geht, auf dem Stuhl gegenüber, wird aus der Welt der unbegrenzten Möglichkeiten alles mitgebracht, was zu den Wünschen der Klientin passt. Dahinter steht der Gedanke: Was wünschenswert ist, ist beschreibbar, was beschreibbar ist, ist erlebbar, was erlebbar ist, ist stabilisierbar. Wie viel davon das Unbewusste der Klientin umsetzt und auf welche Weise, braucht nicht Sorge des Therapeuten zu sein. Was ihr Unbewusstes von all dem Guten umsetzt, wird sich erweisen, und darauf wird die weitere Arbeit aufbauen.

Ausgangssituation

Der Klient hat verschiedene Leute aus sich herausgesetzt, fühlt sich von deren Anwesenheit entlastet und kann positive Ziele formulieren oder sich auf positive Zielformulierungen des Therapeuten einlassen.

Den, dem es gut geht, aus der Welt der Möglichkeiten holen

»Wenn wir uns vorstellen, aus einer Welt aller Möglichkeiten einschließlich der bisher dafür gehaltenen Unmöglichkeiten käme derjenige zu uns, der Sie sein können, auch wenn Sie gar nicht wussten, dass Sie so sein können – der käme zu uns als einer, dem es in all den Hinsichten gut geht, in denen es Ihnen bisher gar nicht so gut ging –, und der würde hier Platz nehmen … wo soll der sich einmal hinsetzen?« *(Der Klient nennt einen Platz.)*

Diesen Menschen beschreiben

»Wenn es ihm gut geht, so gut wie eben beschrieben und vielleicht noch besser – was für eine Körperhaltung hat er? Wie sitzt er da?«

(Der Klient beschreibt entweder die Körperhaltung oder teilt mit, er könne diese Person vor seinem inneren Auge nicht sehen. Im zweiten Fall kann der Therapeut fortfahren wie folgt.)

»Das kann ich mir vorstellen. Einen Menschen, der wir noch nie waren, sehen wir oft nicht. Was vermuten Sie denn, wie er dasitzen würde, wenn Sie ihn sehen könnten? Aufrecht? Zurückgelehnt? Etwas vornübergebeugt?« *(Der Klient beschreibt die Haltung nun mit bemerkenswerter Genauigkeit.)*

»Was denken Sie, wie ist sein Gesichtsausdruck? Welche Gefühle drückt er aus?« *(Der Klient kann die Person nun gut beschreiben.)*

Das Erleben des Klienten mit dem des Menschen aus der Welt der Möglichkeiten identifizieren

»Einen Menschen, der wir noch nie waren, können wir zwar manchmal nicht sehen, aber wir können spüren, wie es ist, dieser Mensch zu sein, und wahrnehmen, welche Körperreaktionen wir als dieser Mensch haben. Setzen Sie sich einmal dorthin! *(Der Klient geht zum Platz aus der Welt der Möglichkeiten. In der Unklarheit des Moments, in dem er auf dem Weg ist und nicht weiß, ob er sich noch als den Bisherigen oder schon als Denjenigen vom nächsten Platz betrachten soll, bietet der Therapeut weitere Information an.)*

Intensivieren der positiven Erwartung

»Ich vermute, dass Sie auf diesem Platz etwas erleben, was auf angenehme Art wesentlich intensiver ist, als der von bisher das erwartet hätte. Vielleicht ist es gleichzeitig sehr neu und sehr vertraut, weil es so ist, wie es schon immer hätte sein sollen, ein Gefühl, als ob Sie angekommen sind!« *(Der Klient kommt auf seinem neuen Platz an und zeigt sich überrascht über das Erleben. Möglicherweise bestätigt er, dass sich dieser Platz vertraut anfühlt, vielleicht sagt er aber auch, dass er sich fremd anfühle, dass er sich hier irgendwie merkwürdig und nicht ganz wohlfühle. Im zweiten Fall kann der Therapeut sich folgendermaßen äußern.)*

Einführen dessen, der seine Identität als stimmig erlebt

»Es kann sein, dass das, was Sie jetzt erleben, ungewohnt ist, weil Sie hier jemand sind, der Sie vorher nie waren. Stellen Sie sich einmal vor, dass aus der Welt der Möglichkeiten derjenige kommt, für den all das, was hier hilfreich und angenehm sein kann, vertraut und heimatlich ist, als hätte er es schon immer so erlebt …«

Prozessbeschleunigung

»… Schauen Sie ihn sich einmal an, wie seine Körperhaltung ist, wie er schaut, wie er atmet … ich brauche es gar nicht zu wissen, mir geht es nur darum, dass Sie ihn wahrnehmen … genau!«

Identifikation mit dem, der mit sich selbst vertraut ist

»Jetzt gehen Sie einmal da hin und erleben Sie, wie es da ist, auf diesem Platz mit der vertrauten, stimmigen Identität, wie etwas, was Sie gefühlt schon immer erlebt haben.« *(Der Klient nimmt dort Platz und beschreibt das Erleben nun als angenehm und stimmig. In der Regel äußert er keine Zweifel mehr, dass er dieses Erleben behalten kann. Falls es Rest-Einwände geben sollte, können diese als skeptische Optionen aus ihm herausgestellt werden, vgl. 5.2.)*

7.3 Hilfreiche Leute, die sich ohne Schmerz erinnern

Gerade im Zusammenhang mit Traumatisierungen ist es nützlich, eine hilfreiche Person einzuführen, die »sich ohne die Gefühle, die Sie bisher dabei gehabt hätten, an die eigentlich schlimmen Ereignisse von früher erinnern kann«.

Im Beispiel »Das Ende der Schuldgefühle« sagt der Therapeut zur Klientin, der es schon besser geht als zu Beginn: »… die von vorhin, als Sie hereingekommen sind … sitzt Ihnen gegenüber. Sie können sich gern mit ihr befassen, ohne sich wie sie zu fühlen. Bleiben Sie einfach die, die hier sitzt, wenn wir mit der dort arbeiten.« Während die Klientin sich mit dem Erleben der Person, die sie da war, befasst, bleibt sie ganz gelassen. Der Therapeut kann nun mit der Unsichtbaren an ihrem Schmerz therapeutisch arbeiten, ohne dass die Klientin deren Schmerz spürt. Dennoch wird sie, wenn sie sich auf diesen Platz setzt, deren Probleme als gelöst erleben. Als der Therapeut sie später auf dem veränderten Ausgangsplatz Platz nehmen lässt, stellt er fest: »Wenn Sie mit all dem guten Gefühl von hier an Ihren Mann denken, der sich das Leben genommen hat, ist das jetzt etwas anderes, als es vorher gewesen wäre.« Die Klientin bejaht das, und er fährt fort: »Ich sehe bei Ihnen ein Honigkuchenpferdchengrinsen. Das hätten Sie vorher wahrscheinlich nicht gezeigt, als die von vorhin mir etwas vom Abschiedsbrief erzählt hatte. Da hatte sie gar kein Grinsen gehabt … Jetzt haben Sie sogar ein Lachen.« Die Klientin erwidert: »Jetzt belastet es mich gerade gar nicht … Ich bin so verblüfft gerade.« Das Ergebnis ist kein anderes, wenn die Klientin jetzt an ihre Tochter denkt, die in einem Heim lebt. »Wenn Sie jetzt an Nina denken: Ist das auch anders, als die von vorhin das erlebt hätte?« Auf diese Frage antwortet die Klientin: »Ja, ich freue mich auf Nina, wenn sie wieder heimkommt. Anders als sonst.« Auch über ihre zahlreichen anderen Problemthemen sagt sie: »Ich schaffe das. Ich bin zuversichtlich.« Von zu Hause wegzugehen hatte sie zuvor sehr belastet. Jetzt sagt sie, sie habe Freude dabei, sie sei dann frei. Zu den Schmerzen, die sie kurz zuvor noch hatte, erklärt sie: »Die Schmerzen sind ganz weit weg.« Auf Nachfrage erklärt sie, der Schmerz sei nun dumpf, er sei schwächer und störe sie nicht mehr, und sie bewege sich jetzt ganz anders, da sie nicht mehr versuche, Schmerzen auszuweichen.

Um die Idee von Klienten zu überwinden, so einfach könne das nicht sein, kann der Therapeut eine positive Erwartungshaltung stimulieren und mehr oder weniger plausible Erklärungen hinzufügen. Er könnte beispielsweise sagen: »Es ist faszinierend: Das geht wirklich! Wenn das Gehirn klare Anweisungen bekommt, was es wann anders tun soll, kann es das sofort umsetzen. Es ist so, als ob das Gehirn zu Ihnen sagt: ›Klar kann ich das machen … es hat mich nur noch niemand gefragt!‹ Lassen Sie uns das einmal testen. Auf diesem Stuhl sitzt also der, der mit Ruhe und Gelassenheit an die Dinge denken kann, die Sie bisher normalerweise belastet hätten, wenn Sie daran dachten. Setzen Sie sich einmal dorthin und lassen Sie sich überraschen … Nun denken Sie einmal an die Ereignisse, auf die Sie bisher belastet reagiert hätten! Wie ist das jetzt?«

Es ist verblüffend, dass Klienten, wenn sie sich auf einen so vorbereiteten Stuhl setzen, ohne Erstarrung, Panik oder andere heftige Reaktionen an Dinge denken, die sie sich bisher nur mit erheblicher emotionaler Belastung in Erinnerung rufen konnten. Auf dieser Grundlage lassen sich dann positive Assoziationen an die belastenden Erinnerungen anknüpfen. Dabei können im Gespräch die traumatischen Reaktionen immer weiter reduziert werden.

Ausgangssituation

Der Klient beginnt stockend zu reden, mit plötzlichen, unmotiviert eingestreuten Pausen, die darauf hinweisen, dass er sich an eine Situation zu erinnern beginnt, in der seine Gedanken und Gefühle ins Stocken geraten – offenbar belastet ihn eine Erinnerung, die vielleicht traumatisch genannt werden kann. Möglicherweise redet er davon, dass er Dinge ansprechen möchte, über die zu reden ihm schwerfällt. Vielleicht wirkt er starr, verwirrt oder betäubt, zeigt ein Verhalten, das dazu dienen kann, ihn vor emotionaler Überlastung zu schützen, oder es gibt andere Hinweise, die darauf schließen lassen, dass das weitere Gespräch mit einer hohen emotionalen Belastung einhergehen könnte.

Den hereinholen, der gelassen an das Schlimme denkt

»Entschuldigen Sie, wenn ich Sie unterbreche ... Wenn ich Sie bitten dürfte, sich einmal vorzustellen, aus einer unsichtbaren Welt käme zu uns derjenige, der Sie sein können – auch, wenn Sie es nicht wussten, dass Sie der sein können –, der sich mit bemerkenswerter Kraft, Ruhe und Gelassenheit, vielleicht sogar mit Zuversicht, Neugier und Interesse an Dinge erinnern kann, an die zu denken bisher womöglich sehr unangenehm gewesen wäre ...«

Den Skeptiker beschwichtigen

»... woher auch immer der das nimmt, ganz gleich, wie er das geschafft hat, wenn der also hierherkäme ...«

Eine Beschreibung dessen, dem es gut geht, einholen

»... und sich hierhersetzt und Sie sich vorstellen, wie er aussieht: Was hat er für eine Körperhaltung? Wie sitzt er da? Wie ist sein Gesichtsausdruck? Was lesen Sie darin?« *(Der Klient beschreibt die Haltung und den Gesichtsausdruck dieses Menschen.)*

Mithelfen, diesen Menschen äußerlich zu beschreiben

»Ja, ich glaube, er sitzt viel aufrechter da, als Sie das bisher meistens getan haben, er atmet irgendwie freier, auch aus dem Bauch heraus, sein Gesicht wirkt besser durchblutet, und er selbst wirkt klarer, frischer, aufmerksamer ...« *(Der Therapeut gestaltet die Beschreibung anhand der physiologischen Veränderungen, die der Klient zeigt, während er die visionierte Person betrachtet und beschreibt. Mit ihr ist er in Rapport, so spiegelt seine Physiologie wider, was er imaginär an ihr wahrnimmt.)*

Ideen äußern, wie es einem solchen Menschen geht

»Ich stelle mir vor, er lebt in einer solchen schönen ruhevollen Kraft, dass er weiß: Jetzt ist etwas anderes, das von früher ist vorbei, und er kann mit diesen guten Gefühlen auch die Erinnerungen an sich vorbeiziehen lassen und sagen: ›Naja, ein Film von früher halt.‹« Wie ist das für Sie?« *(Der Klient äußert in der Regel Zustimmung.)*

Den Klienten mit diesem Menschen identifizieren

»Setzen Sie sich doch bitte einmal dorthin und erleben Sie, wie es dort ist. Es ist da nämlich anders als auf Ihrem bisherigen Platz, bemerkenswert anders! Vielleicht werden Sie staunen.« *(Der Klient probiert den Platz aus und stimmt dem in der Regel zu.)*

Die Wirkung der Intervention testen

»Wenn Sie mit diesem Lebensgefühl von hier noch einmal an die Ereignisse denken, von denen Sie vorhin zu berichten angefangen hatten, ist das anders als vorher. Gelassener, kraftvoller, ruhiger, zuversichtlicher, mehr der Zukunft zugewandt. Erzählen Sie doch bitte noch einmal, was damals passiert ist ...« *(Der Klient berichtet nun von den Dingen, die er erzählte, als sein Therapeut ihn unterbrochen hatte. Anders als vorher spricht er nun in der Regel ohne Stocken, mit klarer, fester Stimme, mit entspanntem Gesichtsausdruck und gelöster Muskulatur. Manchmal bleibt ein Rest von Anspannung, etwa leichte Falten zwischen den Augen und auf der Stirn oder ein leichter Druck auf der Stimme, aber insgesamt wirkt er im Vergleich zu vorher relativ entspannt.)*

Die positive Wirkung wahrnehmen und verstärken

»Entschuldigen Sie, dass ich nochmals kurz unterbreche ... Ich bemerke, dass Sie jetzt mit einer viel größeren Ruhe, Kraft und Gelassenheit über diese Dinge berichten; Ihr Atem ist ruhiger, Ihre Muskulatur wirkt entspannter, Ihre Stimme gelöster ...« *(Der Klient stimmt dem zu, und die genannten Zeichen der Entspannung verstärken sich nochmals.)*

7.4 Leute, denen es gut geht – besser als für möglich gehalten

Bemerkenswerte Ergebnisse lassen sich erzielen, wenn man auf einem Stuhl eine hilfreiche Person etabliert und beschreibt, »der es besser geht, als Sie es bisher für möglich gehalten haben, und die es gar nicht stört, dass ›Sie von bisher‹ nicht an ihn glaubten«. Formuliert man im Präsens: »eine Person, der es besser geht, als du es für möglich hältst«, zögern die Klienten oft erheblich, sich auf einen solchen Stuhl zu setzen. Vielleicht möchten sie sich eine Enttäuschung ersparen. Holt man denjenigen in den Raum, dem es besser geht, »als du es **bisher** für möglich gehalten **hast**« **(Dissoziation in die Vergangenheit)** oder »**hattest**« **(Doppeldissoziation in die Vergangenheit der Vergangenheit)** oder »**hättest**« **(Dissoziation in die Irrealität)**, lassen sich die Klienten in der Regel auf einen Platzwechsel ein. Entsprechend ist es ungünstig zu behaupten, dass »Sie nicht an ihn glauben«, und günstiger zu sagen, dass »Sie bisher nicht an ihn glaubten« (oder zusätzlich **in die 3. Person**

dissoziiert: dass »**derjenige, der** Sie vorher waren, bisher nicht an ihn glaubte«).

Den Leuten, »denen es besser geht, als du es bisher für möglich gehalten hattest«, ähneln die, »denen es besser geht, als es dir bisher jemals gegangen ist«. Auch hier kann man hinzufügen: »Der Person ist es egal, ob du sie dir vorstellen kannst oder an sie glaubst – Hauptsache, ihr geht es gut.«

Bittet man Klienten, sich eine solche Person vorzustellen und zu beschreiben, wie sie aussieht, sagen die Klienten manchmal: »Ich kann sie nicht sehen« oder »Ich kann sie mir nicht vorstellen«. Fragt man den Klienten: »Wie würde die Person denn aussehen, wenn Sie sie sehen (sich vorstellen) könnten«, erhält man oft dennoch eine plausible Beschreibung. Bleibt der Klient dabei, er könne sich die Person nicht vorstellen, kann der Therapeut ein paar Gedanken dazu äußern oder den Klienten ansprechen: »Das ist auch gar nicht nötig. Sie brauchen keinen inneren Film dazu. Setzen Sie sich einmal dorthin. Sie werden überrascht sein, dass Sie sehr genau *fühlen* können, wie es dieser Person geht.«

Ausgangssituation

Möglicherweise hat der Therapeut für den Klienten mehr Hoffnung, als dieser für sich selber hat. Vielleicht haben schlechte Erfahrungen den Klienten vorsichtig gemacht, allzu viel vom Leben zu erwarten, vielleicht hat er auch gelernt, sich mit Belastungen abzufinden, die sich durchaus überwinden ließen. Vielleicht ist er resigniert oder zeigt depressive Symptome. Der Therapeut möchte ihn einladen, dem Leben zuversichtlicher gegenüberzutreten (was im Übrigen den meisten Menschen nicht schadet).

Den hereinholen, dem es besser geht, als der Klient das bisher für möglich hielt

»Wenn Sie sich vorstellen, hierher käme der, dem es besser geht, als Sie wussten, dass es für Sie möglich ist, wo sollte der sich hinsetzen?« *(Der Klient weist dieser Person einen Platz zu.)*

Diese Person als real ansehen und beschreiben

»Wenn Sie sich den nun einmal anschauen, wie sieht er aus?« *(Der Klient beschreibt diese Person in der Regel, dem impliziten Angebot des Therapeuten folgend, nicht mehr im Konjunktiv als jemanden, der »wäre«, sondern im Indikativ als jemanden, der »ist«.)*

Eine positive Erwartungshaltung stimulieren

»Seien Sie einmal neugierig und setzen Sie sich dort hinüber! Ich könnte mir vorstellen, dass das überraschend für Sie sein wird! Vielleicht sogar sehr überraschend!« *(Der Klient begibt sich auf den neuen Platz.)*

Von der Erwartungshaltung zur Entdeckungshaltung

»Wie ist es hier?« *(Der Therapeut klingt und schaut erwartungsvoll. Der Klient zeigt sich oft erfreut und überrascht. Er beschreibt das veränderte Erleben auf dem neuen Platz.)*

Gewissheiten über die bisherige Identität destabilisieren

»Wer sind Sie nun? Der von dort oder der von hier? Mit dem Geist ist es eine rätselhafte Sache, und was es mit Identität auf sich hat und ob es so etwas wie eine feste Identität überhaupt gibt, ist überhaupt nicht ausgemacht. Der von da wäre sich sicher gewesen, dass ihm nur das Leben möglich ist, an das er glaubt. Der glaubt sozusagen nicht an Sie …« *(Der Klient hört interessiert zu, womöglich etwas verwirrt, aber grundsätzlich zustimmend.)*

Das neue Identitätserleben stabilisieren

»… obwohl Sie selbst spüren können, dass das hier möglich und real ist. Sie *spüren* es, dass es Ihnen so geht, wie es Ihnen geht, und ich *sehe* es. Der da drüben ist für mich unsichtbar, aber Sie kann ich sehen. Mit Ihnen kann ich reden. Also sind Sie für mich der Wahre, Echte, Eigentliche …« *(Der Klient stimmt, oftmals recht beeindruckt, zu.)*

Skeptiker beschwichtigen und das Ergebnis bestätigen
»… auch wenn das mit der Identität eine rätselhafte Sache ist. Wirklich bemerkenswert! Ich bin nicht mehr überrascht, aber ich kann immer wieder staunen. Auch jetzt!« *(Der Klient stimmt in der Regel zu, dass die von ihm durchlebte Wandlung zum Staunen ist.)*

7.5 Leute, die du wärest, wenn all das nicht passiert wäre

Ebenso können wir auf einen Stuhl diejenige setzen, »die so ist, wie du wärest, wenn einige schlimme Dinge nicht passiert wären, und die du dann auch bist«. Das ähnelt den schon besprochenen Interventionen, eine Klientin herbeizuholen, »der es besser geht, als du es bisher für möglich gehalten hast« oder »der es besser geht, als es dir jemals gegangen ist«.

Nachdem im Beispiel »Die Erlaubnis, Geld zu verdienen« der »Vater im Kopf« auf einer Himmelsreise geläutert wurde, kehrt er zurück, »willkommen und willkommen geheißen in dieser Welt. Das ist vielleicht, wie er ursprünglich gedacht war, wären nicht einige schlimme Dinge passiert«. Beschrieben wird dieser Vater als »weise, durch und durch geliebt, liebevoll, liebenswert« und als einer, der ermöglicht, »dass Heilung in Ihr Inneres kommt«.

Statt den Vater aus dem Kopf so werden zu lassen, wie er ursprünglich gemeint ist, können wir natürlich auch einen Platz bestimmen, auf dem die Klientin selbst so ist, wie sie wäre, wenn die schlimmen Dinge aus ihrer Kindheit nicht geschehen wären.

Eine gewisse Herausforderung ist, dass sich viele Menschen auf ihrem Ausgangsplatz nicht ohne Weiteres vorstellen können, wer sie wären, wenn all die schlimmen Dinge nicht passiert wären. Wir können sie bitten zu schildern, wie sie denken, dass dieser Mensch aussähe, wenn es ihn gäbe, und ihnen zusprechen, dass sie fühlen können, wie es ist, dieser Mensch zu sein, der sie noch nie waren, auch, wenn sie ihn nicht sehen.

Auf diese Weise machen wir einen hilfreichen Zustand als unbestreitbar gültig, wirksam und bereits eingetreten erfahrbar und räumen zugleich Zweifel an der Wirksamkeit und Nachhaltigkeit der Therapie gründlich aus: Wir bitten den Klienten, die glückliche Person, die er womöglich sein kann, als eine hinzusetzen, die dies »gefühlt seit Langem« erlebt.

»Seit Langem« kann je nach Therapiekontext heißen: »seit Monaten«, »seit Jahren und Jahrzehnten«, »schon immer«, »seit Geburt und Mutterleib« oder »seit fünf und mehr Generationen«.

Von »seit der Empfängnis« oder »seit dem Mutterleib« werden wir sprechen, wenn wir annehmen, dass das Problem möglicherweise bereits vor der Geburt begonnen hat, etwa, weil der Klient seinen Eltern nicht willkommen war, weil die Mutter eine depressive Zeit durchlebte, weil das Kind abgetrieben werden sollte oder die Eltern unbedingt ein Kind des anderen Geschlechts wollten. Davon, dass sich der Klient wie jemand fühlt, in dessen Familie »seit fünf und mehr Generationen« jeder willkommen und geliebt war, werden wir sprechen, wenn wir vermuten, dass der Klient unter Strukturen zu leiden hatte, die seit Generationen bestehen, oder seine Belastung womöglich auch daher rührt, dass er miterlebt hat, wie andere, mit denen er sich identifiziert hat, schlecht behandelt wurden.

Das Reden darüber, wie es »bis jetzt« gewesen ist, wirkt sich auf die Erwartung aus, wie es »ab jetzt« sein wird. Erinnerung schafft Erwartung, und »gefühlte Erinnerung« schafft »gefühlte Erwartung«. Zwischen »gefühlter« und »tatsächlicher« Erwartung gibt es aber keinen Unterschied.

Erwartung gründet auf Erinnerung, also gründet die Erwartung des Klienten, sobald er sich auf diesen Platz setzt, auf diese (fiktive oder »gefühlte«) Erinnerung. Für mich ist es verblüffend zu sehen, wie sich die übrigen Zweifel des Klienten an der Wirksamkeit der Therapie an dieser Stelle auflösen wie Nebel in der Morgensonne.

Wer die Vorzüge einer angenehmen Überraschung mit in die Therapie integrieren möchte, kann diese Person auch definieren als eine, die das angenehme Erleben »gefühlt seit Langem erlebt und doch gleichzeitig davon überrascht ist«. Das Unbewusste hat kein Problem damit, mehrere Dinge, die unserem Bewussten widersprüchlich erscheinen, gleichzeitig umzusetzen.

Ausgangssituation

Der Klient berichtet von belastenden Erlebnissen, die ihn vielleicht schon als Kind geprägt hatten. Vielleicht war er in seiner Familie nicht willkommen, hat Gewalt erlebt oder wurde auf andere Weise traumatisiert. Möglicherweise berichtet er auch gar nichts von solchen Ereignissen, aber die Symptome, die er zeigt, oder die Art, wie er spricht und sich bewegt, lassen auf eine solche Vergangenheit schließen. Sein Sprachfluss stockt vielleicht, seine Muskeln mögen erstarrt sein, oder es fehlen seiner Stimme bestimmte Frequenzen, sodass sie klirrend oder knarrend klingt.

Den herbeiholen und beschreiben lassen, der du wärest, wenn all das nicht passiert wäre

»Stellen Sie sich vor, aus einer bisher unbekannten Welt käme zu uns der, der Sie geworden wären, wenn all das nicht passiert wäre, sondern lauter Wohltuendes anderes stattdessen? Was denken Sie, wie sieht er aus? Wie ist seine Körperhaltung? Wie ist sein Gesichtsausdruck? Was meinen Sie, wie atmet er?« *(Der Klient beschreibt das Aussehen dieses Menschen.)*

»Ich stelle mir vor, er sitzt vielleicht ein bisschen angelehnt, aber insgesamt doch eher sehr aufrecht, er wirkt wach, lebendig, interessiert, vielleicht neugierig, auf jeden Fall zuversichtlich, wie einer, der eine Menge Energie hat und nach vorne schaut.« *(Der Therapeut schaut überwiegend auf die unsichtbare Person, als ob er diese sähe, nur gelegentlich auf den Klienten. Die Information darüber, wie die unsichtbare Person aussieht, nimmt er aus den diskreten Veränderungen, die der Klient unwillkürlich zeigt, während er diese Person vor seinem inneren Auge betrachtet. Der Klient stimmt diesen Beschreibungen praktisch immer zu.)*

Diese Person als einen beschreiben, der sich schon lange oder schon immer so erlebt

»Ich stelle mir diesen Menschen als einen vor, der dieses Erleben gefühlt schon lange kennt, vielleicht seit Jahren und Jahrzehnten oder womöglich seit Geburt und Mutterleib.«

Die transgenerationale Perspektive einführen

»Ich stelle ihn mir als einen zutiefst beschützten und geliebten Menschen vor, als einen, in dessen Familie seit gefühlten fünf und mehr Generationen jeder mit jedem wertschätzend umgeht. Ich stelle ihn mir als einen vor, der sich fühlt und der so lebt wie einer, in dessen Familie seit jeher jeder willkommen, respektiert und bedingungslos geliebt gewesen ist ...«

Die Zugehörigkeit zur hilfreich erlebten Familie stärken

»Wenn Sie möchten, können Sie ihn im Geiste umgeben sehen von Eltern und Geschwistern, von seinen Großeltern, Urgroßeltern und weiteren Vorfahren, samt deren Geschwistern, als Leuten, die vielleicht im Himmel gereift sind und zutiefst liebevoll zueinander sind. Schauen Sie sich ihn einmal an, ihn und die anderen ...«

Den Klienten mit dieser Person identifizieren

»Setzen Sie sich einmal da hin und finden Sie heraus, wie es Ihnen da geht! Ihnen als ihm, ihm als Ihnen ...« *(Der Klient geht auf den neuen Platz und fühlt sich in dieses Erleben hinein.)* »Wie ist das hier? Was ist hier jetzt ganz anders als vorher?« *(Der Klient beschreibt Unterschiede. In vielen Fällen zeigt er sich angenehm überrascht, hat aber gleichzeitig keinen Zweifel an der Gültigkeit und Haltbarkeit dieses Erlebens.)*

Das Erleben dieser Person überallhin transportieren

»Das Schöne ist, dass dieses Erleben haltbar ist. Sie können es überallhin transportieren. Gehen Sie zum Beispiel einmal auf Ihren Anfangssitz. Sie können es mitnehmen. Dorthin und überallhin! Wenn Sie möchten, sagen Sie Ihrem Gehirn einen Gruß, dass es Ihnen da dieses Gefühl in ›noch besser‹ gibt! Das kann es auch! Probieren Sie es einmal!« *(Der Klient geht auf seinen Ausgangssitz und bestätigt, dass es ihm dort genauso gut bzw. sogar noch besser geht als auf dem vorigen Platz.)* »Dieses Erleben ist transportabel. Sagen Sie Ihrem Gehirn einen Gruß, dass es Ihnen das auf Ihren Autositz bringt, ins Wohnzimmer, an den Küchentisch, zu Ihrer Partnerin, an den Arbeitsplatz, überallhin, wo es Ihnen mit diesem Erleben besser geht als mit dem, was Sie vorher hatten!« *(Der Klient zeigt sich meist in einer zuversichtlichen bis neugierigen Haltung.)*

7.6 Die gute Mutter in dir

Die meisten Menschen, die Kinder haben, bemühen sich, so gut zu ihnen zu sein, wie sie es im Rahmen ihrer Möglichkeiten können. Die meisten sind mindestens manchmal ausgezeichnete Eltern. Fast jeder ist zumindest manchmal (wenn nicht sogar meistens) besser zu seinen Kindern, als es seine Eltern seinem eigenen Empfinden nach ihm gegenüber waren. Manche Leute vernachlässigen ihre eigenen Bedürfnisse geradezu, und gleichzeitig sind sie rührend für ihre Kinder und andere Menschen aus ihrer näheren Umgebung da. Gerade bei Menschen, die von ihren Eltern vernachlässigt oder anderweitig gewalttätig behandelt wurden, ist es oft lohnend, eine hilfreiche Person in diesem Stil einzuführen: »Angenommen, diejenige in Ihnen, die eine liebevolle Mutter ist, die beste Mutter, die Sie zu den besten Zeiten sind, setzt sich zu uns, wo soll sie sitzen?« Dann kann man fortfahren: »Und angenommen, diese Mutter kümmert sich um Sie und Ihre Bedürfnisse, gerade da, wo Sie das bisher nicht so getan haben, schon jetzt und wahrscheinlich – während Sie das gar nicht bewusst zu bemerken brauchen – noch intensiver in der nächsten Zeit …« Man kann auch sagen: »Angenommen, die beste Mutter, die Sie zu den besten Zeiten sind und die hier sitzt, kümmert sich jetzt um das Mädchen, das Sie damals waren, dort auf jenem Stuhl, und sie gibt diesem Mädchen genau das, was es braucht – was wird sie gleich tun? Und wie reagiert das Mädchen darauf?« Interventionen wie diese sind geeignet, um Kindheitstraumata zu reduzieren und nach und nach aufzulösen.

Bei Männern wähle ich den »guten Vater, der du zu den besten Zeiten für deine Kinder bist«, bei kinderlosen Erwachsenen »die liebevollste, mütterlichste (väterlichste) Person, die du sein kannst«, bei Jugendlichen »die liebevollste, mütterlichste (väterlichste) Person, die du für andere oder später einmal für deine Kinder sein kannst«, oder ich spreche von »der Person in dir, die wie eine liebevolle Mutter oder ganz tolle große Schwester oder allerbeste Freundin für andere ist«.

Im Unterschied zu vielen anderen Interventionen aus dem Spektrum des Additionsverfahrens hole ich hier die Ressourcenperson aus den Klienten selbst (was ich ja sonst eher im Subtraktionsverfahren mit belasteten Personen aus dem Inneren des Klienten tue). Der Grund dafür liegt darin, dass es vielen Klienten meiner Beobachtung nach leichter fällt, sich diejenige Person in sich vorzustellen, die ihre Kinder liebt und gut zu ihnen ist, als ein unbelastetes Bild der eigenen Eltern als hilfreiche Personen zu entwickeln.

Ausgangssituation

Die Klientin (oder der Klient) scheint sich des eigenen Wertes und der eigenen Liebens-Würdigkeit unsicher. Vielleicht war sie ihren Eltern als Kind nicht willkommen oder wurde nicht gut behandelt. Vielleicht kann man sie so beschreiben, dass sie viel für andere tut und dabei ihre eigenen Bedürfnisse regelmäßig hintanstellt. Vielleicht wirkt sie auch so, als ob es ihr Stolz sei, bescheiden zu sein und eher anderen etwas zu geben, als für sich etwas zu beanspruchen. Dahinter könnte die Vorstellung liegen, dass in dem, was sie von anderen annimmt, eine versteckte Verpflichtung liegt, vielleicht verbunden mit der Idee, dass andere später von ihr etwas fordern könnten für das, was sie gegeben haben.

Die liebevolle Mutter aus der Klientin heraussetzen

»Stellen Sie sich einmal vor, die beste, liebevollste Mutter, die Sie zu den besten Zeiten für Ihre Kinder sind [bzw. bei männlichen Klienten entsprechend der liebevollste Vater], tritt wie in Kopie aus Ihnen heraus, stellt sich dorthin und schaut Sie so an, wie Sie Ihre Kinder anschauen, wenn Sie voller Liebe für sie sind!«

Diese Person beschreiben

»Können Sie mir einmal beschreiben, wie sie aussieht, wie sie schaut, wie sie dasteht ...« *(Der Klient beschreibt diese Person.)*

Weitere Ideen zur Beschreibung anbieten

»Ich stelle mir vor, sie hat einen warmen, freundlichen Blick. Vielleicht hält sie den Kopf manchmal ein ganz kleines bisschen schräg, wenn sie Sie betrachtet. Sie scheint mir gleichzeitig entspannt und konzentriert, als ob sie Sie sehr gut wahrnehmen möchte und gleichzeitig das Wertvolle, was Sie ihr bedeuten, in sich sammelt. Kann das für Sie passen?« *(Die Klientin stimmt meist zu, nimmt kleinere Anpassungen vor oder ergänzt etwas.)*

Die liebevolle Mutter zur Klientin stellen

»Stellen Sie sich einmal vor, diese beste Mutter, die Sie sein können, kommt herüber und stellt sich zu Ihnen, genau so, wie es Ihnen guttut. Legt sie den Arm um Sie, drückt sie Sie, schaut sie Sie an, oder wie macht sie das?« *(Die Klientin beschreibt, wie diese mütterliche Person sie zum Beispiel ermutigt und tröstet.)*

Die liebevolle Mutter zu anderen belasteten Personen stellen

»Stellen Sie sich vor, aus diesem liebevollen Menschen, der Sie sein können, treten weitere von ihrer Sorte heraus, wie Kopien, sozusagen Klone von ihr, und eine kümmert sich um die Erstarrte dort drüben, eine um die Traurige dort, eine um die Hilflose, die sich so wütend fühlt, eine um die dort mit der Angst und so weiter!«

Erkunden, wie sich die Mutter den anderen zuwendet

»Wenn sich einer dieser Klone um die bisher Erstarrte kümmert, so, wie die das braucht, wie macht sie das?« *(Die Klientin beschreibt, wie die Mutter sich um die Erstarrte kümmert.)*

Veränderungen bei den belasteten Personen erfragen

»Schauen Sie einmal, was sich jetzt bei der bisher Erstarrten verändert! Die ist gar nicht mehr erstarrt, was meinen Sie?« *(Die Klientin stimmt zu, beschreibt etwa, wie die vorher Erstarrte ihren Kopf in den Schoß der mütterlichen Person legt, weint, und auch erleichtert ist. Der Therapeut kann in entsprechender Weise später erfragen, wie die gute Mutter mit den anderen belasteten Personen umgeht und wie diese reagieren. Er kann die Klientin auch auffordern, sich die Interaktion still vorzustellen, bzw. ihr Unbewusstes bitten, es möge sich den Umgang der anderen Personen miteinander unterschwellig ausmalen.)*

Daraus folgende Veränderungen bei den anderen Personen erfragen

»Das ist interessant: Nachdem überall eine Klonin der liebevollen Mutter ist und die vorher Erstarrte so beweglich und lebendig geworden ist und ganz ruhig und getröstet wirkt, hat sich auch bei den anderen etwas verändert. Schauen Sie sie einmal an: Was ist zum Beispiel bei der Traurigen anders geworden?« *(Die Klientin beschreibt meistens Veränderungen, die annehmen lassen, dass es diesen Personen leichter fällt, mit ihren Gefühlen umzugehen.)*

Die liebevolle Mutter in frühere Zeiten schicken

»Wir können diesen liebevollen Menschen, der Sie sein können, auf eine Reise rückwärts durch Ihr bisheriges Leben schicken mit der Bitte, immer dort anzuhalten, wo Sie, die Sie früher waren, Wärme, Liebe und Beistand brauchten, und Sie von damals genau damit aufzufüllen, so viel, wie die von früher brauchen kann und möchte. Ist das in Ordnung?« *(Die Klientin stimmt dem im Allgemeinen zu.)* »Wir können diese liebevolle Person bitten, durch Ihr ganzes Erwachsenenalter zu gehen, durch Ihre Teenagerjahre, durch Ihre Kindheit, Ihr Kleinkindalter, bis zu Ihrer Geburt und dann noch weiter durch Ihre Zeit im Mutterleib bis zu dem Moment, in dem Sie empfangen wurden. Sie soll bitte zu allen Zeiten bei Ihnen von damals das nachfüllen, was an Liebe, Wärme, Sicherheit und so weiter gefehlt hat. Stellen Sie sich das einmal vor und schauen Sie, wo sie innehält …« *(Die Klientin schaut für eine Weile nach innen.)*

Das Innere bitten, den Prozess zu vollenden, während gleichzeitig andere Dinge verfolgt werden

»Sagen Sie Ihrem Inneren einen Gruß, es kann diesen Prozess in aller Ruhe unterschwellig zu Ende führen, während wir uns parallel etwas anderem zuwenden …« *(Die Klientin taucht aus ihrer inneren Suche auf, und die Therapie wendet sich anderen Themen zu.)*

7.7 Verstorbene Familienmitglieder als hilfreiche Leute

Ein Mann berichtete, er habe das Gefühl, als gehörten seine Beine nicht zu ihm. Außerdem habe er sich in den letzten zwei Jahren nacheinander beide Beine gebrochen, und er habe immerzu Knieschmerzen. Nach seiner Meinung gefragt, woher das komme, erklärte er: »Als Kind hatte ich eine sehr enge Beziehung zu meinem Großvater, viel näher als zu meinem Vater. Ich saß immer auf seinem Schoß. Oberhalb der Knie hatte er beide Beine amputiert, er hatte sie im Ersten Weltkrieg verloren. Ich glaube, es hat etwas damit zu tun.« Ich fragte ihn, ob es recht sei, wenn wir den Opa in den Raum holen und ihn auf einen Stuhl setzen, und bat ihn, mir den Opa zu beschreiben. Das tat der Klient sehr anschaulich. Dann fragte ich ihn, ob es in Ordnung sei, sich da hinzusetzen, wo der Opa sitzt, und zu fühlen, wie es ist, wenn man er ist. Der Klient tat das und berichtete, dass es sich nun gänzlich so anfühle, als habe er keine Beine. Nach einer Weile bat ich den Klienten, alles dort zu lassen, was zu den amputierten Beinen passe und was nicht gut für ihn sei, alles mitzunehmen, was sein Inneres vom Opa mitnehmen wolle und was gut für ihn sei, sich auf seinen Ausgangssitz zu begeben und es sich dort richtig gut gehen zu lassen. Er tat das und war sehr berührt. Unablässig strich er sich über die Beine. Er sagte, zum ersten Mal in seinem Leben habe er das Gefühl, sie gehörten zu ihm. Auch die Knieschmerzen seien weniger geworden.

In einer zweiten Sitzung vier Wochen später berichtete er, sein Zustand sei meist viel besser als zuvor, aber er habe immer noch

Knieschmerzen. Er sei der Meinung, das Knie müsse allmählich wieder Knorpel aufbauen, und wollte wissen, ob ich etwas dazu beitragen könne. Ich fragte, ob der Opa Phantomschmerzen gehabt habe. Das wisse er nicht, sagte der Klient. Ich bat ihn, sich nochmals auf Opas Platz zu setzen und ihm jetzt auch die Phantomschmerzen – oder was immer er da am Knie habe – zurückzugeben. Er könne sie in dessen Grab beerdigen oder sie ihm in den Himmel reichen, wo der Opa sie entgegennähme und einen geeigneten Platz für sie fände. Auf diese Weise solle er alle verbleibenden Beschwerden bei seinem Opa abgeben. Seinem Knie solle er einen schönen Gruß ausrichten, es sei jetzt Zeit, wieder Knorpel aufzubauen. Danach reduzierten sich seine Schmerzen nochmals deutlich. Einen anfänglich vorhandenen Rest an Schmerzen erklärte er sich damit, der Körper müsse noch den Knorpel am Knie wiederherstellen.

Wenn Klienten von ihren Eltern und gegebenenfalls Großeltern wenig Unterstützung erlebt haben, ist es zuweilen nützlich, Urgroßeltern oder weitere Vorfahren auf den Plan zu bringen, die die Klienten nie kennengelernt haben. Der Therapeut könnte zum Klienten sagen: »Es ist alte Stammeslogik: Wenn Ihre Eltern mit deren Meinung über Sie wichtig sind, sind die Eltern der Eltern noch wichtiger, und die Eltern der Eltern Ihrer Eltern nochmals wichtiger. Gehen Sie im Geist so weit zurück, bis Sie unter Ihren Vorfahren Leute finden, die zu Ihnen sagen: ›Ich halte zu dir, und wenn nötig, auch gegen deine Eltern.‹ Sammeln Sie von diesen so viele, bis Sie genügend Unterstützung haben, dass Sie auf die Meinung Ihrer Eltern pfeifen können. Wie weit, denken Sie, sollten Sie zurückgehen und wie viele von diesen Ahnen möchten Sie in den Raum holen? Wo im Raum sollen sie stehen mit ihrer geballten Unterstützung? Was sagen die zu Ihnen?«[48]

Im Fall »Die Erlaubnis, Geld zu verdienen« hat die Klientin ihren »Vater im Kopf« auf einer Himmelsreise »alle Heiligen und alle wirklich liebevollen Menschen« treffen lassen, bis »aller Hass …, alle

48 Hammel 2014a, S. 110f.

Bitterkeit seiner Kindheit, Macht, Hilflosigkeit und Ohnmacht ... durch Liebe, Zugehörigkeit und Zuwendung überwunden« wurden. Nach dieser Intervention veränderte sich die Beziehung der Klientin zu ihrem tatsächlichen Vater nachhaltig.

Es ist nicht entscheidend, ob wir uns vorstellen, dass ...

- ein verstorbenes Familienmitglied »aus dem Himmel« in den Raum kommt *(Additionsverfahren – mit oder ohne Identifikation des Klienten mit dem Verstorbenen durch Erproben des Erlebens auf dessen Stuhl)* oder
- der Klient zu ihm »in den Himmel« reist *(Additionsverfahren ohne Identifikation mit dem Erleben des Verstorbenen, mit Treffpunkt im Himmel)* oder
- der Klient das Bild des Familienmitgliedes aus seinem Kopf sich gegenüberstellt *(Subtraktionsverfahren)* und ihm so begegnet.

Reisen in den Himmel (oder aus dem Himmel) sind beispielsweise nützlich, wenn Menschen Schuld am Tod eines Verstorbenen empfinden. Die Wirkung der Intervention ist in allen Fällen ähnlich.

In der Regel gelingt es, im fiktiven Gespräch mit dem Verstorbenen festzustellen, dass dieser keine Vorwürfe an den Klienten hat und der sich seinetwegen keine Schuldgefühle zu machen braucht.

Ein Klient äußerte in der Therapie seine Unsicherheit darüber, ob es recht sei, dass die Urne mit der Asche seines Bruders Jahre nach dessen Tod immer noch in einem Schrank in der Wohnung seines Vaters lagerte. Die Asche sei zwar von der Familie nach Spanien überführt, dann aber niemals beerdigt worden. Der Bruder sei damals an einer Überdosis Drogen gestorben. Der Vater scheine den Tod seines Kindes zu verdrängen und die Urne im Schrank zu ignorieren. Er selbst finde diese Art der Aufbewahrung unangemessen, habe aber nicht das Herz, den Vater darauf anzusprechen, und wisse nun nicht, was er tun solle.

Ich bat ihn, sich das innere Bild seines Bruders gegenüberzustellen und mir den Bruder zu beschreiben.

Dann bat ich ihn, sich vorzustellen, sein Bruder habe sein Anliegen gehört, und ihn zu fragen, was er darüber denke. Er sagte, der Bruder stünde leger da, eine Hand in der Tasche, und sage, ihm sei es egal, was sie mit seiner Asche machen. Er hätte kein Problem damit, wenn sie im Schrank stehe.

Ich fragte den Klienten, was seine Frage gewesen sei: Ob es dem Bruder gegenüber unangemessen sei, die Asche so zu lagern, oder ob der Vater ein Problem damit habe. Der Klient sagte, er denke, der Vater habe kein Problem damit, und wenn, sei es seine Sache. Er habe nach dem Umgang mit dem Bruder fragen wollen. »Nachdem Sie gehört haben, was Ihr Bruder dazu sagt, ist diese Frage nun für Sie beantwortet?«, fragte ich. Der Klient bejahte das und teilte mit, sein Anliegen sei damit geklärt.

Ausgangssituation

Der Klient hat Scham- oder Schuldgefühle. Er meint zum Beispiel, er sei für den Tod eines Angehörigen verantwortlich. »Wäre ich nicht an diesem Nachmittag einkaufen gegangen, könnte er noch leben!« Der Klient könnte sich auch wegen etwas schuldig fühlen, was er dem Angehörigen zu Lebzeiten angetan hat, weil er ein auf dem Sterbebett gegebenes Versprechen nicht gehalten oder das Andenken des Verstorbenen nicht in Ehren gehalten hat.

Den verstorbenen Angehörigen imaginativ in den Raum bringen – oder den Klienten zu ihm

»Stellen Sie sich einmal vor, Ihr Vater (Ihre Mutter, Ihr Kind etc.) könnte hier zu uns in den Raum kommen … oder stellen Sie sich vor, Sie können in die andere Welt reisen, in den Himmel sozusagen, und dort Ihren Vater besuchen …«

Beschreibung der Reaktion des Angehörigen

»Wenn Sie sich da wiedersehen – was denken Sie, wie wird Ihr Vater Sie begrüßen?« *(Die Klientin oder der Klient beschreibt die Reaktion des Angehörigen.)*

Vortragen des kritischen Themas

»Wenn Sie ihm erzählen, was Sie beschäftigt … wenn Sie ihm beispielsweise sagen, dass Sie sich an seinem Tod schuldig fühlen, weil Sie an diesem Tag einkaufen gegangen sind, als es ihm so schlecht ging, wie reagiert er?« *(Der Klient antwortet in der Regel etwas wie: »Der sagt: ›Mach dir doch keinen Kopf! Das konntest du doch nicht wissen. Und mir geht es jetzt gut. Für mich ist das alles in Ordnung. Mach dir um mich keine Gedanken!‹«)*

Die Antwort des Angehörigen für gültig erklären

»Sie wissen, dass er das sagen würde – oder, dass er das tatsächlich sagt.«

Den Klienten um eine Stellungnahme bitten

»Wenn das seine Antwort ist, können Sie das von ihm akzeptieren? Wenn er Ihnen keine Schuld gibt, er, der es wissen muss und um den es geht, brauchen Sie sich dann noch etwas vorzuwerfen?« *(Der Klient stimmt in aller Regel dem Gedanken zu, dass Selbstvorwürfe unter dieser Betrachtung nicht mehr nötig sind.)* »Können wir uns einigen, dass Sie keine Schuldgefühle zu haben brauchen, wenn für Ihren Vater alles in Ordnung ist?« (Der Klient stimmt dem nochmals zu.)

Festhalten, dass das Problem gelöst ist, und Ablenkung auf ein anderes Thema

»Wenn Sie also keine Schuldgefühle mehr zu haben brauchen, was machen wir dann jetzt?« *(Der Klient nennt ein neues Thema oder findet keines mehr.)*

7.8 Der, der schon sieben Horizonte weiter ist

Eine erstaunliche Möglichkeit, das in der Therapie Erreichte zu verstärken, besteht in einer Intervention, die man »Reisen von Horizont zu Horizont« nennen könnte.

Ausgangssituation

Der Klient sitzt auf einem anderen Platz als zu Beginn der Stunde. Seiner hörbaren und sichtbaren Körpersprache wie auch seinen expliziten verbalen Rückmeldungen nach zu urteilen, geht es ihm viel besser. Die Sitzung neigt sich dem Ende zu. Ein Ziel für die verbleibende Zeit kann nun sein, das Erreichte zu vertiefen, zu intensivieren und auf weitere Lebensbereiche zu übertragen.

Die Idee der Horizonte einführen

»Wenn Sie sich auf einen Hügel dort am Rand der Stadt begeben, haben Sie von dort einen weiten Blick hinüber zu dem Hügel am Horizont auf der anderen Seite. Sie könnten auch eine lange Wanderung machen von hier nach dort. Natürlich sehen Sie vom zweiten Hügel aus den nächsten Horizont, und wenn Sie dorthin wandern, den nächsten Horizont dahinter, und so weiter. Stellen Sie sich vor, der Weg von dem Zustand, in dem Sie vorhin auf dem Anfangsstuhl waren bis hierher, wo es Ihnen so anders geht, wäre eine Wanderung von einem Horizont zum nächsten. Auf dem Platz, wo Sie jetzt sind, können Sie schon nach dem nächsten Horizont Ausschau halten, den Sie vorhin, als Sie kamen, noch gar nicht im Blick hatten. Und dahinter ist ein neuer Horizont. Das lässt sich so nachvollziehen, oder?« *(Der Klient stimmt dem üblicherweise zu.)*

Den, der schon sieben Horizonte weiter ist, herbeiholen

»Stellen Sie sich einmal vor, aus der Welt der Möglichkeiten käme zu uns der, der mit Blick auf Lebensweisheit, Selbstbewusstsein, Kraft, Gelassenheit, Zuversicht und andere Dinge, die Sie sich wünschen, schon sieben Horizonte weiter ist, als Sie das sind. Wenn der Weg von Ihrem Erleben auf dem Anfangsstuhl zu Ihnen hier wie eine Wanderung von einem Horizont zum nächsten ist, dann sitzt da der, der schon sieben Horizonte weiter gewandert ist als Sie.«

Den, der sieben Horizonte weiter ist, beschreiben lassen

»Wenn Sie ihn einmal anschauen, wie er da sitzt, wie ist seine Körperhaltung? Was ist sein Gesichtsausdruck? Wie atmet er? Was drückt er aus?« *(Der Klient beschreibt diese Person.)*

Die Entwicklung von Stuhl zu Stuhl beschleunigen

»Erfahrungsgemäß gibt es eine Beschleunigung, sobald Sie bemerkt haben, dass das hier tatsächlich funktioniert. Da gibt es einen Beschleunigungsfaktor. Die Entwicklung geht ab jetzt sehr wahrscheinlich schneller und schneller.«

Die Erwartungshaltung verstärken

»Ich glaube, dass alles, was Sie da gesagt haben, zutrifft und dass es ihm sogar noch wesentlich besser geht, dass er noch mehr in seiner Kraft ist, in Selbstsicherheit, Zuversicht, Gelassenheit, Weisheit, Liebe, weil der, der sieben Horizonte weiter ist als Sie, wahrscheinlich an einem sehr schönen Punkt ist, den Sie von bisher sich womöglich noch gar nicht im ganzen Ausmaß vorstellen konnten. Der von da weiß natürlich, wie es da ist, wo er ist, und ich bin sicher, dass er es auch genießt, da zu sein. Lassen Sie sich einmal überraschen, gehen Sie genau dorthin und lassen Sie sich überraschen, wie es dort ist!« *(Der Klient geht auf den neuen Stuhl.)*

Das Erlebnis auf dem neuen Stuhl beschreiben lassen

»Was ist hier alles anders? Wie ist es hier?« *(Der Klient beschreibt weitere positive Veränderungen seines Erlebens gegenüber der durchaus schon sehr positiven Erfahrung auf dem vorigen Stuhl.)*

Den, der nochmals sieben Horizonte weiter ist, herbeiholen

»Auf der einen Seite könnte ich Sie jetzt gut so nach Hause schicken. Auf der anderen Seite haben wir noch ein paar Minuten Zeit, und weil wir gerade dabei sind, stellen Sie sich doch einmal vor, auf den Stuhl dort setzt sich derjenige, der nochmals sieben Horizonte weiter ist als Sie, als Sie es sind im Vergleich zu dem, der Sie auf dem vorigen Stuhl waren. Was denken Sie, woran wir den Unterschied bemerken würden?« *(Der Klient stellt Mutmaßungen an, wie etwa die, diese Person werde vielleicht noch gerader sitzen oder sich völlig entspannt zurücklehnen, sie würde strahlen oder gar nicht sitzen, sondern stehen, bereit, jetzt aufzubrechen. Der Therapeut kann seine Vermutungen ergänzen.)*

Den Klienten mit dieser Person identifizieren

»Setzen Sie sich einmal dorthin und finden Sie heraus, wie es da ist!« *(Der Klient begibt sich auf den neuen Platz und fühlt sich in die neue Situation ein.)*

Beschreibung des Erlebens auf dem neuen Platz

»Ich sehe, dass Sie tatsächlich noch aufrechter sitzen. Ich finde Sie mehr ernst als strahlend, aber noch wacher und präsenter als auf dem vorigen Platz. Insgesamt wirken Sie mir noch entspannter. Passt das zu dem, wie Sie diesen Platz erleben? Was ist für Sie der Unterschied zum vorigen Platz?« *(Der Klient stimmt meist im Wesentlichen zu und teilt mit, wie er diesen Platz erlebt.)*

Stabilisierung des Ergebnisses und Sitzungsende

»Sagen Sie Ihrem Unbewussten doch einen schönen Gruß, dass es Ihnen diesen Zustand zu 90, 100 oder 120 Prozent behält. Ist es in Ordnung, wenn wir Sie als Sie von hier nach Hause schicken und all den anderen im Raum sagen, sie dürfen sich auflösen? Falls Sie sie einmal brauchen, werden Sie sie rufen, und wenn Sie sie nicht rufen, brauchen Sie sie nicht, weil Sie mit sich als Ihnen von hier zufrieden sind. Können wir das so machen?« *(Der Klient stimmt dem Vorschlag meist erfreut zu. Die Stunde wird beendet.)*

7.9 Hilfreiche Paare

Im Fallbeispiel »Das Sofa des Glücks« wird dasjenige Paar in den Raum hereingerufen, das glücklich ist und dem es so geht wie dem Paar in Therapie, wenn es am Ziel seiner Wünsche angelangt ist. Der

Therapeut reiht eine große Zahl von Angeboten aneinander, was das für ein Paar sein kann, und verlässt sich darauf, dass das Unbewusste der Klienten diese gerade dann besonders gut umsetzt, wenn das bewusste Denken mit seinem analytischen Bemühen nicht mehr nachkommt. Der Vorschlag, alles so anzupassen, wie es noch besser ist, als vom Therapeuten ausgedrückt, und die Titulierung der neuen Plätze als Glückssofa runden die Formulierung ab: »Stellen Sie sich vor, aus der Weite der Möglichkeiten … kommt *das* Paar, dem es besser geht, als es Ihnen jemals gegangen ist, besser, als Sie überhaupt wussten, dass es Ihnen gehen kann, die sich freier, leichter, entlasteter, vertrauensvoller fühlen und erleben, als Sie das bisher jemals realisiert hatten, und die so ganz unwillkürlich in tausendstel Sekunden, bevor es ihnen überhaupt bewusst ist, in einer Paarinteraktion, wie so ein Herdentierverhalten, ganz schnell in einer ganz guten Weise aufeinander reagieren können … die auch Dinge von früher, die vielleicht einmal belastend waren … als ganz weit zurück, wie aus ferner Erinnerung, erleben können, als etwas, woran Sie vielleicht nur noch ganz selten denken. Passen Sie alles so für sich an, dass es noch viel besser ist als das, was ich sage.«

Der Therapeut bittet die Klienten, dieses Paar anzuschauen und zu beschreiben. Die Frau legt fest, dass sie in diesem Fall nicht sitzt, sondern steht, und der Therapeut einigt sich mit den beiden darauf, dass beide stehen und wo sie sich jeweils genau befinden.

Lässt man die Partner die Plätze selbst wählen, entscheiden sich etwa 80 Prozent dafür, ihr Alter Ego säße ihnen direkt gegenüber, während 20 Prozent sagen, die Person, die sie auch sein könnten, säße diagonal gegenüber. (In manchen Kulturen wird beim Dialog über Körperprozesse drehsymmetrisch statt spiegelsymmetrisch argumentiert, dort könnte es umgekehrt sein.) Allerdings kommt es vor, dass ein Partner die drehsymmetrische Variante, der andere die spiegelsymmetrische Variante wählt und beide auf dem gleichen Platz landen. Das ist besonders verwirrend, wenn der Therapeut nicht vorab klärt, wer wo sitzt, sondern die Partner beim Platzwechsel entdecken, dass sie denselben Platz meinten. Sicher lässt sich auch das irgendwie utilisieren, aber ein geordnetes Vorgehen beschleunigt den Prozess. Um allen Beteiligten Diskussionen zu ersparen, wer dem anderen seinen Platz überlässt, kann der Therapeut die Plätze einfach selbst mit seinem Blick oder mit Handbewegungen zuweisen: »Stellen wir uns einmal vor, herein kämen der Mann, der Sie dann sind *(platzzuweisende Geste z.B. nach rechts)*, und die Frau, die Sie dann sind *(platzzuweisende Geste z.B. nach links)*: Was für eine Haltung hat der Mann? Und wie sitzt die Frau da?«

Ich persönlich weise den Partnern die Plätze gegenüber ihrer Ausgangsposition zu, weil das die Position ist, die die meisten wählen, wenn sie gefragt werden. Eventuell könnte man auch die diagonal getauschte Position wählen und diese Variante mit der Bedeutung aufladen, dass die neue Perspektive eine Veränderung in der Paarinteraktion bedeute. Im Beispiel »Sofa des Glücks« gestaltet das Paar einen solchen Positionswechsel unwillkürlich. In seltenen Fällen fühlt sich ein Paar auf den neuen Plätzen unbehaglich und ist nach einem Seitenwechsel zufriedener.

Ausgangssituation

Nachdem einige belastete Paare aus dem Paar dissoziiert bzw. Einzelpersonen aus den Partnern herausgesetzt wurden, drücken beide Partner aus, dass es ihnen so bereits besser geht als zuvor, und das ist ihnen auch äußerlich anzusehen. Die Klienten und der Therapeut haben die erlebten und beobachteten Veränderungen beschrieben, und es ist Zuversicht entstanden, dass eine noch weitergehende Entwicklung in dieser Sitzung erreicht werden kann.

Der Therapeut greift nun auf einige Interventionen zurück, die in den vorigen Abschnitten mit Blick auf Einzelpersonen beschrieben wurden, hier aber mit Bezug auf das Paar bzw. die Partner.

Das Paar, dem es gut geht, ins Hier und Jetzt holen

»Stellen Sie sich vor, aus einer Welt der Möglichkeiten kommt das Paar, das Sie sind, wenn es Ihnen gut geht, mindestens so gut, wie Sie es vor der Therapie erhofft hatten, womöglich sogar noch viel besser. Wo könnten sich die beiden hinsetzen, außer da, wo Sie jetzt schon sitzen? Hier oder da oder da …?« *(Das Paar entscheidet sich für eine*

Möglichkeit und akzeptiert dabei unwillkürlich die Implikation, dass es dieses Paar in der Gegenwart geben kann.)

Das Erleben dieses Paares spezifizieren

»Wenn es Ihnen recht ist, stellen wir uns die beiden als die vor, die Sie geworden wären, wenn all das nie passiert wäre, was Ihnen in Ihrer Geschichte als Paar und in Ihrer jeweiligen Vorgeschichte zugestoßen ist, was zu Ihren bisherigen Belastungen beigetragen hat. Das sind dann wahrscheinlich die, die seit Geburt und Mutterleib niemals Unwillkommensein, Gewalt, Erniedrigung, Vernachlässigung oder irgendetwas Ähnliches erfahren hatten, auch nichts Traumatisches mit Verlust, Bedrohung, Tod und Trennung, sondern Liebe, Wertschätzung, Annahme, Respekt, Förderung ihrer Möglichkeiten und alles, was dazu passt. Ist das für Sie so in Ordnung?« *(Das Paar stimmt dem im Allgemeinen zu.)*

Das Verhalten dieses Paares spezifizieren

»Das sind sicher auch die, die gefühlt schon immer miteinander so umgegangen sind, wie es zu Liebe, Wertschätzung, Respekt und Annahme passt. Ich stelle sie mir als zwei vor, die sich selbst gern mögen und gut auf ihre eigenen Bedürfnisse achten und die zugleich aufmerksam, interessiert, zuvorkommend und liebevoll miteinander umgehen. Ich stelle sie mir als zwei vor, deren Körperverhalten sich in Sekundenbruchteilen unwillkürlich aufeinander abstimmt, deren Körpersprache intuitiv aufeinander abgestimmt ist und zueinander passt. Ich kann sie mir vorstellen als ein Paar, bei dem jeder gute Absichten beim anderen wahrnimmt oder annimmt, und wenn er solche guten Absichten beim anderen nicht erkennen kann, sich dafür interessiert, worin sie bestehen mögen. Manchmal tut der andere ja etwas aus einem Bedürfnis nach Schutz, Autonomie oder Zugehörigkeit heraus, was wir zunächst nicht so deuten. Das wären die Partner, die sich ganz positiv dafür interessieren zu verstehen, was die verständlichen Bedürfnisse hinter dem Verhalten des anderen sind, die wir zunächst noch nicht verstehen. Ist das in Ordnung, wenn wir sie uns so vorstellen?« *(Das Paar stimmt dem im Allgemeinen zu.)*

Die veränderte Körpersprache der Partner von diesen selbst spezifizieren lassen

»Ich stelle mir vor, dass man den beiden da das andere Erleben, das diese beiden mit sich selbst und miteinander haben, auch ansehen kann. Was meinen Sie *(zur Frau gewandt)*, was für eine Körperhaltung hat diejenige dort drüben? Ist sie eher zurückgelehnt oder aufrecht? Ist sie eher nach vorn gewandt oder zu ihrem Mann hin? Hat sie die Beine übereinandergeschlagen, nebeneinander oder noch anders? Wie schaut die, die Sie dann da sind? Wie klingt ihre Stimme?« *(Die Frau beschreibt diese Person.)*

»Was meinen Sie *(zum Mann gewandt)*, wie sieht der Mann aus, der Sie dann sind? Wie sitzt er da? Wie schaut er? Wie atmet er? Wie klingt seine Stimme?« *(Der Mann beschreibt diese Person.)*

Die veränderte Körpersprache der Partner von diesen gegenseitig spezifizieren lassen

»Was denken Sie *(zur Frau gewandt)*, woran wir noch bemerken können, dass es Ihrem Mann von da anders geht, besser als dem von hier? Was sehen Sie, was anders ist?« *(Die Frau beschreibt weitere Veränderungen.)*

»Was denken Sie *(zum Mann gewandt)*, was bei Ihrer Frau von dort nochmals anders ist als vorher?« *(Der Mann beschreibt weitere Unterschiede.)*

Die veränderte Interaktion der Partner von diesen spezifizieren lassen

»Wenn Sie sich vorstellen, was sich zwischen den beiden wohl für eine andere Körpersprache eingespielt hat, ganz unwillkürlich, was könnte da anders sein?« *(Die Partner benennen Unterschiede, teilen etwa mit, dass diejenigen dort näher nebeneinandersitzen, Hände halten, sich umarmen etc.)* »Wenn die beiden dort sich anschauen, was ist dann anders, als es bei Ihnen bisher meistens war?« *(Die Partner beschreiben weitere Veränderungen.)*

Eine starke Erwartungshaltung stimulieren

»Ich möchte Sie um etwas bitten, was Sie in seiner Wirkung sehr überraschen könnte, was auf eine schöne, intensive Art sehr eindrücklich sein könnte. Ich möchte Sie bitten, sich einmal dorthin zu setzen, wo diese beiden sitzen, und herauszufinden, wie es da ist! Körperlich und in echt, jetzt …« *(Die Partner setzen sich auf die beiden anderen Plätze.)*

Das Verhalten dieses Paares wahrnehmen und beschreiben

»Ich sehe, dass Sie eine ganz andere Körperhaltung haben … in sich selbst und zueinander … Sie schauen einander auch sehr anders an, ganz bemerkenswert!« *(Die Partner schauen sich an, oft sehr bewegt, überrascht lachend, zärtlich oder berührt.)*

Das Selbsterleben der Partner auf dem neuen Platz beschreiben lassen

(Zur Frau gewandt:) »Was ist hier anders als vorher? Wie ist das hier?« *(Die Frau beschreibt, vielleicht verwundert, staunend oder erleichtert, ihr verändertes Erleben auf dem neuen Platz. Der Therapeut fragt den Mann:)* »Was ist für Sie anders, wenn Sie hier sitzen?« *(Der Mann beschreibt die Veränderungen, die er an sich wahrnimmt.)*

Die Wahrnehmung des jeweils anderen Partners auf dem neuen Platz beschreiben lassen

(An den Mann gewandt:) »Wenn Sie einmal Ihre Frau anschauen, wie sie hier sitzt, was nehmen Sie anders an ihr wahr, als der auf dem Sitz zuvor es an der Frau neben sich wahrgenommen hat? Was ist aus Ihrer Sicht anders an Ihrer Frau hier?« *(Der Mann beschreibt, was er bei seiner Frau jetzt als positiv erlebt, meist sehr wertschätzend. – An die Frau gewandt:)* »Was nehmen Sie an Ihrem Mann wahr, was anders ist, als es vorher oft bei dem Mann von dort drüben gewesen ist?« *(Die Frau beschreibt, was sie jetzt an ihrem Mann als positiv erlebt, meist sehr wertschätzend. Selten beschreibt ein Partner den anderen als »nicht mehr so aggressiv«, »irgendwie nicht so hart und unfreundlich«. Wenn solche Ungeschicklichkeiten zu Verstimmungen zu führen drohen, kann der Therapeut wie folgt fortfahren.)*

Implizite Abwertungen zur Verstärkung der Dissoziation nutzen

(Beispielsweise zum Mann gewandt:) »Ich habe die Idee, Sie reden jetzt mehr von der Frau dort drüben als von der hier neben Ihnen … was meinen Sie?«

»Ich glaube, gerade hat der Mann von da drüben etwas über die Frau von dort drüben gesagt. Kann das sein?«

»Möchten Sie beide sich gerne noch mal auf die Plätze von eben setzen? Ich finde, das, was Sie sagen, passt dort viel besser hin …«
»Wenn es für Sie beide in Ordnung ist, setzen Sie sich gerade noch einmal auf die Plätze von eben. Dann sagen Sie diese Dinge noch einmal zueinander als den beiden von dort drüben. Dann lassen Sie dieses Gespräch, falls es Ihnen recht ist, da drüben, und dann kommen Sie noch mal hierher …«

Diejenigen hereinholen, denen es noch mal besser geht

»Stellen Sie sich einmal vor, aus einer Welt der Möglichkeiten kommen diejenigen herein, vielleicht auf diese Sitze hier, die einander tiefer und unwillkürlicher vertrauen und die für sich selber und füreinander womöglich noch viel vertrauenswürdiger sind, als Sie hier es schon sind … das Paar, dem es so geht, als hätten sie es sich schon seit Jahren noch besser gehen lassen, als es Ihnen hier schon geht, für die das gleichzeitig besonders ist und auf eine wunderschöne, wohltuende Weise so etwas wie selbstverständlich, dass es bei ihnen so ist. So sind sie eben, authentisch unwillkürlich, aus der Tiefe heraus, ganz von selbst, als Paar und Partner … liebevoll und wohltuend über das hinaus, was Ihnen von hier bisher bekannt ist … Schauen Sie einmal die beiden von dort drüben für eine Weile an, wie sie sitzen, schauen, aussehen …«

Die Erwartung nochmals intensivieren

»Jetzt gehen Sie einmal dorthin und lassen Sie sich überraschen! Die Erfahrung ist, dass es jetzt immer schneller, immer intensiver funktioniert.« *(Das Paar geht auf die genannten Stühle.)*

Das Paarerleben auf den neuen Plätzen beschreiben lassen

»Wie ist es hier? Was ist hier nochmals anders und vielleicht auch anders, als die von drüben wussten, dass es sein würde?« *(Das Paar beschreibt die erlebten Veränderungen.)*

7.10 Der Partner aus der Welt der Möglichkeiten

Ist ein wichtiges Familienmitglied, etwa der Partner einer Klientin, bei der Therapie nicht anwesend, kann mit dem »Partner aus ihrem Kopf« gearbeitet werden. Der physisch nicht anwesende Partner kann zunächst als Bild aus dem Kopf der Klientin imaginativ auf den Platz neben ihr gesetzt werden (5.9). Ebenso kann aber auch – analog zur Arbeit mit dem Additionsverfahren in der Paartherapie (7.10) – der Partner aus der Welt der Möglichkeiten in die Therapie mit der anwesenden Klientin einbezogen werden.

Im Rahmen des Transformationsverfahrens kann der Partner aus dem Kopf eine »Himmelsreise« machen (vgl. Abschnitte 2.7 und 5.5 sowie Fallbeispiel 3.3, *P6*), von der er verändert zurückkehrt. Dieser Prozess kann natürlich auch so gestaltet werden, dass beide Partner eine solche Reise gemeinsam oder einzeln unternehmen und sich dann wieder im Therapieraum treffen.

Ausgangssituation

Nachdem im Rahmen einer »Paartherapie mit abwesendem Partner« (vgl. 5.9) verschiedene Personen aus den Partnern – also aus der Klientin und aus dem Mann aus ihrem Kopf – herausgestellt und die Wirkung auf die physisch anwesende Klientin und den von ihr (und dem Therapeuten) imaginierten Mann beschrieben worden sind, ist die Klientin in einer interessierten, aufgeschlossenen, vergleichsweise zuversichtlichen Stimmung.

Die Partner, denen es gut geht, in den Raum holen

»Angenommen, aus einer Welt der Möglichkeiten einschließlich derjenigen, die Sie gar nicht für möglich gehalten hatten, kämen Sie und Ihr Mann als das Paar, was Sie geworden wären, wenn all das nie passiert wäre, was bisher einer erfüllten Beziehung im Wege gestanden hatte … wenn Ihr Mann als Kind bestimmte Dinge nicht erlebt hätte, die später Ihre Beziehung erschwert haben, und wenn Sie in gleicher Weise bestimmte Dinge nicht erlebt hätten, sondern wenn Sie beide Wohltuendes, Stärkendes anstelle des Schwächenden, Verstörenden erlebt hätten … wenn Sie nicht nur in Ihrer Kindheit, sondern Ihr ganzes Leben lang, einzeln und gemeinsam, Hilfreiches erlebt hätten, da, wo bisher Belastendes war … die beiden kommen in den Raum und setzen sich dahin … hier die Frau, die Sie dann wären, da der Mann, der er dann wäre.

Die Partner, denen es gut geht, beschreiben

»Stellen Sie sich einmal vor, wie die beiden dasitzen. Was für eine Körperhaltung hat Ihr Mann? Eher aufrecht, eher zurückgelehnt? Wie schaut er, wenn er Sie anschaut?« *(Die Klientin beschreibt Aussehen und Blick ihres Mannes.)* »Und wie sehen Sie da drüben aus? Wie ist Ihre Körperhaltung? Wie ist Ihr Blick als der Frau von dort, die aus der Welt der Möglichkeiten gekommen ist?« *(Die Klientin beschreibt Aussehen und Blick derjenigen, die sie dort ist.)*

Die veränderte Interaktion der Partner, denen es gut geht, beschreiben

»Was ist noch anders bei diesem Paar dort? Was ist anders an der Art, wie der Mann dort auf seine Frau eingeht? Und in welcher Weise reagiert die Frau anders auf ihn als Sie von bisher auf den Mann von bisher?« *(Die Frau beschreibt die veränderte Interaktion.)*

Eine Haltung von Neugier und positiver Erwartung stimulieren

»Ich möchte Sie zu etwas möglicherweise sehr Intensivem, Schönem und Wertvollem einladen, was sich nach meiner Erfahrung sehr nachhaltig auf Ihre Beziehung zu Ihrem Mann auswirken wird. Ich weiß das natürlich nicht, aber ich vermute es und habe Gründe, es zu vermuten. Gehen Sie einmal auf den Platz, wo die Frau dort drüben sitzt, und lassen Sie sich überraschen, wie es dort ist!«

Das Erleben als Paar aus der Welt der Möglichkeiten beschreiben lassen

»Was fühlt sich hier anders an?« *(Die Klientin beschreibt ihr verändertes Erleben. Möglicherweise drückt sie aus, dass sie sich berührt, erleichtert, dankbar, verliebt oder vertrauensvoller und offener ihrem Mann gegenüber fühlt.)* »Wenn Sie sich vor Ihrem inneren Auge Ihren Mann anschauen, wie er hier sitzt, was hat sich bei dem verändert?« *(Die Frau beschreibt in der Regel mit bemerkenswerter Genauigkeit Körperhaltung, Gesichtsausdruck und Verhalten ihres Mannes. An dieser Stelle kann der Therapeut aus der Welt der Möglichkeiten dasjenige Paar in den Raum hereinbitten, dem es nochmals besser geht, vgl. die Abschnitte 7.9 und 7.10. Wenn die Klientin Bedenken äußert, kann der Therapeut die skeptische Person aus ihr herausstellen und mit ihr arbeiten, vgl. Abschnitt 5.2. Die folgenden Abschlussinterventionen sind sprachlich recht anspruchsvoll, ich führe sie aber regelmäßig mit durch und beobachte im Anschluss bei den betreffenden Klienten bzw. Paaren eindrucksvolle Ergebnisse.)*

Die Erwartung verstärken, dass dieses Erleben bleibt und sich auf die Partnerschaft auswirkt

»Ich möchte Ihnen erklären, warum ich, abgesehen von meiner Beobachtung und Erfahrung, davon ausgehe, dass das, was Sie hier erleben, Ihnen zwar vielleicht nicht komplett, aber doch zu einem erstaunlich großen Teil erhalten bleibt. Ich möchte Ihnen etwas darüber sagen, wie Identität entsteht. Sie entsteht nämlich nicht individuell, sondern aus der Begegnung mit anderen Menschen heraus. Als wir geboren wurden, haben wir gelernt, wer Vater, Mutter, Schwester, Bruder sind, und irgendwann haben wir entdeckt, dass wir auch selbst jemand sind. Aber woher sollten wir wissen, wer wir sind? Wir konnten es nur herausfinden im Spiegel der Menschen, die uns umgeben. Wir haben uns als die Person kennengelernt, als die sie uns gesehen und behandelt haben. Später gab es noch einige Möglichkeiten, dieses Bild zu verfeinern, aber im Wesentlichen bleibt es dabei, dass wir uns als die Person sehen, als die wichtige andere uns intuitiv und unwillkürlich gesehen haben oder aktuell sehen. Das ist bei Ihrem Mann nicht anders. Die Person, als die Sie und andere wichtige Menschen ihn sehen, ist die Person, als die er sich sehen kann – oder er wehrt sich dagegen, weil ihm eine bestimmte Art, gesehen zu werden, nicht guttut. Ich glaube aber nicht, dass sich Ihr physischer Mann zu Hause dagegen wehrt, wenn Sie in der nächsten Zeit unwillkürlich das Potenzial dieses unsichtbaren Mannes hier neben ihnen sehen und ihn deshalb wie aus Versehen so anschauen, wie Sie den Unsichtbaren hier neben sich anschauen. Wenn Sie ihn, vielleicht auch aus Versehen, manchmal als den liebenswerten Mann anschauen, den Sie hier auf dem Platz neben sich vor Ihrem inneren Auge sehen, ist es schwierig für ihn, das nicht angenehm zu finden und anzunehmen, dass das etwas mit der Person zu tun hat, die er ist. Und darum wird er Sie mit Augen anschauen, die zu den Augen passen, mit denen Sie ihn – vielleicht manchmal wie aus Versehen – anschauen. Und wenn er Sie so anschaut, wie dieser hier Sie anschaut, dann werden Sie so zurückschauen, wie es zu seinem Blick passt. Wenn Sie möchten, achten Sie in der nächsten Zeit darauf, ob es so oder so ähnlich ist, wie ich es Ihnen eben gesagt habe.«

Die Erwartung wecken, dass die veränderte Sicht der Frau ansteckender wirkt als die bisherige des Mannes

»Ich möchte Ihnen noch etwas sagen. Wer Sie sind und wer Ihr Mann und was Sie für eine Beziehung miteinander haben, das ist vor allem an zwei Orten gespeichert: in Ihrem Kopf und im Kopf Ihres Mannes. Wenn nun das Bild Ihres Mannes und das von Ihnen und der Beziehung in Ihrem Kopf jetzt anders als vorhin ist und Ihr Mann zu Hause noch die bisherigen Bilder in seinem Kopf hat, dann stellen Ihre Gehirne einen Unterschied fest, und den möchten Sie ausgleichen, damit jeder eine gute Gewissheit über seine Identität und die des anderen hat. Daher gibt es Spiegeleffekte, und es könnte sein, dass Sie sich in der Mitte treffen zwischen dem, wie Ihr Mann Sie beide sieht (ganz ähnlich, wie auch Sie sie beide gesehen haben) und wie Sie jetzt Sie beide sehen. Wenn Sie sich in der Mitte treffen, ist gegenüber dem, wie es bisher war, schon viel gewonnen. Noch besser ist es aber, wenn sich Ihre Gehirne beim Klären, wessen Bild Ihrer Identitäten nun richtig ist, viel weiter auf Ihrer als auf seiner Seite treffen. Sagen Sie deshalb Ihrem Gehirn bitte einen schönen Gruß, dass es Geduld hat, wenn Ihr Mann nicht sofort bemerkt, was sich bei ihm und Ihnen und Ihnen beiden verändert hat, und dass es dafür sorgt, dass Ihr inneres Bild von Ihrer Identität, einzeln und als Paar, um Welten ansteckender ist, als seines jemals sein kann: ›Immer zehnmal mehr als du.‹«

KAPITEL 8

Arbeit mit Familien, Teams und anderen Gruppen

8.1 Arbeit mit kleinen Gruppen

Haben wir es statt mit Einzelnen mit mehreren Familien- oder Teammitgliedern zu tun, verändert sich die Arbeit.

Der Therapeut hat zu entscheiden, ob er sich bei der Arbeit eher am Paar bzw. der Familie als Ganzes oder eher an den Partnern bzw. Familienmitgliedern als Individuen orientiert. Überwiegt bei den Klienten der Wunsch nach Übereinstimmung, Harmonie und Zusammengehörigkeit, wird man vielleicht das Paar, die Familie, das Team, dem es schlecht geht, aus der bisherigen Gruppe heraussetzen und eine Personengruppe, der es gut geht, in den Raum hereinholen.

Überwiegt bei einzelnen Mitgliedern der Wunsch nach Autonomie, oder erwägt ein Partner, sich zu trennen, wird man vielleicht aus jedem einzelnen Anwesenden die belasteten Personen herausholen und die Einzelpersonen, denen es mit sich und miteinander gut geht, in den Raum hereinholen.

Ob der Therapeut mit »dem Paar, dem es schlecht bzw. gut geht«, oder »den beiden Partnern, denen es schlecht bzw. gut geht«, arbeitet – beides ist möglich, und die Optionen lassen sich auch kombinieren. Welchen der beiden Blickwinkel er wählt, entscheidet sich daran, mit welcher Formulierung er erwartet, schneller voranzukommen. Die beiden Blickwinkel haben unterschiedliche Vorzüge: Durch eine Individualisierung des Vorgehens wird das Gesagte eindrücklicher, anschaulicher und dadurch womöglich wirksamer. Beschreibet man die Prozesse eher kollektiv, kann man allen Beteiligten eine zeitaufwändige Vervielfältigung der Schritte entsprechend der Zahl der anwesenden Personen ersparen. Das macht den Prozess eventuell effizienter.

Der Therapeut wird auch dann eher mit »Richard, Anna und Georg« als mit »euch als Familie« arbeiten, wenn es wichtig ist, Unterschiede zwischen den Anwesenden zu berücksichtigen. Das kann zum Beispiel gelten, wenn er aus den einzelnen Beteiligten jeweils den heraustreten lässt, der »diese Art von Belastung schon kannte, bevor ihr einander kanntet«. Sicher wird er das Gleiche – allein schon um der Neutralität der Beratung willen – anschließend mit dem anderen Partner und eventuell weiteren Mitgliedern einer Patchworkfamilie oder eines Teams tun. Sobald er aber die herausgesetzten (oder hereingeholten) Personen näher beschreiben will, empfiehlt sich ein individualisiertes Vorgehen.

Beispielsweise kann ein Therapeut aus drei Mitgliedern eines Teams jeweils denjenigen heraussetzen, der seine Person »wie ein Leibwächter« beschützen möchte – »vor den Ereignissen von damals«. Er kann diese drei Leibwächter von den jeweils dazugehörigen Teammitgliedern einzeln beschreiben lassen. Anschließend kann er darüber philosophieren, wie die drei Leibwächter – und eben nicht die drei Teammitglieder – einander bekämpfen und blockieren. Je länger und detaillierter er darüber als eine Angelegenheit zwischen den Leibwächtern redet, desto weniger werden es die Teammitglieder (und damit auch das Team als Ganzes) als ihre Angelegenheit empfinden.

Auch beim Additionsverfahren ergeben sich Unterschiede: Sollen gleich mehrere Personen auf Glückssofas bzw. in positiv besetzte Raumzonen eingeladen werden, lohnt sich oft ein Experimentieren mit verschiedenen Positionen im Verhältnis zueinander. Hier gibt es Phänomene ähnlich denen, die wir von Familienaufstellungen her kennen. Es kann einen großen Unterschied machen, ob ein Kind zwischen den Eltern, neben dem einen oder anderen Elternteil oder beiden gegenübersitzt, ob die Mutter mit den Töchtern auf dem Sofa und der Vater abseits sitzt, oder ob die Eltern auf dem Sofa Platz nehmen und die Kinder sich auf andere (nacheinander zu erprobende) Plätze im Raum begeben.

Gemäß der eingangs besprochenen Regel »Probleme trennen, Lösungen verbinden« empfiehlt sich zu Beginn einer Sitzung (wenn die Klienten auf ein Problemerleben fokussiert sind) oft ein höherer Differenzierungsgrad, also das Unterscheiden vieler Personen voneinander und von den Klienten, während gegen Ende (wenn die Klienten eher in einem Lösungserleben sind) eher die Verschmelzung und Identifikation verschiedener Aspekte des Erlebens nützlich sind. Das spricht dafür, in der Anfangsphase tendenziell stärker von den Einzelpersonen einer Gruppe zu sprechen und gegen Ende mehr die Gruppe als funktionierendes Ganzes in den Blick zu nehmen.

8.2 Arbeit mit größeren Gruppen

Arbeiten wir mit größeren Gruppen, entfällt die Option, mit den Beteiligten einzeln nacheinander zu arbeiten, dies sowohl aus Zeitgründen als auch, um die Aufmerksamkeit möglichst aller Beteiligten kontinuierlich auf Prozesse zu richten, die für sie persönlich relevant sind.

Die Frage, wann der Therapeut Prozesse eher als ein Geschehen in jedem Einzelnen und wann eher als ein Phänomen in der Gruppe als Ganzes beschreiben möchte, stellt sich in größeren Gruppen durchaus auch. Arbeite ich mit einer Schulklasse, kann ich etwa sagen: »Stell dir vor, jeder von euch könnte sich in mehrere Leute aufteilen, und aus jedem in eurer Klasse würde derjenige heraustreten, der manchmal oder auch oft von dieser Klasse genervt ist.«

Ich kann auch sagen: »Stell dir vor, da drüben steht nun die Klasse, die genervt und gereizt ist, und hier steht ihr als diejenige Klasse 6a, die sich wundert, wenn sie die da drüben sieht.«

Und ich kann auf den jeweiligen Betroffenen und auf einzelne andere fokussieren: »Schau dir einmal an, wo dort drüben derjenige steht, der du bist, wenn du von den anderen genervt bist. Schau, wie er guckt und welche Körperhaltung er hat. Wenn du magst, schau einmal, wo bestimmte andere Leute stehen: Bestimmte Leute, die du magst … schau einmal, wie sie dastehen und wie sie schauen, wenn sie gereizt sind … und andere Leute, die du nicht so magst … guck mal, wie sie aussehen …«

Letztlich ist es eine Frage der Abwägung, welche Formulierung ich für effektiv halte, weil sie entweder besonders anschaulich und erlebnisintensiv oder besonders knapp und zeitsparend ist.

Insgesamt müssen die Formulierungen gerade bei großen Gruppen genügend anschaulich sein, um innere Bilder bei den Hörern zu stimulieren und genügend vage, damit sie möglichst immer, also für alle Hörer, passen.

8.3 Ein mögliches Szenario: Arbeit mit einer Schulklasse

Im Folgenden möchte ich beispielhaft skizzieren, wie die Arbeit mit einer größeren Gruppe aussehen kann. Im Beispiel ist eine Schulklasse gewählt, mit einer anderen Einleitung und entsprechenden sprachlichen Anpassungen können solche Interventionen aber auch mit professionellen Teams, mit Vereinen oder größeren Familienverbänden durchgeführt werden.

Der Gruppengröße sind prinzipiell keine Grenzen gesetzt, sodass man Arrangements wie diese auch – als Computerspiel, Film- oder Audioaufnahme verbreitet – dafür einsetzen könnte, um Menschen aus rivalisierenden gesellschaftlichen Gruppierungen zu einem positiv verstärkten Selbsterleben und einem friedlichen Umgang miteinander einzuladen – soweit die Betroffenen sich auf ein solches Experiment einlassen möchten.

Ausgangssituation

Stellen wir uns vor, in einer Schulklasse haben sich verfeindete Gruppen gebildet. Diejenigen, die sich neutral zu verhalten suchen, gelten für beide Seiten als »Verräter«. Manche Schüler tragen individuelle Streitigkeiten miteinander aus, und Einzelne werden von einem Großteil der Klasse abgelehnt. In einer solch unübersichtlichen Lage ist es normalerweise schwierig, bei den Schülern etwas zur Reduktion von ausgeübter Gewalt und erlebtem Stress beizutragen oder einen Prozess der Versöhnung anzustoßen. Auch eine inhaltliche Aufarbeitung der Verletzungen auf so vielen Seiten ist schwierig. Möglich wäre es allerdings, sich an die folgende Beschreibung anzulehnen. Das Vorgehen kann in mehreren aufeinanderfolgenden Wochen wiederholt werden, indem es an die jeweils veränderte Situation angepasst wird.

Günstig ist es, die Klasse in einem größeren Raum, vielleicht auch in der Turnhalle, zu versammeln. Wegen des benötigten Raumes und, um ein Gerangel um Plätze zu vermeiden, empfiehlt es sich, mindestens die Zielplätze als Stehplätze zu wählen.

Neugier und Verwirrung stiften

»Ich möchte mit euch etwas Ungewöhnliches ausprobieren, etwas, was einige von euch vielleicht komisch finden, einige finden es wahrscheinlich unterhaltsam, einige doof und einige ziemlich interessant. Komisch, unterhaltsam, doof oder interessant … zu welcher Gruppe du gehörst … und du … und du, das weiß ich nicht. Wahrscheinlich anders, als ich denke, und vielleicht sogar anders, als du denkst. Das kann man nicht vorher wissen. Dass aber hinterher auf bemerkenswerte Art nichts mehr ist, wie es vorher war, da bin ich ziemlich sicher, beinahe fast mehr als sehr.« *(Die Intervention dient dazu, Einwände, abwehrende und abwertende Impulse bei den Schülern zu schwächen und kooperative Impulse sowie Neugier und positive Erwartungen zu stärken.)*

Denjenigen herausstellen, der gestresst ist

»Stell dir einmal etwas Verrücktes vor. Du, du und du … jede und jeder von euch: Stell dir einmal vor, aus dir, wie du hier stehst, könnte der herausgehen, der manchmal von den anderen in der Klasse ziemlich genervt ist, und könnte da rechts hingehen und sich da drüben über die anderen ärgern. Und wenn du von bestimmten Leuten besonders genervt bist, soll der, der da rübergeht, das grad auch noch nach da drüben mitnehmen. Und wenn du dich manchmal über dich selbst oder deine Eltern, die Lehrer oder sonst wen ärgerst, kann das auch mitgenommen werden. Stell dir vor, der kommt noch mal kurz zurück und holt gleich noch den Ärger und die Depri-Stimmung und die Angst und die Lähmung und so weiter und bringt das alles dort rüber. Das kann der da drüben ausleben.«

Die ganze gestresste Klasse in den Blick nehmen

»Stell dir vor, wenn die anderen auch ihre genervten, gestressten Leute dorthingestellt haben, dann steht da, aus euch heraus da hinübergewandert, während ihr hier steht, die ganze Schulklasse von genervten Schülern.«

Sich selbst und die Klasse dort genauer betrachten

»Schau dir einmal an, wie der, der du dort bist, dort steht: Wie ist seine Körperhaltung, wie ist sein Gesichtsausdruck, wohin schaut er, woran kann man vielleicht merken, wie es ihm geht? Schau dir einmal die anderen aus der Klasse da drüben an, wie ihre Körperhaltung und ihr Gesichtsausdruck dort sind … schau dir ein paar von deinen Freunden an, ein paar Leute, die du nicht so magst oder gar nicht magst, und ein paar, die dich meistens gar nicht so beschäftigen … schau dir in deiner Vorstellung an, wie sie aussehen, die Gestressten, Genervten da drüben …«

Veränderungen bei der physisch anwesenden Klasse beschreiben

»Nachdem einige oder viele von euch oder vielleicht auch alle die Gestressten dorthingestellt haben, fällt mir etwas bei euch hier auf. Einige von euch stehen entspannter da, viele von euch atmen anders als vorher, bei einigen sind die Gesichtszüge entspannter, einige lächeln – das war vorhin noch nicht so, insgesamt wirkt ihr auf mich gleichzeitig ruhiger und beweglicher, und auch die Geräusche sind anders. Ich glaube, es hat sich etwas an verschiedenen Stimmen verändert … Ich weiß nicht, was ihr davon bemerkt, aber wenn ihr möchtet, könnt ihr euch umschauen und euch eure eigenen Gedanken dazu machen.«

Das Angebot, die Gestressten zurückzuholen

»Wenn ihr möchtet, können wir die Gestressten jetzt wieder in euch zurückholen … oder wir können sie noch draußen lassen, für eine Weile … oder so lange ihr möchtet. Je nachdem, wie es euch angenehmer ist. Wenn es besser ist, wenn sie da draußen statt in euch sind, machen wir mal so weiter. Ich habe den Eindruck, das ist besser so …« *(Es handelt sich um eine freundlich verpackte Drohung. Die unwillkürlich einsetzende Nein-Reaktion der Schüler macht jedem Betroffenen deutlich, dass der gemeinsam gestaltete Prozess durchaus eine positive Wirkung hat und eine Fortsetzung unbedingt zu wünschen ist.)*

Veränderungen an sich selbst bemerken

»Achte einmal darauf, was sich bei dir anders anfühlt, jetzt, wo der oder die, die gestresst ist, da drüben ist und die Gestressten aus den anderen auch da drüben sind, sodass die Schülerinnen und Schüler um dich herum irgendwie auch eine entspanntere Ausstrahlung haben gegenüber sonst … bisher. Gibt es etwas, was sich anders als vorher anfühlt, im Bauch, im Hals, im Gesicht …? Achte einmal darauf, was sich möglicherweise an deinem Atem verändert hat, vielleicht ist er tiefer oder langsamer oder ruhiger oder irgendwie entspannter …« *(Die Fragen können unbeantwortet bleiben, oder, wenn Raum für Vertrauen da ist, können Schüler, die in der Klasse breite Anerkennung genießen, antworten.)*

Die hereinholen, die entspannt und gelassen sind

»Stell dir vor, aus einer Welt der Möglichkeiten käme diejenige Schulklasse, die ihr im besten Fall sein könntet. Stell dir vor, das sind welche, die sind allesamt entspannt und gelassen, mit sich selbst und mit den anderen, und das gilt nicht nur für die, die du bisher ganz gerne magst, sondern auch für die, die du bisher eigentlich blöd fandst. Sagen wir, ein Wunder ist geschehen, und die sind besser drauf, als sie nach bisheriger Einschätzung eigentlich überhaupt drauf sein konnten.«

Die entspannten Leute wahrnehmen

»Schau dir einmal an, wie einige von den Leuten da drüben stehen und schauen und atmen ... ein paar Leute, die du bisher schon magst, und ein paar Leute, die du bisher nicht so gemocht hast, vielleicht gibt es auch welche, die dir bis jetzt egal gewesen sind ... aber schau einmal vor deinem inneren Auge, wie sie aussehen ...«

»Jetzt schau einmal dich selbst dort an, wo du da stehst, zwischen welchen Leuten, und wie genau du da aussiehst, wie du guckst, wie du stehst, wie du atmest. Was ist dort möglicherweise anders als bei dir?« *(Der Lehrer bittet Einzelne um eine Rückmeldung zu ihren Vorstellungen, lässt eventuell ein kurzes Gespräch darüber zustande kommen und fährt mit dem begonnenen Prozess fort.)*

Kontrastieren

»Ich habe vorhin darauf verzichtet, euch die Plätze rechts ausprobieren zu lassen, weil es da wirklich doof geworden wäre, ziemlich blöd und unangenehm. Oder gibt es jemanden, der einmal ausprobieren möchte, welchen Unterschied es macht, dort hinüberzugehen?« *(Die Intervention dient dazu, bei den Schülern eine noch höhere Erwartung mit Blick auf die angenehme Zone aufzubauen. Dieser Schritt kann natürlich auch übergangen werden. Es ist möglich, dass niemand das möchte und dass stattdessen der Vorschlag gemacht wird, die Plätze zur Linken auszuprobieren. Falls doch, können sich die betreffenden Schüler davon überzeugen, dass das Erleben dort unangenehm ist, indem sie die Plätze dort ausprobieren. Gegebenenfalls können Rückmeldungen der anderen Schüler dazu eingeholt werden, was sich am Gesichts- und Körperausdruck sowie der Stimme dieser Schüler verändert, wenn sie sich in die gestresste Zone begeben.)*

Eine Neugier- und Erwartungshaltung aufbauen

»Ich möchte euch um etwas bitten, was im Ergebnis womöglich sehr beeindruckend sein könnte. Es ist nämlich möglich, dass es euch dort tatsächlich so geht, wie ihr das gesehen habt, und den anderen auch. Es kann auch sein, dass es ein bisschen anders ist, als ihr dachtet, möglicherweise intensiver, ruhiger, selbstsicherer und irgendwie klarer und selbstverständlicher. Es kann sich auf eine Art sogar so anfühlen, als ob das, was da gut ist, in euch und zwischen euch gefühlt schon lange so ist. Ich weiß nicht genau, wie es sein wird, aber ich vermute, dass es sehr bemerkenswert ist. Lasst euch einmal überraschen! Geht einmal dort drüben hin und findet heraus, wie es da ist!« *(Die Schülerinnen und Schüler gehen auf die linke Seite hinüber.)*

Veränderungen bei den Schülern erfragen

»Achtet einmal darauf: Was ist hier anders, vielleicht sogar sehr anders, als es vorher war? Vielleicht bemerkt ihr es an eurer Körperhaltung, vielleicht am Körpergefühl, vielleicht an der Gefühlslage, vielleicht an einem klareren Kopf, vielleicht daran, was euch jetzt wichtig ist oder was euch hier überhaupt nicht mehr wichtig ist … wie ist das hier?« *(Verschiedene Schüler bekommen Gelegenheit, sich zu äußern.)*

»Soweit man es von außen sehen kann – was hat sich bei den anderen um euch verändert, zum Beispiel an ihrer Körperhaltung, der Beweglichkeit, dem Blick und der Ausstrahlung?« *(Die Schüler teilen ihre Beobachtungen mit. Wenn einzelne Schüler von anderen genannt werden, erfragt der Lehrer, ob die Beobachtungen zu ihrer Selbstwahrnehmung passen, und verwandelt ungeschickte Bewertungen, wenn nötig, wieder in sachliche Beobachtungen.)*

Die Bisherigen als Dschinne auflösen

»Stellt euch vor, da drüben steht noch unsichtbar in der Mitte die Klasse von vorhin und rechts von ihnen die Klasse, die so gestresst ist. Nun stellt euch einmal vor, es würde sich herausstellen, da sie ja unsichtbar sind, sind sie wie so eine Art Flaschengeister – ich sehe jedenfalls euch ganz deutlich und die da nicht, die sind irgendwie durchsichtig. Stellt euch vor, wir sagen in Gedanken jeder zu seinem Flaschengeist: ›Ich lasse dich jetzt frei. Du darfst dich auflösen und heimkehren in dein Reich der Möglichkeiten.‹ Dann sagt der Geist vielleicht: ›Rufe mich, wenn du mich brauchst, so will ich dir zu Diensten stehen.‹ Du kannst zu ihm sagen: ›Ich rufe dich, wenn ich dich brauche, wenn ich dich nicht rufe, brauche ich dich nicht, und wenn ich dich nicht brauche, rufe ich dich nicht.‹ Damit löst sich der Geist auf, verschwindet, die anderen sind weg und nur noch ihr seid hier.«

Eine Klon-Klasse in die Zukunft schicken

»Stellt euch jetzt einmal vor, aus euch, wie ihr hier steht, tritt eine Klasse von Klonen heraus, eine Kopie von jedem von euch, wie es euch jetzt geht. Stellt euch vor, wir bitten diese Klone, schon einmal euch voraus in die Zukunft zu gehen und bei den ersten Anzeichen davon, dass es euch von später weniger gut gehen würde als euch von heute, dann soll euer Klon euch von später jeweils nachfüllen mit diesem Lebensgefühl von euch von jetzt. Ist das so in Ordnung?« *(Die Schüler stimmen dem in der Regel zu.)*

Ablenkung von etwaigen Einwänden

»Soll euer Klon das ganz unauffällig machen, oder soll er euch einen Hinweis geben, wenn er zu Besuch war? Diejenigen, die das möchten, sagen ihrem Klon bitte, dass er ihnen ein Zeichen gibt, wenn er zum Nachfüllen vorbeigekommen ist, zum Beispiel, indem er dafür sorgt, dass ihr erstaunt seid, wie anders ihr jetzt auf bestimmte Situationen reagiert, als ihr das früher getan hättet. Ist das in Ordnung?« *(Die Schüler stimmen dem in der Regel zu.)*

KAPITEL 9

Ausblick

Das Therapeutische Modellieren ist eine Methode, die anfangs als irreal erlebte Annahmen in fassbare Realität verwandelt. Was dabei »wirklich« ist und was nur wirkt, weil es zuvor als wirksam angenommen wurde, weiß ich nicht. Mit Sicherheit eröffnen sich mit dem Therapeutischen Modellieren radikal neue Möglichkeiten, das Menschsein zu sehen und zu entwickeln, Gesundheit zu erlangen und ein erfülltes soziales Leben zu erreichen.

Arbeitsgrundlagen, die sich dabei bewährt haben, sind:

1. **Identität als Gruppe von »Leuten«:** Wir können uns selbst so erleben, als seien wir in personifizierte Lebensmöglichkeiten aufgegliedert. Diese können beliebig definiert, aufgeteilt, miteinander verschmolzen oder umgeformt, vom Ich-Erleben unterschieden, mit ihm zeitweilig oder dauerhaft vereint werden.
2. **Leute als »Lebensmöglichkeiten«:** Optionen als Lebensmöglichkeiten zu sehen ist meist günstiger, als sie als Anteile zu betrachten. Optionen implizieren, dass das, was sich nicht bewährt, bei gleichzeitig hoher Wertschätzung in seiner Bedeutung reduziert und aufgelöst werden kann.
3. **Lebensmöglichkeiten als Größen mit guter Intention:** Personifizierte Lebensmöglichkeiten, so nachteilig sie sich auch auswirken mögen, verhalten sich kooperativ, wenn ihnen gute Absichten unterstellt und eine bessere Umsetzung derselben angeboten werden. Sie sind schwerer zu überwinden und verursachen eher Symptome, wenn sie als schädlich betrachtet und bekämpft werden. Alles als wertvoll zu schätzen und zu nutzen ist daher das oberste Gebot der Arbeit.

Was bedeutet das für den Umgang mit Menschen, die uns als Freunde, Feinde oder Fremde erscheinen? Und was für unseren Umgang mit der Welt um uns und mit uns selbst?

Zu 1. Identität als Gruppe von »Leuten«: Ohne dass wir es im Alltag bemerken, geschieht in Gruppen (von Partnerschaften und Familien bis hin zu Völkerschaften und Biotopen) dasselbe wie innerhalb eines Menschen: Wir fangen an, den Menschen (und Lebewesen), mit denen wir uns umgeben, ähnlich zu werden. Wir übernehmen ihre Denk-, Erlebens- und Verhaltensmuster (Rapport- oder Spiegelphänomene). Unwillkürlich teilen wir aber auch Reaktionsmuster innerhalb einer Gruppe auf (Polarisierung oder Delegation). Zunächst erscheint der eine nüchtern, der andere temperamentvoll, und doch stellt sich die Verteilung der »Eigenschaften« in einer Gruppe nach einer Trennung oder einem Todesfall wieder ganz anders dar. »Charaktereigenschaften«, körperliche, seelische und soziale Reaktionen jeder Art sind vorläufiger Natur und im Kontext von Abfärbung (Rapport, Spiegelung) und Polarisierung (Delegation) innerhalb einer Gruppe zu verstehen – weit mehr, als wir das üblicherweise annehmen.

Zu 2. Leute als »Lebensmöglichkeiten«: Unterscheiden wir Menschen von ihren vermeintlichen Eigenschaften, schaffen wir neue Möglichkeiten der Entwicklung für sie und uns. Sehen wir »Eigenschaften« als

- unwillkürlich eingespielte Verhaltensweisen,
- etwas, was andere und wir selbst uns zuschreiben und was mindestens teilweise suggestiv erzeugt wird,
- etwas, was wirkt, weil wir Vergangenes wieder erwarten,
- Handlungs*möglichkeiten*,

gewinnen wir Freiheit, uns weit über ein bisher bekanntes Maß hinaus zu entwickeln. Ähnliches gilt für körperliche »Eigenschaften«. Sehen wir Körperreaktionen wie Krankheitssymptome nicht als Notwendigkeit, sondern als unwillkürlich gewählte Möglichkeit des Körpers, wird ein Raum für Gesundung geschaffen.

Zu 3. Lebensmöglichkeiten als Größen mit guter Intention: Nehmen wir an, dass Menschen auch dort, wo sie sich selbst und die Gemeinschaft schädigen, einem wichtigen Bedürfnis folgen (etwa nach Schutz, Linderung von Leid, Zugehörigkeit) und nur eine ungünstige Strategie zu dessen Befriedigung gefunden haben, entsteht ein Raum, in dem Respekt und Achtung anderer wahrscheinlicher werden. Dazu würde es passen, das Böse nicht als Eigenschaft bestimmter »krimineller« Menschen zu sehen, sondern als Wirkung ungeeigneter Lebensmöglichkeiten von uns selbst und jedem Menschen. Hass kann man dann als enttäuschte Liebe sehen, Menschenfeindlichkeit als enttäuschtes Vertrauen, Lebensfeindlichkeit als enttäuschte Hoffnung.

Nehmen wir an, dass da, wo wir uns selbst nicht verstehen, ein Aspekt von uns mit einer ungünstigen Strategie etwas Gutes erreichen will, entsteht Raum für Selbstrespekt, für das Trainieren besserer Strategien und Loslassen der Symptome.

Nehmen wir an, dass der Körper Missverständnisse kennt und dass das Gespräch mit dem Körper solche Missverständnisse auflösen kann, entsteht Raum für Gesundung. Nehmen wir an, dass solche Annahmen auch zwischen Völkern hilfreich sind, entsteht Raum für Völkerverständigung. Nehmen wir an, dass die Behandlung anderer Lebewesen als »Personen« sinnvoll ist, kann sich der Umgang mit Tieren und Pflanzen nachhaltig verändern. Sinn ergibt vielleicht auch die Weitung dieses Blicks auf die unbelebte Natur und auf eine spirituelle Welt.

Sozial schädigende und selbstschädigende Verhaltensweisen von Menschen und auch Gruppen in der Gesellschaft könnten zuweilen durch den Gedanken charakterisiert sein:

»Ich habe viele Male vertraut und wurde immer wieder enttäuscht. Vertrauen schafft Schmerz, und das tue ich mir nicht mehr an!« Eine solche Haltung ist dort verbreitet, wo die Welt scheinbar von Bitterkeit und Zynismus regiert wird. Daher erscheint mir Destruktivität nie als letzte Intention, sondern als Auswirkung zweit- und drittbester Strategien zum Schutz verletzlicher Werte.

Berechtigte Bedürfnisse von ungeeigneten Strategien zu unterscheiden hilft mir, achtsam und respektvoll mit mir selbst und anderen umzugehen. Ich frage mich: Was mag dieser Mensch erlitten haben, bevor er zu einem wurde, der andere leiden ließ? Was hätte ich erleben müssen, um mich wie er zu entwickeln? In welcher Lage könnte sich sein Verhaltensmuster vor langer Zeit einmal als vorläufig beste Lösung, die er fand, bewährt haben? Was kann der Mensch mit seinem Verhalten vermeiden … wovor möchte er sich damit schützen … was machte ihm also Angst, bevor er dieses Verhalten entwickelte? Was ist das berechtigte Bedürfnis, das er mit seiner ungeeigneten Strategie verfolgt?

Solche Fragen zu stellen und hypothetische Antworten darauf zu finden, hilft mir, um in schwierigen Situationen wertschätzend zu bleiben. Es hilft mir, um anderen mit Güte und Großzügigkeit zu begegnen, ohne dabei den Schaden zu übersehen, den Menschen an sich selbst, an anderen, an der belebten und unbelebten Natur anrichten. Es hilft mir, um mich ein wenig besser dem Sog von Systemen, die ich als destruktiv empfinde, zu entziehen.

Auch unseren Körper können wir so besser verstehen. Wenn Allergien nicht auf die Inkompetenz des Körpers oder die Gefährlichkeit bestimmter Stoffe zurückgeführt werden, sondern auf ein Missverständnis des Immunsystems in bester Absicht, dem Körper zu helfen, dann kann solch ein Missverständnis aufgeklärt und die Symptomatik reduziert oder aufgelöst werden. Ähnliches ist bei vielen anderen Erkrankungen möglich. Wer zu seinem Tinnitus-geplagten Ohr sagt: »Pieps' du nur ein bisschen, aber lass mich in Ruh'«, wird mehr erreichen als der, der immer wieder in sich hineinhorcht: »Ist das Geräusch noch da?« Wir können Symptome wertschätzend annehmen unter dem Verständnis, dass sie eine gute Absicht verfolgen, die unterstützt werden kann, ohne die aktuelle Heilungsstrategie hinter den Symptomen zu unterstützen. Die Unterscheidung zwischen Absicht und Strategie kann auch bei körperlichen Erkrankungen wesentlich zur Heilung beitragen.

Die Unterstellung guter Absichten da, wo auf den ersten Blick nur Schlechtes geschieht, ist nicht zu verwechseln mit Naivität. Es geht nicht darum, ein Verhalten gutzuheißen, sondern dem Partner oder Gegner so entgegenzutreten, dass Kooperation wahrscheinlich wird. Die Unterscheidung von Absichten und Strategien sowie der Blick auf die Bedürfnisse hinter einem Verhalten – bei realen oder weniger realen Personen – sind in vielen Kontexten nützlich. Es kann sich um einen Schlüssel handeln, um in dieser Welt mehr Frieden zu ermöglichen.

KAPITEL 10

Wie komme ich zu einer Therapie oder einer Therapieausbildung?

Die Methode des Therapeutischen Modellierens wird seit 2013 als Teil der Hypnosystemischen Therapieausbildung in Kaiserslautern systematisch gelehrt. Allmählich gibt es mehr Therapeuten, die damit arbeiten, allerdings kann von einem flächendeckenden Angebot noch lange keine Rede sein. Wer erfahren möchte, wo eventuell Therapeuten in seiner Umgebung mit diesem Verfahren arbeiten, kann eine Anfrage an den Autor richten[49].

Wer das Therapeutische Modellieren systematisch erlernen möchte, kann das im Rahmen der Therapieausbildung beim Institut für Hypnosystemische Beratung in Kaiserslautern tun[50]. Die Ausbildung richtet sich an Therapeuten sowie an Menschen in gesundheitlichen, beratenden, lehrenden und sozialen Berufen. Sie umfasst zwölf Wochenendseminare im Monatsabstand, die im Verlauf eines oder mehrerer Jahre durchlaufen werden können. Davon befassen sich je vier …

- mit dem strukturellen Kern des Therapeutischen Modellierens, dem Additions-, Subtraktions- und Transformationsverfahren,
- mit den hypnotischen Grundlagen, also der Arbeit mit suggestiver Kommunikation, Rapport und Trance, mit Körpersprache, dem

49 Die Adressdaten sind unter www.stefanhammel.de/kontakt zu finden.
50 Informationen hierzu unter www.stefanhammel.de/seminare.

Nutzbarmachen von Symptomen, Fähigkeiten und Erfahrungen des Klienten und

- mit dem Therapeutischen Erzählen, also der Nutzung von Metaphern und Lebensgeschichten des Klienten, mit individuell für den Klienten entwickelten Geschichten sowie dem Gestalten und Verändern innerer Filme.

Darüber hinaus gibt es Aufbauseminare für Therapeuten, Coaches und Berater, die das Gelernte auffrischen und ergänzen möchten.

Literatur

Allione, T. (2009): Den Dämonen Nahrung geben. Buddhistische Techniken zur Konfliktlösung. München, Arkana

Augustinus, A. (2009): Was ist Zeit? (Confessiones XI/Bekenntnisse II). Lateinisch – Deutsch. Hamburg, Felix Meiner

Bandler, R. (1987): Veränderung des subjektiven Erlebens. Fortgeschrittene Methoden des NLP. Paderborn, Junfermann

Cohn, R. C. (1975): Von der Psychoanalyse zur Themenzentrierten Interaktion. Von der Behandlung einzelner zu einer Pädagogik für alle. Stuttgart, Klett-Cotta

Domanski, J.-O. (2014): Worte, die wirken. Theorie und Praxis der Hypnotherapie nach Milton H. Erickson mit Blick auf Heilungsgeschichten und Gleichnisse des Neuen Testaments und die kirchliche Praxis. Studienarbeit, Berlin, Ev. Kirchengemeinde Tegel

Erickson, M. H. & Rossi, E. L. (1981 a): Hypnose erleben. Veränderte Bewusstseinszustände therapeutisch nutzen. Stuttgart, Klett-Cotta

Erickson, M. H. & Rossi, E. L. (1981 b): Hypnotherapie. Aufbau, Beispiele, Forschungen. Stuttgart, Klett-Cotta

Fritzsche, K., Hartman, W. (2010): Einführung in die Ego-State-Therapie. Heidelberg, Carl Auer

Fritzsche, K. (2013): Praxis der Ego-State-Therapie. Heidelberg, Carl Auer

Haley, J. (1999): Die Psychotherapie Milton H. Ericksons. Stuttgart, Klett-Cotta

Hammel, S. (2006): Der Grashalm in der Wüste. 100 Geschichten aus Beratung, Therapie und Seelsorge. Nierstein, impress

Hammel, S. (2009 a): Handbuch des therapeutischen Erzählens. Geschichten und Metaphern in Psychotherapie, Kinder- und Familientherapie, Heilkunde, Coaching und Supervision. Stuttgart, Klett-Cotta

Hammel, S. (2009 b): Tinnitustherapie durch Hypnose. Der Heidelberger Pilotversuch. *Musica Sacra, Zeitschrift für katholische Kirchenmusik*, 04/09, 223–226

Hammel, S. (2010 a): Die Insel der Liebe. Paartherapeutisches Spiel. Köln, kikt-thema

Hammel, S. (2010 b): Von Möwenfelsen und Felsenbirnen. Aufbruchsgeschichten für Kinder und Jugendliche. *Familiendynamik. Systemische Praxis und Forschung, 2/2010*, 136–143

Hammel, S. (2011): Handbuch der therapeutischen Utilisation. Vom Nutzen des Unnützen in Psychotherapie, Kinder- und Familientherapie, Heilkunde und Beratung. Stuttgart, Klett-Cotta

Hammel, S. (2012a): Art. Metapher, in: Kleve, H., Wirth, J. (Hrsg.): Lexikon des systemischen Arbeitens. Grundbegriffe der Systemischen Praxis, Methodik und Theorie. Heidelberg, Carl Auer, 264f.–267

Hammel, S. (2012b): Art. Utilisation, in: Kleve, H., Wirth, J. (Hrsg.): Lexikon des systemischen Arbeitens. Grundbegriffe der Systemischen Praxis, Methodik und Theorie. Heidelberg, Carl Auer, 441–444

Hammel, S. (2013): Therapiegespräche zwischen den Zeilen. Vom ungesagt Gesagten in der Beratung. DVD-Dokumentation eines Seminars bei MFK München. Müllheim, Auditorium Netzwerk

Hammel, S. (2014a): Therapie zwischen den Zeilen. Das ungesagt Gesagte in Beratung, Therapie und Heilkunde. Stuttgart, Klett-Cotta

Hammel, S. (2014b): Das Sofa des Glücks. Therapeutisches Modellieren mit Paaren. DVD-Dokumentation eines Seminars beim Zukunftskongress in Abano Terme. Müllheim, Auditorium Netzwerk

Hammel, S. (2015b): »Therapeutisches Erzählen«. DVD-Dokumentation von vier Seminaren beim Institut für Hypnosystemische Beratung. Müllheim, Auditorium Netzwerk

Hammel, S. (2016a): Alles neu gerahmt! Psychische Symptome in ungewöhnlicher Perspektive. München, Ernst Reinhardt

Hammel, S. (2016b): Loslassen und leben. Befreiende Geschichten. Mainz, impress

Hammel, S. (2016c): »Therapeutische Hypnose«. DVD-Dokumentation von drei Seminaren beim Institut für Hypnosystemische Beratung. Kaiserslautern, hsb westpfalz

Hammel, S. (2016d): »Therapeutisches Modellieren«. DVD-Dokumentation von drei Seminaren beim Institut für Hypnosystemische Beratung. Kaiserslautern, hsb westpfalz

Hammel, S. (2017a): Grüßen Sie Ihre Seele! Therapeutische Interventionen in drei Sätzen. Stuttgart, Klett-Cotta

Hammel, S. (2017b): »Therapeutisches Modellieren«. DVD-Dokumentation von vier Seminaren beim Institut für Hypnosystemische Beratung. Müllheim, Auditorium Netzwerk

Hammel, S. (2017c): Lähmung lösen, Schmerz mindern, Resilienz stärken. Drei therapeutische Sitzungen im Spektrum: Trauer, Depression, Burnout, Gewalterfahrung, Einsamkeit, getrennte Familie. DVD-Dokumentation. Kaiserslautern, hsb westpfalz

Hammel, S. (2017d): Live-Therapie Therapeutisches Modellieren. Praktische Demonstration und Diskussion des »Stühlespiels«. DVD-Dokumentation. Kaiserslautern, hsb westpfalz

Hammel, S. (2017e): Therapie bei Burnout, Trauer, Depression. Live-Demonstration mit dem Therapeutischen Modellieren (»Stühlespiel«). Kaiserslautern, hsb westpfalz

Hammel, S. (2018): Wie Wirkliches unwirklich und Unwirkliches wirklich wird. Therapeutisches Modellieren als Arbeit an den Grenzen des Möglichen. CD-Dokumentation eines Seminars bei der MEG-Tagung Bad Kissingen. Müllheim, Auditorium Netzwerk

Hammel, S. (2019): Therapeutisches Modellieren in Couple Therapy Live Demonstration (session with one present and one absent partner). Kaiserslautern, hsb

Hammel, S., Hürzeler, A., Lamprecht, K., Niedermann, M. (2015): Wie das Krokodil zum Fliegen kam. 120 Geschichten, die das Leben verändern. München, Ernst Reinhardt

Hammel, S., Hürzeler, A., Lamprecht, K., Niedermann, M. (2018): Wie der Bär zum Tanzen kam. 120 Geschichten für einen gesunden Körper. München, Ernst Reinhardt

Hellinger, B. (1994): Ordnungen der Liebe. Ein Kurs-Buch. Heidelberg, Carl Auer

Hesse, P. (2003): Teilearbeit. Konzepte von Multiplizität in ausgewählten Bereichen moderner Psychotherapie. Heidelberg, Carl Auer

Holmes, T. & Holmes, I. (2007): Reisen in die Innenwelt. Systemische Arbeit mit Persönlichkeitsanteilen. München, Kösel

Peichl, J. (2010): Jedes Ich ist viele Teile. Die inneren Selbst-Anteile als Ressource nutzen. München, Kösel

Peter, B. (2000): Hypnotische Selbstkontrolle. Die wirksame Therapie des Teufelsbanners Johann Joseph Gaßner um 1775. Hypnose und Kognition 17 (1+2), 19–34

Peter, B. (2005): Gassner's exorcism – not Mesmer's magnetism – is the real predecessor of modern hypnosis. International Journal of Clinical and Experimental Hypnosis, 53 (1), 1–12

Rießbeck, H. (2013): Einführung in die hypnodynamische Teiletherapie. Heidelberg, Carl Auer

Rosen, S. (2000): Die Lehrgeschichten von Milton H. Erickson. Salzhausen, iskopress

Short, D. & Weinspach, C. (2007): Hoffnung und Resilienz. Therapeutische Strategien von Milton H. Erickson. Heidelberg, Carl Auer

Schmidt, G. (2004): Liebesaffären zwischen Problem und Lösung. Hypnosystemisches Arbeiten in schwierigen Kontexten. Heidelberg, Carl Auer

Schmidt, G. (2018): Einführung in die Hypnosystemische Therapie und Beratung. Heidelberg, Carl Auer

Schulz von Thun, F. (1998): Miteinander reden 3. Das Innere Team und situationsgerechte Kommunikation. Reinbek, Rowohlt

Schulz von Thun, F. & Stegemann, W. (Hrsg.) (2004): Das innere Team in Aktion. Praktische Arbeit mit dem Modell. Reinbek, Rowohlt

Schwartz, R. C. (2003): Systemische Therapie mit der inneren Familie. Stuttgart, Klett-Cotta.

Stone, S. & Stone, H. (1989): Embracing Our Selves. The Voice Dialogue Manual. Novato, New World Library

Stone, S. & Stone, H. (1997): Du bist viele. Das 100fache Selbst und seine Entdeckung durch die Voice-Dialogue-Methode. München, Heyne

Varga von Kibéd & M., Sparrer, I. (2000): Ganz im Gegenteil. Tetralemma-arbeit und andere Grundformen Systemischer Strukturaufstellungen – für Querdenker und solche, die es werden wollen. Heidelberg, Carl Auer

Watkins, J. G. & Watkins, H. H. (2003): Ego-States – Theorie und Therapie. Ein Handbuch. Heidelberg, Carl Auer

Watzlawick, P., Beavin, J., Jackson, D. (1971): Menschliche Kommunikation. Formen, Störungen, Paradoxien. Stuttgart, Wien, Hans Huber

Watzlawick, P. (1978): Wie wirklich ist die Wirklichkeit? Wahn, Täuschung, Verstehen. München, Zürich, Piper

Watzlawick, P. (1988): Münchhausens Zopf oder Psychotherapie und »Wirklichkeit«. München, Zürich, Piper

Weber, G. (Hrsg.) (1997): Zweierlei Glück. Die Systemische Psychotherapie Bert Hellingers. Heidelberg, Carl Auer

Weber, G., Schmidt, G., Simon, F. B. (2005): Aufstellungsarbeit revisited … nach Hellinger? Heidelberg, Carl Auer

Zeig, J. (1995): Die Weisheit des Unbewussten. Hypnotherapeutische Lektionen bei Milton H. Erickson. Heidelberg, Carl Auer

Zeig, J. (1999): Meine Stimme begleitet Sie überallhin. Ein Lehrseminar mit Milton H. Erickson. Stuttgart, Klett-Cotta